治療者のための

女性のうつ病ガイドブック

上島国利 監修
平島奈津子 編著

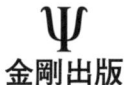
金剛出版

はじめに

　(躁)うつ病の歴史は長く，古来より精神疾患の中核的課題として知られてきた。しかしながら統合失調症と比較して，その精神病理は了解可能であり，病像も比較的一定しており，統合失調症のように多彩ではなく，精神力動も複雑でない例も多く，理解し易く，なおり易い疾患とみなされてきた。ところがこの半世紀以上の時代の流れは，本疾患が疫学的に有病率が高いこと，治療も難渋する例が増加していること，複雑な要因が関与することなどを次第に明らかにしている。

　うつ病治療は1959年に抗うつ薬イミプラミンが臨床に導入されて以降，大きく進歩し，「休養」と「服薬」の定式的治療で多くの患者の治療は可能であり，うつ病は「心のカゼ」であり，誰もが罹患するが，すぐなおるという受け止め方が，患者から一般医までの共通の認識となってきた。ところが，昨今は，難治性うつ病，非定型うつ病，双極Ⅱ型障害のうつ状態，いわゆる現代型うつ病など従来型のうつ病治療では対応できず社会的な話題となっている疾患もみられている。さらに不安性障害や他の疾患とのコモビディティは，それぞれの疾患の経過や予防に大きく影響する。

　抗うつ薬についても安全で効果的とされ，第一世代，第二世代の抗うつ薬を経てSSRI，SNRI，NaSSaの時代に突入しているが，その効果自体の見直しや，副作用についての危惧などから再検討の時期を迎えている。英国のNICEのうつ病治療ガイドラインは，「軽症うつ病には抗うつ薬の投与を控え精神療法で治療せよ」と述べている。

　さて女性のうつ病に目を転じると，さらにいくつかの課題に直面する。WHOが主導する全世界28カ国の国際共同研究である世界精神保健調査の日本調査によると，日本全国11地区の4,134名の一般住民の生涯有病率は6.16％（約16名に1人）であり，男性の3.84％に対して女性は8.44％と実に2.2倍であった。従来より内外の調査結果は女性の有病率は男性の約2倍であることを示しているが，わが国でも女性優位が如実に明らかにされている。女性のライフサイクルにおいては，男性とは異なる生理的，社会的側面がある。初潮，妊娠，出産，授乳，更年期などホルモンバランスの変化にさらされる。さらに家事，育児，介護など社会的役割りも男性よりはるかに多い。生理的にも心理的にも疲憊状態になり易く抑うつに傾き易い。完全欲が強く過剰な義務感を感じ易い女性ではより悪循環に陥り易い。単に生物学的側面からの観点のみでなく心理社会的側面からの包括的，

総合的視点が必要なことは,女性の置かれている社会的状況からも明らかである。

　本書は，女性のうつ病について，精神科医のみならず臨床心理や社会学の専攻者も参加し，女性の生理的，心理社会的特徴を女性のうつ病に欠かせない視点として考察すると同時に，それらがうつ病の発症にどのように関連し治療上どのような配慮が必要かを明らかにしようと試みたものである。繊細で傷つき易い女性の心理社会的側面を重視しながらの教育的支持的なアプローチの方策が本書のメインテーマとして貫かれている。著者は全員第一線で活躍中の女性臨床医や臨床心理士，社会学者であり，正に「女性による女性のための」うつ病ガイドブックになっている。

　日本社会の活性化のための女性の活躍は不可欠である。女性が良き環境のもと，ワーク・ライフ・バランス（仕事と生活の調和）を実現し，メンタルヘルスが健全であることこそ，その原動力となるであろう。

　本書が，よりきめ細かく，柔軟で，人間味あふれる臨床の実践のために役立つことを願っている。

　なお出版に際しては，金剛出版出版部の皆様に大変お世話になった。心より御礼申し上げたい。

2010年5月
上島国利

〈註〉
1980年のDSM-Ⅲ発刊以来「（躁）うつ病」の呼称は「感情障害」さらにDSM-Ⅲ-R（1987）以降は「気分障害（mood disorder）」になり，現在は世界的には「気分障害」が一般的になっている。しかしながらわが国の臨床においては「うつ病」という慣れ親しんだ呼称は依然としてよく使われており，実際的である。そこで本書でも「うつ病」という術語を用いているが，この用語は「単極性うつ病」とほぼ同義とお考えいただきたい。

目　次

はじめに ……………………………………………………………… 3

第Ⅰ部　序　説

第1章　うつ病の性差 ………………………………………… 13
Ⅰ　性差という視点　13／Ⅱ　うつ病の性差をめぐる仮説　13／Ⅲ　治療者の性差　18

第2章　疫　学 ………………………………………………… 20
Ⅰ　精神障害の疫学的性差　20／Ⅱ　うつ病の症状や下位診断における疫学的性差　22

第3章　診断と経過 …………………………………………… 23
Ⅰ　女性のうつ病・うつ状態の見立てと治療の考え方　23／Ⅱ　女性のうつ病の鑑別診断と合併症　23／Ⅲ　女性に特徴的な経過と症状群　24／Ⅳ　女性に特有なうつ病（月経関連気分障害）　25／Ⅴ　家族関係と女性に特徴的なトラウマ体験　25／Ⅵ　性差に配慮したうつ病治療　26

第4章　症状と性差 …………………………………………… 27
Ⅰ　はじめに　27／Ⅱ　症状の性差　27／Ⅲ　まとめ　29

第Ⅱ部　女性のライフサイクルとうつ病　概念・診断・治療・予防など

第1章　月経前不快気分障害（PMDD）……………………… 33
Ⅰ　はじめに　33／Ⅱ　月経前症候群（PMS）と月経前不快気分障害（PMDD）　34／Ⅲ　病因　36／Ⅳ　診断　37／Ⅴ　治療　38／Ⅵ　今後の課題　40／Ⅶ　おわりに　40

第2章　妊娠期うつ病 ………………………………………… 42
Ⅰ　はじめに　42／Ⅱ　疫学　42／Ⅲ　発症危険要因　42／Ⅳ　症状および経過　43／Ⅴ　妊娠期うつ病の治療　44／Ⅵ　症例　47／Ⅶ　おわりに　49

第3章　産後うつ病 …………………………………………… 51
Ⅰ　はじめに　51／Ⅱ　定義・概念　52／Ⅲ　臨床的特徴と診断　54／Ⅳ　家族への影響　54／Ⅴ　予防と治療　55／Ⅵ　おわりに　57

第4章　更年期とうつ病 ……………………………………… 59
Ⅰ　はじめに　59／Ⅱ　更年期（climacteric period）とは　59／Ⅲ　更年期に起きやすい身体・精神症状　60／Ⅲ　更年期における心理社会的変化　61／Ⅳ　更年期のうつ病と閉経の関連　63／Ⅴ　更年期のうつ病の診断　64／Ⅵ　更年期のうつ病の治療　64／Ⅶ　おわりに　65

第5章　老年期とうつ病 ……………………………………… 67

　　　　　Ⅰ　はじめに　67／Ⅱ　診断　68／Ⅲ　治療　72／
　　　　　Ⅳ　予後　74

第Ⅲ部　女性のうつ病に欠かせない視点と領域

第1章　女性が置かれている社会状況とその変化 ……………… 79
　　　　　Ⅰ　はじめに　79／Ⅱ　「主婦」としての役割　80／Ⅲ　職業人としての役割　81／Ⅳ　母としての役割　84／
　　　　　Ⅴ　性的存在としての女性　85

第2章　働く女性とうつ病 ……………………………………… 87
　　　　　Ⅰ　「働く女性のうつ病」を語る意味　87／Ⅱ　職場の対人関係　88／Ⅲ　仕事と家事との両立　92／Ⅳ　おわりに　94

第3章　女性のうつ病による子殺し ……………………………… 97
　　　　　Ⅰ　はじめに　97／Ⅱ　うつ病の犯罪・殺人，子殺し，母子関係について　98／Ⅲ　判例によるうつ病者の子殺し　99／Ⅳ　判例からみた子殺し　102

第4章　世代間伝達と愛着困難 …………………………………… 105
　　　　　Ⅰ　大人のニーズが生む子どもへの虐待　105／Ⅱ　親のメンタルヘルス　106／Ⅲ　取り入れ　107／Ⅳ　世代間伝達　108／Ⅴ　愛着困難　109

第5章　不妊症における心理的問題 ……………………………… 112
　　　　　Ⅰ　はじめに　112／Ⅱ　不妊症とは　112／Ⅲ　不妊治療を受ける患者の心理的問題　115／Ⅵ　当院における心理的問題を抱えた女性への援助　118／Ⅴ　まとめ　119

第6章　喪失体験と女性のうつ病 ………………………………… 121
　　　　　Ⅰ　はじめに　121／Ⅱ　症例　122／Ⅲ　まとめ　126

第7章　暴力被害女性とうつ ……………………………………… 128
　　　　　Ⅰ　はじめに　128／Ⅱ　暴力被害女性に関する研究の概観／Ⅲ　事例と解説　132／Ⅳ　正確なアセスメント　134

第8章　女性の非定型うつ病／季節性うつ病 …………………… 137
　　　　　Ⅰ　はじめに　137／Ⅱ　非定型うつ病とは　137／Ⅲ　性差　138／Ⅳ　臨床的特徴と非定型うつ病の分類　138／Ⅴ　他疾患との関連　141／Ⅵ　治療について　142／Ⅶ　季節性うつ病（季節性感情障害）　143

第Ⅳ部　女性のうつ病とコモビディティ（併存障害）

第1章　摂食障害とうつ病 ………………………………………… 147
　　　　　Ⅰ　はじめに　147／Ⅱ　神経性食欲不振症と抑うつ　148／Ⅲ　神経性大食症と抑うつ　150／Ⅳ　おわりに　152

第2章　女性のパニック障害とうつ病 …………………………… 154
　　　　　Ⅰ　はじめに　154／Ⅱ　パニック障害とは　154／Ⅲ　女性の

　　　　　　PDおよびPDを合併したうつ病の治療　157／Ⅳ　まとめ　159
第3章　女性の強迫性障害とうつ病 ……………………………………… 161
　　　　　　Ⅰ　強迫性障害の症状と治療　161／Ⅱ　強迫性障害とうつ病　163／Ⅲ　症例　165
第4章　女性の社交不安障害とうつ病 …………………………………… 169
　　　　　　Ⅰ　はじめに　169／Ⅱ　診断　169／Ⅲ　生物学的研究　173／Ⅳ　治療　174／Ⅴ　症例　176
第5章　身体表現性障害とうつ病 ………………………………………… 178
　　　　　　Ⅰ　はじめに　178／Ⅱ　身体表現性障害とDSM：Overview　178／Ⅲ　身体表現性障害，身体化障害，Somatization, 説明のつかない身体症状（MUS）における性差（gender）　179／Ⅳ　身体表現性障害とうつ病性障害のコモビディティ　181／Ⅴ　女性と不定愁訴：MUS（医学的に説明不能の身体症状）　184／Ⅵ　MUIとBiopsychosocial model　185／Ⅶ　おわりに　185
第6章　境界性パーソナリティ障害とうつ病 …………………………… 189
　　　　　　Ⅰ　境界性パーソナリティ障害　189／Ⅱ　BPDとうつ病　191／Ⅲ　BPDと双極性Ⅱ型障害　193／Ⅳ　BPDとうつ病の関連の臨床的意義　194／Ⅴ　BPDとうつ病の治療　195

第Ⅴ部　治　　　療

第1章　心理教育（1） ……………………………………………………… 201
　　　　　　Ⅰ　はじめに　201／Ⅱ　心理教育の実際　202／Ⅲ　心理教育の効果と現状　207／Ⅳ　おわりに　207
第2章　心理教育（2） ……………………………………………………… 209
　　　　　　Ⅰ　いま産業現場で何が起きているかを知る　209／Ⅱ　上司に知ってほしい職場メンタルヘルスの現状と"うつ病対策"　209
第3章　心理教育（3） ……………………………………………………… 217
　　　　　　Ⅰ　心理教育とうつ病をもつ人の家族の感情表出　217／Ⅱ　うつ病をもつ人の家族心理教育の効果　217／Ⅲ　家族心理教育の進め方　220／Ⅳ　うつ病をもつ女性の家族心理教育　221／Ⅴ　おわりに　224
第4章　薬物療法（1） ……………………………………………………… 227
　　　　　　Ⅰ　はじめに　227／Ⅱ　薬物動態・生物学的性差が薬物療法に与える影響の可能性　227／Ⅲ　抗うつ薬治療反応性の性差　228／Ⅳ　augmentationの性差　230／Ⅴ　副作用の性差　230／Ⅵ　おわりに　230
第5章　薬物療法（2） ……………………………………………………… 233
　　　　　　Ⅰ　妊娠と薬物療法について　233／Ⅱ　妊娠中に薬物療法が及ぼす影響　234

第6章　薬物療法（3） ……………………………………………… 242
　　　Ⅰ　女性の抑うつ症状に対するホルモン療法の位置づけ　242／
　　　Ⅱ　月経前症候群（PMS）　242／Ⅲ　更年期障害　245

第7章　薬物療法（4） ……………………………………………… 251
　　　Ⅰ　薬物療法と精神療法の併用療法についてのエビデンス　251／
　　　Ⅱ　薬物療法の精神療法的要素　252／Ⅲ　併用療法に伴う
　　　心の動き　253／Ⅳ　併用療法の医療経済性　255

第8章　精神療法・心理療法（1）：支持的精神療法 ……………… 257
　　　Ⅰ　支持的とは？　257／Ⅱ　女性のうつ・男性のうつ　257
　　　／Ⅲ　ケースにみる女性の「うつ」　259／Ⅳ　「私の価値」
　　　を読み出す新しい方法をつくる「支持」　263／Ⅴ　女性のうつの
　　　支持的心理療法のまとめ　267

第9章　精神療法・心理療法（2）：認知行動療法 ………………… 268
　　　Ⅰ　はじめに　268／Ⅱ　認知行動療法とは　268／Ⅲ　う
　　　つ病に対する認知行動療法のポイント　270／Ⅳ　女性のう
　　　つ病に対する認知行動療法のポイント（事例提示）　274

第10章　精神療法・心理療法（3）：対人関係療法 ……………… 279
　　　Ⅰ　対人関係療法とは　279／Ⅱ　IPTの歴史と特徴　279
　　　／Ⅲ　IPTの主要問題領域　280／Ⅳ　妊娠中・流産後・産
　　　後のうつ病とIPTの問題領域　282／Ⅴ　IPTの技法・治療
　　　者の姿勢　283／Ⅵ　夫婦同席面接（IPT-CM）　285／
　　　Ⅶ　症例　286／Ⅷ　IPTの新たな形　287

第11章　精神療法・心理療法（4）：精神分析的精神療法：抑うつを経て
　　　　　　　　　　　こころが育まれることについて … 289
　　　Ⅰ　はじめに　289／Ⅱ　抑うつの精神分析的理解について　289
　　　／Ⅲ　精神分析的精神療法について　292／Ⅳ　「なくては
　　　ならない」ことを恐れたＡとの精神分析的精神療法　292／
　　　Ⅴ　女性の患者と女性の治療者　298

第12章　精神療法・心理療法（5）：森田療法 …………………… 300
　　　Ⅰ　はじめに　300／Ⅱ　総論　300／Ⅲ　症例提示　305／
　　　Ⅳ　おわりに　311

第13章　精神療法・心理療法（6）：夫婦療法 …………………… 313
　　　Ⅰ　はじめに　313／Ⅱ　夫婦（カップル）の相互作用の
　　　特徴　314／Ⅲ　Gottmanのカップル研究より　316／Ⅳ
　　　GreenbergのEFT（Emotion-Focused Therapy）　318／Ⅴ
　　　うつ傾向を示す妻のケアとセラピー　320

第14章　電気けいれん療法 ………………………………………… 323
　　　Ⅰ　電気けいれん療法（ECT）の歴史　323／Ⅱ　修正型電
　　　気けいれん療法（m-ECT）の実際　323／Ⅲ　m-ECTの適
　　　応と作用機序　325／Ⅳ　m-ECTの副作用と禁忌　326／

　　　　　　Ⅴ　m-ECT の効果と再燃率　326／Ⅵ　おわりに　327
第15章　高照度光療法 ………………………………………… 328
　　　　　　Ⅰ　はじめに　328／Ⅱ　高照度光療法の適応　328／Ⅲ
　　　　　　高照度光療法の実際　329／Ⅳ　治療効果と副作用　330／
　　　　　　Ⅴ　おわりに　331
第16章　作業療法・デイケア ………………………………… 332
　　　　　　Ⅰ　はじめに　332／Ⅱ　精神科領域の作業療法・デイケア
　　　　　　とは　332／Ⅲ　うつ病患者に焦点を当てたプログラムの紹
　　　　　　介　333／Ⅳ　事例紹介　341／Ⅴ　まとめ　344
第17章　社会的サポート：EAP ……………………………… 345
　　　　　　Ⅰ　はじめに　345／Ⅱ　うつ病の社会的サポート　346

第Ⅵ部　自殺予防への取り組み

第１章　女性のうつと自殺 …………………………………… 357
　　　　　　Ⅰ　はじめに　357／Ⅱ　日本の自殺の状況　357／Ⅲ　自殺
　　　　　　行動の男女差　359／Ⅳ　女性自殺企図者の臨床的背景　360
　　　　　　／Ⅴ　女性の自殺行動の予防　362／Ⅵ　自殺念慮をもつ女
　　　　　　性への対処　365／Ⅶ　繰り返される自殺行動への対処　366

索引 ……………………………………………………………… 368

執筆者一覧 ……………………………………………………… 376
監訳者略歴・編著者略歴 ……………………………………… 367

第Ⅰ部

序　　説

第1章
うつ病の性差

平島奈津子

I 性差という視点

　世界保健機構（WHO）が発表した障害調整生存年数（the disability-adjusted life-year：DALYs）（障害により平均的な寿命から失われる生産的生活や生命の年数）[31]において，2004年で心疾患，交通事故に次いで，うつ病は3番目に位置し，2030年には1位になるだろうと予測されている。これを15〜44歳の女性に限ってみれば，2004年の時点で，すでにうつ病は1位になっており，うつ病は特に女性にとって重要な疾患である。

　女性のうつ病は男性に比して約2倍の有病率を示し，月経前不快気分障害（PMDD）や産後うつ病や更年期のうつ病のような，性ホルモンの変動に関連した女性特有のうつ病も知られている。また，女性では季節や時差の影響を受けやすく，薬物の代謝も男性と異なることが示唆されている[27]。

　このように，うつ病の性差は見過ごせない視点であるにもかかわらず，「歴史」を記録する視点をなぞるかのように，うつ病はもっぱら「男性」の側から研究されてきたため，その性差に関する研究知見の大半はこの四半世紀の間に積み重ねられた比較的新しいものである。

　したがって，うつ病が女性に多い理由を説明する仮説は種々取り上げられているものの，いまだ決定的な要因といえるものはない。おそらくは単一の要因ではなく，複数の要因が関与したものと考えるのが妥当であろう。

II うつ病の性差をめぐる仮説

1．アーチファクト（artifacts）

　一見，女性の方がうつ病が多いように見えているだけで，アーチファクトにすぎないとする仮説がある。それらの仮説では，例えば，男性に比して女性が援助を求める傾向があるためとするもの[2]，男性は抑うつをアルコール依存症として表現する傾向にあるという主張などがある[10]。

2. 生物学的な要因

現在までに，遺伝子レベルでの性差は見出されていない[28]。

うつ病の有病率の性差が思春期前後から認められるようになる要因の一つとして，性ホルモンの影響を示唆する研究は多い[19]。すなわち，性ホルモンの変動が神経伝達系（グルタミン受容体，GABA系，セロトニン系，ドパミン系，アドレナリン系，アセチルコリン系など）に影響を及ぼすことによって，うつ病への脆弱性を高めている可能性がある。例えば，産後うつ病や更年期のうつ病の中核群は，正常な内分泌の変動に異常な反応を起こした結果かもしれない。

女性は視床下部－脳下垂体－副腎皮質系（HPA axis）のストレス反応性が男性よりも低く，これがうつ病の性差に関連があるとする報告がある[32]。

甲状腺機能低下症は抑うつ状態を惹起することがあるが，甲状腺機能とうつ病の性差を関連づける明らかな知見は見出されていない。しかし，甲状腺ホルモンが正常下限値を示す女性は男性の4～10倍にのぼるといわれており，女性のうつ病患者では診断基準を満たさない甲状腺機能低下症が潜んでいる可能性がある[18]。

3. 併存障害の影響

1) 不安障害

うつ病に不安障害が併存すると，うつ病は慢性化しやすく，自殺企図の危険が高まることが知られている。また，不安障害が先行すると，うつ病の罹患率（ある一定の期間に新たに発症した患者の割合）は男女ともに有意に高まる[5]。

Ochoaら[23]によると，彼らの認知療法センターにおける臨床データを集計し直した結果，不安障害を併存しない「純粋な」うつ病の男女比は1：1になったという。すなわち，うつ病の性差は不安障害の併存によるものであるとする仮説を唱えた。Simondsら[26]はOchoaらの仮説を検証すべく，関連する七つの研究を同定した。その結果は表1に挙げたように，Ochoaらの仮説を全面的に肯定できるものではなかったが，女性は男性に比して，うつ病に不安障害を併存する割合がうつ病だけを有する「純粋な」うつ病の割合よりも高い傾向があり，女性のうつ病に不安障害が果たす役割を検討する重要性を示唆するものといえる。

2) パーソナリティ障害

パーソナリティ障害が併存すると，治療反応性が不良となり，慢性化しやすい[21]。

Ekseliusらによる一連の研究[9]によると，家庭医（GP）が治療している女性うつ病患者の60.1%，男性うつ病患者の67.9%が何らかのパーソナリティ障害を有していた。そのうち，最も多かったのはC群であった。その頻度に性差が認められたのは，統合失調症型パーソナリティ障害，自己愛性パーソナリティ障害，受

表1 純粋なうつ病・純粋な不安障害・併存例での女性：男性の割合 [26]

研　究	タイプ	N	うつ病	不安障害	うつ/不安
Angst et al (1997)	Community	591	1.1	1.6	1.8
Breslau et al (1995)	Community	1007	1.2	1.4	1.9
Hangnell and Grasbeck (1990)	Community	2550	2.3	2.3	1.9
Murphy (1990)	Community	1003	1.2*	3.3*	1.3*
Blazer et al (1994)	Community	8098	1.6	1.6	1.6
Ochoa et al (1992)	Clinical	1051	1.1	1.3	1.9
Regier et al (1990)	Community/Clinical	20000	2	1.8	2.2

＊時点有病率（ある時点で疾患を有している患者の割合）の男女比
その他は生涯有病率（生涯に疾患を有する患者の割合）の男女比

身的-攻撃的パーソナリティ障害のみであり，いずれも女性に比して男性に多かったという。

境界性パーソナリティ障害（BPD）の大半は女性患者であり，前述の調査で有意な性差はなかったものの，女性うつ病患者の21.2％にBPDが認められている。一方，BPDの主徴候である慢性的な空虚感や自殺企図はうつ病との鑑別の際に留意する必要がある。Rogersら [25] のように，BPDを併存するうつ病患者と，そうでないうつ病患者は質的に異なると主張する研究者もいる。

4．心理社会的要因
1）パーソナリティ傾向

近年のメタ分析や比較文化研究の結果からは，女性が男性に比して，全般的に自尊感情（セルフエスティーム）が低く，自信がなく，より神経質であることが知られており [8,11,17,20]，これらの傾向が女性のうつ病発症に関与する可能性が着目されている。また，女性が男性よりも対人関係の問題を抱えやすく，そこにうつ病の危険因子が潜在する可能性について長年にわたり議論されている [14,16,29]。なお，現在までのところ，女性に特有の認知的な脆弱性が認められるとする報告はない [17]。

女性は，その性役割（gender role）として，幼少期から他者に共感的であり，他者を気遣うことを期待されている。これらの大人からの期待は，その養育態度を通して女児に言語的・非言語的に伝わる。結果，女性は「他者に受け入れられる」ことからセルフエスティームの一部を得ている傾向があると推察されている。

Colby & Damon [7] は，社会化の過程で，男性が分離や個体化へと向かうのと対

照的に，女性は他者への愛着や親密さを求めると述べている。

認知療法の創始者として知られる Beck [4] は，うつ病の病前性格を自律型パーソナリティと社会依存型パーソナリティに大別して述べる中で，女性に多いパーソナリティとして社会依存型パーソナリティを挙げ，このパーソナリティは安定した対人関係を求めることに主眼を置き，拒絶されることをなにより怖れ，受容することに喜びを見出す傾向があると述べた。一方，自律型パーソナリティは男性に多く，高い目標をもち，助力を求めず，自律的・行動的に振る舞うことにセルフエスティームの基礎を置いているという。同じように仕事を抱えすぎて疲弊し，うつ病を発症したとしても，後者が「他者をあてにできず，頼れなかった」のに対して，前者は「他者を頼って拒否されるのが怖くて，頼れなかった」ことになり，その治療的対応は異なる。

このように，女性が対人関係に大きく影響されるとする見解に対して，Hirschfeld ら [14] はコントロール研究を実施し，その結果，女性のうつ病に対する脆弱性と関連が深いと想定されていたパーソナリティのうち，対人依存（interpersonal dependency）と学習性無力感（learned helplessness）が女性のうつ病の有病率とは有意な相関を示さなかったことを報告した。彼らは対人依存に関する評価票を開発し，重要な他者への愛着や情緒的サポートに対する願望を測る方法をとった。

しかし，近年になって，この問題に対して別の角度から挑んだ Kendler ら [16] の研究では，相反する結果が出ている。彼らは，米国バージニア州において 1940～1974 年に出生した 1057 組の異なる性をもつ二卵性双生児を長期間追跡調査した結果，女性の場合，他者と親密な交流をもち，社会的に十分に受け入れられていると感じられると，うつ病発症のリスクは有意に低下したが，男性の場合にはこれは当てはまらなかったと報告した。すなわち，女性の場合，うつ病発症予防として他者からの情緒的サポートをどのように確保するかということが重要であるといえる結果を示した。

また，女性のパーソナリティ傾向の一つとして，ストレスを自分の心のうちにため込み，自責的となる傾向が指摘されている [30]。この傾向は，反芻する対処様式（ruminative coping style）と関連するかもしれない。反芻（rumination）とは，否定的な情緒や思考や出来事を繰り返し思い浮かべる [22] ことをさし，その本質や意味を分析し熟考することによってなんらかの解決を導く洞察とは区別される。反芻はうつ病と相関する神経質（neurotism）との関連が報告されており，また，神経質の傾向は男性に比して女性に多いことが報告されている [12]。Nolen-Hoeksema [22] によれば，女性は男性に比して，悲哀感情の対処様式として自己に

焦点を当てた反芻を示す傾向があるという。しかし、反芻される否定的な情緒や思考は抑うつ気分を惹起するリスクがあり、反芻様式が長期におよぶと、周囲の人々を辟易とさせ、援助を得にくくなる可能性が出てくるので、反芻をどのように止めるかということが治療的な課題となる。

比較文化研究や前向き研究の結果から、低いセルフエスティームはうつ病に対する脆弱性を示唆することが知られている[13]。

一般的に、女性は男性に比してセルフエスティームが低い傾向がみられる[15]が、それは女性が置かれた社会的な地位や経済的な苦境などが影響していると考えられている。

思春期のうつ病と自己像や身体像との関連を調査した Allgood-Merten ら[1]によれば、少年に比して少女では低いセルフエスティームと自己の身体像（body image）への不満がうつ病に対する脆弱性を予測していたという。女性において、外見的な魅力とセルフエスティームとの関連は全年代を通じて認められる[15]が、特に、思春期の少女にとって、思春期にその変化が現れる太腿、脚の形、ウェストの身体像はセルフエスティームに大きな影響を及ぼすことが報告されている[19]。この傾向は、この年代の少女たちに神経性無食欲症が好発することにも関連すると思われる。

なぜ思春期以降のうつ病に有病率の性差が認められるようになるのかは、まだ明らかになっていないが、第二次性徴の出現によって、身体の急激な変化ばかりでなく、それに伴った情緒の発達や心理社会的な認識が少女たちのパーソナリティに少年たちとは異なる変化をもたらしている可能性が考えられる[15]。

2）幼少期の体験

男女ともに、幼少期の性的虐待が成人後のうつ病に関連していることが報告されているが、特に女児では性的虐待の被害を受けやすいことは注目すべきである[24]。

幼少期の母親との離死別体験は、男児よりも女児において、成人後のうつ病のリスクを高めるという報告がある[6]。

3）社会的な要因

女性は犯罪の被害者になりやすいが、被害女性ではうつ病のリスクが高まる[3]。貧困は男女ともにうつ病の要因となりうるが、特に女性ではそのリスクが高まる[18]。幼い子どもを抱えながら働いている女性がその役割に葛藤的である場合は、うつ病のリスクが高まる[3]。既婚女性は既婚男性や未婚女性に比してうつ病になりやすい傾向があり[3]、その意味では、結婚は女性にとって新たなストレス要因となる可能性を孕んでいる。

III 治療者の性差

近年,日本各地でつぎつぎに,女性医療スタッフによる「女性外来」が新設されている。しかし,この現象は女性患者の要望に応じる形で起こっており,必ずしも「治療者の性差」に関するエビデンスに基づいたものではない。「同じ女性の診療を受けたい」という思いがどのような源泉をもつのかを改めて考えるために,女性の視点や社会的立場を理解することは有用であるように思われる。そのために,治療者の「性差」が治療にどのような影響を与えるのかは,重要な視点になるかもしれない。性差を理解することは,むしろ,性別に偏らない「バランス感覚」を精神医療にもたらすように思う。

文　献

1) Allgood-Merten B, Lewinsohn PM, Hopes H (1990) Sex differences and adolescent depression. J Abnorm Psychol 99; 55-63.
2) Angst J, Dobler-Mikola A (1984) Do the diagnostic criteria determine the sex ratio in depression? J Affct Disord 5; 189-198.
3) Bebbigton PE, Dunn G, Jenkins R, et al (1998) The influence of age and sex on the prevalence of depressive conditions: report from the national survey of psychatric commorbidity. Psychol Med 28; 9-19.
4) Beck AT (1983) Cognitive therapy of depression: new perspectives. In Clayton PJ & Barrett JE (Eds.) Treatment of Depression: Old Controversies and New Approaches. Raven Press.
5) Brealau N, Chilcoat HD, Peterson EL, et al (2000) Gender differences in major depression. The role of anxiety. In Frank E (Ed.) Gender and Its Effects on Psychopathology. American Psychiatric Press, Washigton, DC.
6) Brown G, Harris T (1978) The Social Origins of Depression: A Study Psychiatric Disorder in Women. Tavistock Publications, London.
7) Colby A, Damon W (1983) Listening to different voice. A review of Gilligan's in a different voice. Merrill Palmer Quarterly 29; 473-481.
8) Costa PJ, Terracciano A, Mccrae RR (2001) Gender differences in personality traits across cultures: robust and surprising findings. J Pers Soc Psychol 81; 322-331.
9) Ekselius L, von Knorring L (2000) Personality disorders. In Steiner M, Yonkers KA, Erikson E (Eds.) Mood Disorders in Women. Martin Dunitz, UK.
10) Fava M, Abraham M, Alpert J, et al (1996) Gender differences in Axis I comorbidity among depressed outpatients. J Affect Disord 38; 129-133.
11) Feingold A (1994) Gender differences in personality: a meta-analysis. Psychol Bull 116; 429-456.
12) Goodwin RD, Gotlib IH (2004) Gender difference in depression: the role of personality factors. Psychiatr Resear 126; 135-142.
13) Gregoriadis S, Robinson GE (2007) Gender issues in depression. Ann Clin Psychiatr 19; 247-255.

14) Hirschfeld RM, Klerman GL, Clayton PJ, et al (1984) Personality and gender-related differences in depression. J Affct Disord 7; 211-221.
15) Kearney-Cooke A (1999) Gender differences and self-esteem. J Gender-specific Med 2; 46-52.
16) Kendler KS, Myers J, Prescott CA (2005) Sex differences in the relationship between social support and risk for major depression: a longitudinal study of opposite-sex twin pairs. Am J Psychiatry 162; 250-256.
17) Kling KC, Hyde JS, Showers CJ, et al (1999) Gender differences in self-esteem: a meta-analysis. Psychol Bull 125; 470-500.
18) Kuehner C (2003) Gender differences in unipolar depression: an update of epidemiological findings and possible explanations. Acta Psychiatr Scand 108; 163-174.
19) Lerner RM, Korabenick SA (1974) Physical attractiveness, body attitudes, and self-concepts in late adolescents. J Youth & Adolescence 3; 307-316.
20) Lynn R, Martin T (1997) Gender differences in extraversion, neurotisizm, and psychoticism in 37 nations. J Soc Psychol 137; 369-373.
21) Newton-Howes G, Tyrer P, Johnson T (2006) Personality disorder and the outcome of depression: meta-analysis of published studies. Br J Psychiatry 188; 13-20.
22) Nolen-Hoeksema S (2000) The role of rumination in depressive disorders and mixed anxiety/depressive symptoms. J Abnor Psychol 109; 504-511.
23) Ochoa L, Beck AT, Steer RA (1992) Gender differences in comorbid anxiety and mood disorders. Am J Psychiatry 149; 1409-1410.
24) Paolucci EO, Genuis ML, Violato C (2001) A meta-analysis of the published research on the effects of child sexual abuse. J Psychol 135; 17-36.
25) Rogers JH, Widiger TA, Krupp A (1985) Aspects of depression associated with borderline personality disorder. Am J Psychiatry 152; 268-270.
26) Simonds VM, Whiffen VE (2003) Are gender difference in depression explained by gender differences in co-morbid anxiety? J Affect Disord 77; 197-202.
27) Steiner M, Yonkers KA, Erikson E (2000) Introduction. In Steiner M, Yonkers KA, Erikson E (Eds.) Mood disorders in Women. Martin Dunitz, UK.
28) Sullivan PF, Neale MC, Kendler KS (2000) Genetic epidemiology of major depression: review and meta-analysis. Am J Psychiatry 157; 1552-1562.
29) Weissman MM, Klerman GL (1977) Sex differences and the epidemiology of depression. Arch Gen Psychiatry 34; 98-111.
30) Whitley BE (1985) Sex role orientation and psychological well-being: two meta-analysis. Sex Roles 12; 207-225.
31) World Health Organization (2008) The global burden of disease: 2004 update. World Health Organization Geneva.
32) Young EA (1995) The role of gonadal steroids in hypothalamic-pituitary-adrenal axis regulation. Crit Rev Neurobiol 9; 371-381.

第2章
疫　学

加茂登志子

I　精神障害の疫学的性差

　一般に，小児・学童期の発達障害などは男児に多く発症するが，思春期頃から女性の罹患率が増大し，閉経以降，女性の精神疾患罹患率はさらに上がるとされている。成人を対象とした疫学的調査をみると，精神障害の罹患率には地域差，性差等の差異があるが，性差はどの地域でも比較的安定した数値が得られることが知られている。表1に米国とわが国における精神疾患の生涯罹患率を男女別に示した[1,2]。この表をみるとそれぞれの障害において二国間の生涯罹患率には相応の差異が認められるが，男女比を比較すると両者はかなり似通っていることがわかる。

　表1をみると，不安障害と気分障害はおおむね男性よりも女性に多く発症する一方，衝動制御障害や物質関連障害は両国とも男性のほうが女性に比べて高頻度となっている。生涯のうち「いずれかの気分障害」と診断されたものの男女比（女性／男性）は米国1.43に対し，日本は1.48であり，また「いずれかの気分障害」は同様に米国1.42に対し日本1.90である。また欧州でも，European Outcome of Depression International Network（ODIN）がEU内の5カ国（英国，アイルランド，ノルウェイ，フィンランド，スペイン）で横断面調査（n = 8764）を施行しているが[3]，その結果では，大うつ病，気分変調症，抑うつ気分を伴う適応障害を含んだうつ状態の全体の頻度は8.56%，女性は10.05%，男性は6.61%であり，男女比は1.52であった。

　このような差異は本質的なものか，あるいは単に診断過程に生じる見かけ（賦形的）部分が大きいだけなのだろうか。診断過程に生じる賦形的因子としては，女性は男性よりも症状を訴える敷居が低いこと，うつ病をスクリーニングする際，食欲や睡眠，疲労，不安の身体症状や心気症状など女性がより訴える症状項目がツールに組み込まれていることが多いこと，女性のほうが若年で初発し，1回のエピソードの罹病期間が長く，再発しやすく，あるいは慢性化しやすいため見かけ上頻度が高くなりやすいこと，疾病に対する援助探索行動を取りやすいことなどが挙げられているが[4]，今のところこれらを割り引いて考慮してもうつ病・う

表1　日本と米国におけるDSM診断による主要な精神障害の生涯有病率の性差[1,2)]

	米国			日本		
	頻度（%）		男女比（女性/男性）	頻度（%）		男女比（女性/男性）
	女性	男性		女性	男性	
Ⅰ．不安障害						
パニック障害	6.2	3.1	2.00	1.1	0.7	1.57
パニック障害を伴わない広場恐怖	1.6	1.1	1.45	0.5	0.4	1.25
社会恐怖	13.0	11.1	1.17	1.3	1.9	0.68
全般性不安障害	7.1	4.2	1.69	3.5	2.4	1.46
特定の恐怖症	15.8	8.9	1.78	5.3	3.1	1.71
外傷後ストレス障害	9.7	3.6	2.69	1.6	0.4	4.00
強迫性障害	3.1	1.6	1.94			
いずれかの不安障害	36.4	25.4	1.43	10.2	6.9	1.48
Ⅱ．気分障害						
大うつ病性障害	20.2	13.2	1.53	8.3	4.2	1.98
気分変調症	3.1	1.8	1.72	1.4	0.9	1.56
双極性障害	4.5	4.3	1.05			
双極Ⅰ型				0.5	0.1	5.00
双極Ⅱ型				0.3	0.0	
いずれかの気分障害	24.9	17.5	1.42	13.7	7.2	1.90
Ⅲ．衝動制御障害						
反抗挑戦性障害	7.7	9.3	0.83			
行為障害	7.1	12.0	0.59			
注意欠陥多動性障害	6.4	9.8	0.65			
間欠性爆発性障害	5.7	9.2	0.62	1.5	3.7	0.41
いずれかの衝動制御障害	21.6	28.6	0.76			
Ⅳ．物質関連障害						
アルコール乱用	7.5	16.9	0.44	1	3.7	0.27
薬物乱用	4.8	11.6	0.41	0.2	0.1	2.00
ニコチン依存	26.5	33.0	0.80			
いずれかの物質障害	29.6	41.8	0.71	1.2	4.5	0.27
Ⅴ．いずれかの精神障害	56.5	58.4	0.97	20	16.0	1.25

つ状態はより女性に多いとの意見が趨勢である。本質的な頻度の差異を生じさせる因子もまた複雑である。女性ホルモンの影響，女性における視床下部－下垂体－副腎皮質系の脆弱性といった直接的な生物学因子以外にも，性被害や幼少時の

虐待などの心理社会的因子，対処行動のあり方等もまた考慮されなければならない。うつと不安は精神障害の成因論，症状論，治療論すべての面において言わば要となる症状だが，性差という観点からはまだ十分に検証されておらず，今後の大きな課題であるといえるだろう。

II うつ病の症状や下位診断における疫学的性差

うつ病の症状，経過，下位診断においても性差はしばしば研究の俎上に上がってきた。米国 NIMH によるうつ病多施設共同研究 Sequenced Treatment Alternatives to Relieve Depression（STAR*D）Study をリソースとした性差研究では[5]，女性のほうがうつ病の平均発症年齢が早く（女性 24.3 歳，男性 26.5 歳），より多く過去に自殺企図歴があり（9.7%，13.8%）症状重症度がやや高かった。精神科合併症としては女性には全般性不安障害，身体表現性障害，神経性大食症の合併が多く，男性には強迫性障害，アルコール乱用，薬物乱用が多く認められた。また，症状論的には非定型うつ病症状（体重増加，食欲増加，過眠，鉛状の麻痺，対人関係上の過敏さ）が女性に多く認められている（20.6%，13.7%）。従来の研究でもすでに非定型うつ病においては女性の頻度は男性の約3倍であるとされており，SSRI の効果等を含め生物学的成因論からも関心を集めている。非定型うつ病にならんで不安症状の多いうつ病もまた女性に頻度が高い[6]。このほか女性に多い症状や下位診断として季節型経過があり，また，双極性障害に視野を広げた場合，双極II型や急速交代型もこれに含まれてくる。

文　献

1) National Comorbidity Survey (NCS) and National Comorbidity Survey Replication (NCS-R) http://www.hcp.med.harvard.edu/ncs/　2007年7月19日アップデート版.
2) 川上憲人, 他（2002）「地域住民における心の健康問題と対策基盤の実態に関する研究-3 地区の総合解析結果」平成14年度厚生労働科学研究費補助金（厚生労働科学特別研究事業）心の健康問題と対策基盤の実態に関する研究, 分担研究報告書.
3) Ayuso-Mateos JL, Vazquez-Barquero JL, Dowrick C, et al (2001) Depresive disorders in Europe: prevalence figures from the ODIN study. British Journal of Psychiatry 179; 308-316.
4) Piccinelli M, Wilkinson G (2000) Gender difference in depression-Critical review. British Journal of Psychiatry 177; 486-492.
5) Marcus SM et al (2005) Gender differences in depression: findings from the STAR*D study. Journal of Affective Disorders 87; 141-150.
6) Halbreich U, Kahn L (2007) Atypical depression, somatic depression and anxious depression in women: are they gender-preferred phenotypes? Journal of Affective Disorders 102; 245-258.

診断と経過

加茂登志子

I 女性のうつ病・うつ状態の見立てと治療の考え方

　うつ病の診断は一般的に症状群としてのうつ状態から器質性うつ状態や薬剤性うつ状態を鑑別し，合併症やパーソナリティ障害の可能性を考慮しながら行う。そしてうつ病と診断できたら最適と考えられる治療を行い，効果が見られた場合は寛解状態を維持し，二次予防を行う。そのうつ状態の見立てと治療の一連の流れのなかに性差と性差に配慮した視点を取り入れたフローチャートを図1に示した。女性のうつ状態を見立てていく場合，PMS（月経前症候群：premenstrual syndrome），産後うつ，更年期といったいわゆる「女性特有」とされる病態に気を配ることは言うまでもないが，ここでは性差の観点が「女性特有」にとどまらないことも併せて強調したい。図1に示すように鑑別診断，合併症診断から，経過型，症状学的特徴，心理社会的ストレスなどすべての過程にとって性差は存在している。また，治療においても薬物療法や精神療法の治療効果，注意すべき副作用，維持療法・二次予防の際に注意すべきことなど，広く性差の観点は必要である。以下，図1に沿って女性のうつ病・うつ状態の見立てと治療を俯瞰したい。

II 女性のうつ病の鑑別診断と合併症

　表1にうつ病の鑑別診断と合併症に必要な項目を挙げ，女性のうつ病・うつ状態の検討において特に必要な項目は太字で示した。アルツハイマー型認知症もまた女性に多いことが知られており，病初期にはうつ状態を呈することが多いのは周知の通りである。内分泌疾患，特に甲状腺機能低下症のスクリーニングは重要である。これまで精神科領域ではなじみが少なかったが，多のう胞性卵巣症候群（polycystic ovary syndrome：PCOS）ではしばしば抑うつを基調とした気分失調を伴う。なお近年，PCOSはバルプロ酸ナトリウムの副作用として出現しうることも明らかとなってきた[1]。膠原病はそもそも女性に多い疾患である。鉄欠乏性貧血もまた女性に圧倒的に多いが，中等度以上の貧血では反応が鈍くなったり，気分失調が生じることが多い。女性ホルモンに影響を与える治療薬もまたうつ状

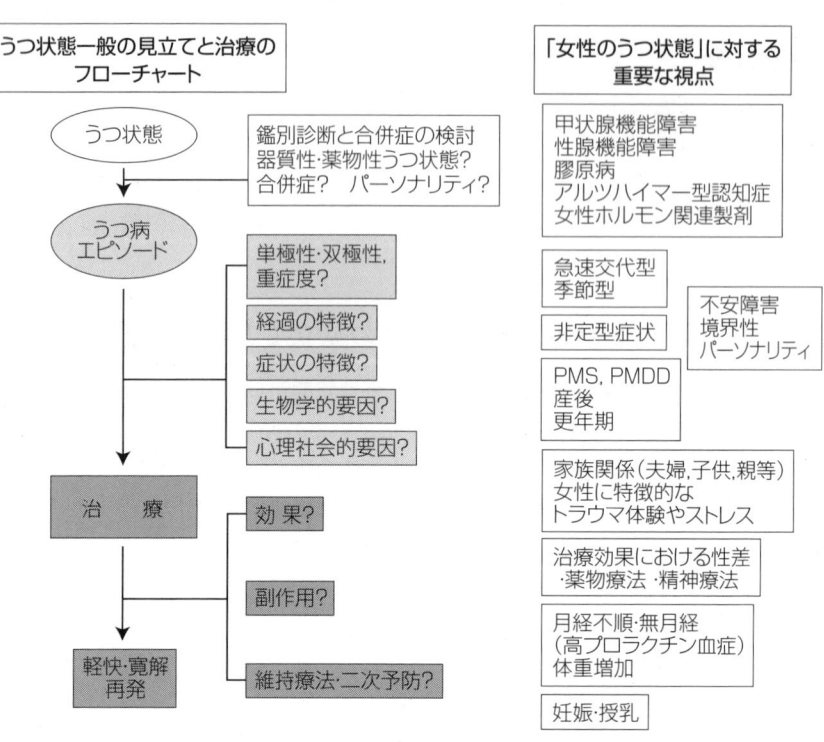

PMS : premenstrual syndrome
PMDD : premenstrual dysphoric disorder

図1　女性のうつ状態の見立てと治療のフローチャート

態が出現する可能性がある。経口避妊薬や更年期におけるホルモン補充療法にもうつ状態が出現する可能性はあるが、より注意したいのは子宮筋腫、子宮内膜症、不妊、乳がんのホルモン治療を受けている女性である。具体的にはGnRHアゴニスト、アンタゴニスト、排卵誘発薬、LH-RHアゴニスト、抗エストロゲン薬、アロマターゼ阻害薬などの使用に注意したい。女性のうつ病では全般性不安障害や外傷後ストレス障害等の不安障害との合併が多い。境界性パーソナリティ障害の患者が呈するうつ状態との鑑別も重要である。

Ⅲ　女性に特徴的な経過と症状群

疫学の章でもふれたが、急速交代型や季節型といった経過型には女性が多いと言われている。非定型うつ状態は体重増加、食欲増加、過眠、鉛状の麻痺、対人関係上の過敏さ等を特徴とするうつ状態であり、やはり女性に多い。非定型症状

表1　うつ病の鑑別診断と合併症（女性のうつ病・うつ状態に特に必要な項目は太字）

うつ状態が出現することがある主な器質的疾患	うつ状態が出現することがある主な薬物	うつ病・うつ状態と鑑別や合併が必要となる他の精神医学的疾患
中枢神経疾患 　脳血管疾患 　炎症性疾患 　腫瘍 　認知症 　　**アルツハイマー型** 内分泌疾患 　**甲状腺機能障害** 　下垂体機能障害 　副腎皮質機能障害 　**性腺機能障害**　等 自己免疫疾患 　**膠原病** 悪性腫瘍 **鉄欠乏性貧血**	向精神薬 　ベンゾジアゼピン 　抗精神病薬 抗潰瘍薬 　H2ブロッカー 抗がん薬 免疫賦活薬 　インターフェロン 抗脂血症薬 　スタチン系 抗パーキンソン薬 アルコール **女性ホルモンに影響を与える治療薬** 　**経口避妊薬** 　GnRHアゴニスト 　GnRHアンタゴニスト 　**排卵誘発薬** 　LH-RHアゴニスト 　抗エストロゲン薬 　アロマターゼ阻害薬　等	**不安障害** 身体表現性障害 **パーソナリティ障害** 　**境界性** 　自己愛性

は神経性大食症や境界型パーソナリティ障害との鑑別がしばしば困難であり，後二者と誤診した場合はうつ病の治療が遅れることがあるので注意したい。

Ⅳ　女性に特有なうつ病（月経関連気分障害）

　月経関連気分障害であるPMS, PMDD（月経前不快気分障害：premenstrual dysphoric syndrome），産後うつ病，閉経周辺期（更年期）うつ病は女性に特有なうつ病であり，女性ホルモンの動態と密接に関連している。

Ⅴ　家族関係と女性に特徴的なトラウマ体験

　心理社会的要因の検討はうつ病の診断・診療・治療すべてにわたって男女問わず重要である。うつ病の状況因研究では男性は仕事に，女性は家族に重きが置かれていたが，現在でも同様である。配偶者間暴力（domestic violence：DV）や性犯罪被害など女性に特徴的なトラウマ体験については，生活史聴取の際注意を払いたい。

VI 性差に配慮したうつ病治療

　治療においても性差への配慮は心がけたい。女性における薬剤性高プロラクチン血症に伴う月経不順は体重増加を伴いやすく，服薬のアドヒアランスを著しく下げるが，そればかりでなく，しばしば精神医療への不信感をも形成する。妊娠・授乳と向精神薬の服用に関しても同様である。抗うつ薬の効果に性差がある可能性も近年指摘されるようになった。集団精神療法は女性に効果が大きいことも知られている。性差に配慮したうつ病治療はうつ病療法のオーダーメイドの第一歩といってもよいかもしれない。

文　献

1) 岡本浩之・下田和孝（2004）そこが知りたい薬物療法Q＆A—バルプロ酸ナトリウムは多嚢胞卵巣症候群を惹起しうるか？—．臨床精神薬理, 7(4); 670-671.

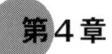

症状と性差

宮岡佳子

I はじめに

うつ病の生涯有病率は,女性は男性の約2倍といわれる[5]。発症頻度の性差には,生物学的要因と社会心理学的要因の双方の要因が考えられる。このことはうつ病の臨床像にも影響を及ぼしているのだろうか。本章では症状の性差について解説する。主に女性に多くみられる症状について論じるが,比較のために男性に多くみられる症状についても触れる。

II 症状の性差

1.全般的臨床像

臨床像は全般的に男女差なく,類似しているとする報告が多い[2,3,13,18]。Frankら[3]は反復の大うつ病の男女230名について,Hamilton Depression Rating Scale(以下HDRS)やBeck Inventroy Scoreなどいくつかの尺度を用いてうつ症状を評価している。重症度は尺度により,性差があるものとないものに分かれた。しかし総合的にみて,重症度および臨床像は男女ほぼ同じであると結論づけている。個々の症状では,女性のほうが男性より怒りと敵意が強く,身体症状を訴えやすかった。Youngら[18]は,大うつ病と診断された男女498名の臨床像を比較し,抑うつ気分,興味の減退,自殺企図などを含む41の症状のうち性差がみられたのは,食欲増加,体重増加,恐怖,不眠,疲労であり,いずれも女性に高率であった。しかし全般的重症度に性差はなく,単極性うつ病は重症度と症状には男女に大きな違いはないと結論づけている。Carterら[2]は,大うつ病と診断された外来患者男女170名に,HDRSを施行し,27項目の総得点および抑うつ気分,罪責感,不眠,焦燥などの項目の男女差を比較した。有意差がみられた項目は,食欲亢進,体重増加,炭水化物を欲しがる,の3項目のみで,その他の項目では差はなく,重症度を示す総得点も差はなかった。重症度に男女差はなく,食欲亢進,体重増加以外は臨床像も類似していた点は,Youngら[18]の報告に一致している。

Kornsteinら[6]は,DSM-Ⅲ-Rで2年以上経過した慢性の大うつ病の外来患者

男女294名を対象に，臨床像を比較した。大うつ病の診断項目での比較では，抑うつ気分，興味や喜びの減退，食欲や体重の変動，睡眠の変化，精神運動の変化，易疲労性や気力の減退，無価値感や罪責感，集中力困難，自殺念慮の9項目について，男女差はみられなかった。当てはまる診断項目の数も差はなかった。HDRSの比較では，総得点は女性で高く，女性のほうが重症であった。HDRSの個々の症状では精神運動制止のみ差があり，女性に多かった。慢性うつ病では，全体的な重症度では女性が重症であるものの，症状別の男女差は慢性になるほど少なくなる可能性が示唆され興味深い。

2．重症度

うつ病の重症度は，上述の報告も含め性差がないという報告が多い[2, 3, 13, 17, 18]。一方，女性のほうが重症であったという報告も散見される[6, 7, 9]。男性のほうが重症だったという報告はわずかである。Nortvedtら[11]は，地域住民を対象とし，Hospital Anxiety and Depression Scaleで男性のほうが女性よりうつ傾向が強かったことを示したが，この結果は他の報告と異なっていることを強調している。

3．症状別にみた性差

全般的には似ているとする報告でも，個々の症状でいくつか性差がみられる。ここでは性差のみられた症状について考察を加える。1．で述べたように，体重増加，食欲亢進，炭水化物を欲しがる傾向が女性のうつ病でみられるという報告が多い[2, 3, 9, 18]。このことは食欲亢進，炭水化物を欲しがる，過眠などの症状を呈する非定型うつ病（atypical depression）が女性に多いことと関連があるのかもしれない[12]。この傾向は，非定型うつ病のもつbiologicalな面を示している可能性があるが，一方Carterら[2]は女性のほうが体重や体型に過敏なため，体重増加があると男性より回答しがちだからだと推論している。非定型うつ病でみられやすい過眠は，Youngら[18]の報告では性差は認められず，むしろ女性に不眠が多かった。

その他,女性のほうに感情易変性[17]，怒り[3]，精神運動制止[6, 7, 9]，対人過敏性[9]が多くみられた。一方男性は，感情が変わりにくく，性欲低下を訴えやすい[17]特徴があった。男性は性機能を自尊感情（self-esteem）に結びつけやすいため,女性より性欲の低下に気づきやすいのではないかと思われる[17]。身体症状や心気症状は，女性に強い[1, 9, 16]とする報告が多いが，男性に多い[17]とする報告もある。

自殺に関しては，自殺未遂は女性に多いが[1]，自殺既遂は男性のほうが多い[4, 15]。男性のほうが弱みを見せる,援助を求めるなどを嫌うことも一因かもしれない[15]。

4. 社会機能，社会適応

DSM の V 軸評定となる機能の全体的評定尺度（global assessment of functioning：GAF）で，男女差がなかったとする報告[6,13]と，男性のほうが社会機能の低下が強かったとする報告[2]がある。女性のほうが家庭や夫に対して[6]，男性は仕事に対して，機能低下や不適応を感じやすい[2]。女性においては家庭が，男性においては職場が，社会的活動の主な場所であるためであろう。

表1　うつ病の症状の性差

1. 性差がないと考えられるもの
   ・重症度
   ・全般的臨床像
2. 女性に多いと考えられるもの
   ・食欲増加，体重増加
   ・感情易変性，精神運動制止，心気症状
   ・自殺企図
   ・家庭での機能低下
   ・症状を強く訴える，治療を求めたがる
3. 男性に多いと考えられるもの
   ・性機能低下
   ・自殺既遂
   ・仕事での機能低下
   ・症状を否認する，治療を求めない

5. 性役割としての性差

上述のように，うつ病において女性は感情が変わりやすく，男性は感情が変わりにくく，性欲低下は感じやすく，自殺既遂が多い。女性は家庭，男性は仕事に社会機能の低下をきたす。このことは，本来もつ男女の性役割（gender role）の差が症状に反映されたといえよう[2]。

この他にも，性役割から理解できる症状や行動がある。全般的に，うつ病の女性は訴える症状の数が多く，訴えかたも感情的で，症状に注意を向け固執しやすく，ともすれば医師の認識よりも症状を強く訴え，すぐに治療を求めたがる[1,2,3,8,14]。いっぽう男性は症状を否認しやすく，受診や相談をする行動（help-seeking behavior）を取りにくい。男らしさ（masculinity）という社会規範が，男性にうつ病によって生じた感情を表に出させず，援助を求めことを困難にしていることも考えられる[10]。

III　まとめ

症状の違いを表1にまとめた。うつ病の重症度と全般的な臨床像は男女類似している。うつ病の症状は，本質的には性差がないと考えられる。ただし，食欲や体重の増加は女性のほうが多くみられた。非定型うつ病が女性に多いことと関連している可能性がある。その他，女性のほうが，感情易変性，自殺企図，家庭での機能障害，症状を強く訴える，治療を求めたがる傾向が強かった。これらは，うつ病の本質的な性差というよりも，男女がもっている性役割の違いが反映された症状と考えられる。

文　献

1) Burt VK, Stein K (2002) Epidemiology of depression throughout the female life cycle. J Clin Psychiatry 63 (suppl 7); 9-15.
2) Carter JD, Joyce PR, Mulder RT, et al (2000) Gender differences in the presentation of depressed outpatients: a comparison of descriptive variables. J Affect Disord 61; 59-67.
3) Frank E, Carpenter L, Kupfer DJ (1988) Sex differences in recurrent depression: are there any that are significant? Am J Psychiatry 145; 41-45.
4) Hirschfeld RM, Russell JM (1997) Assessment and treatment of suicidal patients. N Eng J Med 337; 910-915.
5) Kessler RC, MaGonagle KA, Swartz M, et al (1993) Sex and depression in the National Comorbidity Survey: lifetime prevalence, chronicity and recurrence. J Affect Disord 29; 85-96.
6) Kornstein SG, Schatzberg AF, Yonkers KA, et al (1995) Gender differences in presentation of chronic major depression. Psychopharmacol Bull 31; 711-718.
7) Kornstein SG, Schatzberg AF, Thase ME, et al (2000) Gender differences in chronic major and double depression. J Affect disord 60; 1-11.
8) Kornstein SG (2001) The evaluation and management of depression in women across the life span. J Clin Psychiatry 62(suppl 24); 11-17.
9) Marcus SM, Young EA, Kerber KB, et al (2005) Gender differences in depression: findings from the STAR*D study. J Affect Disord 87; 141-150.
10) Möller-Leimkühler AM(2002)Barriers to help-seeking by men: a review of socio-cultural and clinical literature with particular reference to depression. J Affect Disord 71; 1-9.
11) Nortvedt MW, Riise T, Sanne B (2006) Are men more depressed than women in Norway? Validity of the Hospital Anxiety and Depression Scale. J Psychosom Res 60; 195-198.
12) O'Keane V (2000) Unipolar depression in women. In Steiner M et al (Eds.) Mood Disorders in Women. Martin Dunitz, London, pp.119-135.
13) Rapaport MH, Thompson PM, Kelsoe JR, et al (1995) Gender differences in outpatient research subjects with affective disorders: a comparison of descriptive variables. J Clin Psychiatry 56; 67-72.
14) Robinson GE (2006) Gender differences in depression and anxiety disorders. In Romans SE et al (Eds.) Women's Mental Health. Lippincott Williams & Wilkins, Philadelphia, pp.163-177.
15) Rutz W, Knorring LV, Pihlgren H, et al (1995) Prevention of male suicides: lessons from Gotland study. Lancet 345; 524.
16) Silverstein B (1999) Gender difference in the prevalence of clinical depression: the role played by depression associated with somatic symptoms. Am J Psychiatry 156; 480-482.
17) Winkler D, Pjrek E, Heiden A, et al (2004) Gender differences in the psychopathology of depressed inpatients. Eur Arch Psychiatry Clin Neurosci 254; 209-214.
18) Young MA, Scheftner WA, Fawcett J, et al (1990) Gender differences in the clinical features of unipolar major depressive disorder. J Nerv Ment Dis 178; 200-203.

第Ⅱ部

女性のライフサイクルとうつ病
概念・診断・治療・予防など

第1章
月経前不快気分障害（PMDD）

内 出 容 子

I　はじめに

　月経とはゴナドトロピンとエストロゲン，およびプロゲステロンの周期的な変動による子宮内膜の剥脱性出血を指し，その発来は女性が心身ともに順調に発育したことを示す現象である。初経直後は無排卵性月経であることが多く，正常月経になるには，50％の女性で4〜5年かかる[5]が，それ以降閉経まで排卵現象を伴う月経周期が繰り返されることになる。すなわち，月経が存在する時期は思春期から更年期に相当するが，月経の開始と閉経は女性にとって象徴的な出来事であり，その前後の時期と大きく切り分けられて，明瞭な reproductive phase として体験される[9]。

　200年ほど前は，女性の生涯中の月経は30回程度であったという。しかし，初経時期の早まり，少子化，人工栄養による育児など多くの要因が重なった結果，Judson[8]によると2人の子どもをもつ母親で，月経回数は450回ほどに増加した。

　月経と関連する女性の心身の不調が注目されることになったのは，欧米における女性の社会進出の時期に一致する1970年代のことである。月経という周期性は女性特有のものであり，女性が社会に進出，適応していく一方で，この周期性との間にストレスを感じる状況が出てきた。ここ数年日本でも月経と関連した心身の不調について，メディアを通じて関心が広まり，また女性専門外来の普及もあり社会に認知されてきた印象がある。不調に悩む女性達は，女性専門外来に限らずプライマリケア，婦人科，精神科を含むさまざまな科を受診する可能性がある。

　本稿は月経前不快気分障害（premenstrual dysphoric disorder：以下 PMDD）がテーマであるが，月経前の心身の不調についての概念は，婦人科領域における月経前緊張症（premenstrual tension）や月経前症候群（premenstrual syndrome：以下 PMS）に始まり，後述するが今後再び PMS へと回帰する方向にある。よって，これらについての記載も含まれることをあらかじめ断っておく。

Ⅱ　月経前症候群（PMS）と月経前不快気分障害（PMDD）

頻度についてはさまざまな統計があるが，米国の一報告によると月経前に何らかの症状で悩む女性はおおよそ 70 〜 80％であり，そのうち PMS に相当する例が 20 〜 40％，PMDD は 3 〜 8％とされている[10]。米国精神医学会の DSM-Ⅳ-TR[1] の PMDD の解説によれば，以下の通りである。「推定では，少なくとも 75％の女性が，小さなまたは弧発性の月経前変化を報告している。限られた研究ではあるが，20 〜 50％の女性に定義はまちまちであるが PMS があり，そのうち 3 〜 5％が，ここで提案されている PMDD の障害の基準を満たす症状を経験している。この障害の経過や安定性に関する体系的な研究は極めて少ない。」[1]

1．概念，歴史

東洋では，月経と関連して消長する症状の存在は古くから知られており，紀元3世紀の「傷寒論」に症状の特徴などが記載されていた。一方，西洋医学では，1931 年の Frank[2] による報告で，精神症状，むくみ，てんかん，喘息などが月経前 7 〜 10 日頃周期的に起こり，月経開始とともに消失する患者を観察し，これを月経前緊張症と名づけたのが最初である。その後，1953 年に Green ら[3] が月経前症候群（PMS）という呼称を提案し，これ以降月経前の精神症状と身体症状を一括して扱うことが一般的となり，主に婦人科領域で扱われた。また，PMS の診断の確立や，治療につながるような研究がされるようになったのは，1980 年代以降のことである。

精神科領域においては，米国精神医学会の DSM-Ⅲ-R（1986）の研究用基準案に黄体期後期不快気分障害（late luteal phase dysphoric disorder）として取り上げられたのが最初で，DSM-Ⅳ（1994）から PMDD と名称を変えて現在も DSM-Ⅳ-TR（2000）で研究用基準案に含められている。

2．PMS

この症候群ないし呼称は前述したように婦人科学領域の概念であり，黄体期に起こり，月経開始後速やかに消退する症候群をいう。日本産婦人科学会では「月経開始の 3 〜 10 日前から始まる精神的，身体的症状で月経開始とともに減退ないし消失するもの」との統一見解を出している[11]。米国では，身体症状と精神症状に加えて，社会的症状もリストアップし，PMS の社会生活に対する影響を重要視している。

3．PMDD

　PMDDは現在精神疾患として位置づけられており，DSM-IV-TR (2000) で「311 特定不能のうつ病性障害」にコードされている。すなわち，抑うつ性の特徴をもつが他のうつ病性障害や，適応障害で抑うつ気分を呈するものの基準を満たさないとされる。「過去1年のほとんどの月経周期において，黄体期の最終週に症状（例：著明な抑うつ気分，著明な不安，著明な感情不安定性，諸活動における興味の減退）が規則的に生じた（そして，月経が開始して数日のうちに寛解した）こと。これらの症状は，仕事，学校または日常の活動を著しく障害するほど重症で，また月経後少なくとも1週間は完全に消失していなければならない。」診断基準の詳細については，同書の研究用基準案（付録B）に提示されている。その内訳は，気分の異常，行動の異常，身体的愁訴からなるが，気分の異常は必須である（表1）。

　PMDDは，その症状が仕事，学業，または通常の社会的活動や人間関係を著しく障害している場合にのみ（例：社会的活動からの回避，職場や学校での生産性および効率の低下）考慮されるべきであり，前述したPMSとはその特徴的な症状型，重症度，および結果として生じる障害の点で異なるとされる。多くの女性が月経時に経験する一過性の気分変調は精神疾患と考えるべきではなく，既存の疾患の月経前の増悪であればpremenstrual exacerbationという。

　典型的には症状の重症度（持続期間についてではなく）は，他の精神疾患，例えば大うつ病エピソードなどに匹敵するものであり，月経前1週間は，社会的または職業的機能に，明らかに著しい障害がなくてはならないとされる。社会的機能の障害は，家庭内の不和や，友人との問題として現れることもあるが，長期にわたるこれらの問題と，月経前だけに起こる障害とを混同しないことが重要である。PMDDでは，数日間の抑うつ気分や機能障害が，同じ月のそれ以外の時期の気分や能力と大きく異なっている。

　PMDDは前方視的に毎日評価を行い，厳密な基準を用いることによって診断される。症状群が周期的に出現することを確認するためには，前方視的な記録を少なくとも2周期について行う必要がある。過去の記憶を遡って記録されるのではなく，必ず前方視的に記録，確認されることが重要である。

　PMDDは，現在の精神疾患（例：気分障害，不安障害，身体表現性障害，神経性大食症，物質使用障害，人格障害など）の月経前の増悪（premenstrual exacerbation）とは区別されなくてはならない。前述した，頻度の高い「月経前の増悪」では，症状が月経周期を通して存在する。しかし，PMDDに特徴的な症状や機能水準の変化もみとめられており，それが現疾患の症状と著しく違ってい

表1 月経前不快気分障害の研究用基準案（DSM-IV-TR, 2000）

A　過去1年の間の月経周期のほとんどにおいて，以下の症状の5つ以上が黄体期の最終週の大半に存在し，卵胞期開始後2，3日以内に消失し始め，月経後1週間は存在しない。(1)〜(4)の症状が少なくとも1つ存在する。
(1) 著しい抑うつ気分，絶望感，自己卑下の観念
(2) 著しい不安，緊張，"緊張が高まっている""いらだっている"という感情
(3) 著しい情緒不安定性（例：突然悲しくなる，または涙もろくなる，または拒絶に対し過剰に敏感になる）
(4) 持続的で著しい怒り，易怒性，対人関係における摩擦の増加
(5) 日常の活動に対する興味の減退（例：仕事，学校，友人，趣味）
(6) 集中困難の自覚
(7) 倦怠感，易疲労性，または気力の著しい欠如
(8) 食欲の著明な変化，過食，または特定の食べ物への渇望
(9) 過眠，不眠
(10) 圧倒される，または制御不能と自覚する
(11) 他の身体症状，例えば乳房の圧痛，腫脹，頭痛，関節痛または筋肉痛，"膨らんでいる"感覚，体重増加

注：月経のある女性では，黄体期は排卵と月経開始の間に対応し，卵胞期は月経とともに始まる。月経のない女性（例：子宮摘出を受けた女性）では，黄体期と卵胞期を決定するには，血中の性ホルモンの測定が必要であろう。

B　この障害は，仕事，学校，または通常の社会的活動や対人関係を著しく妨げる（例：社会的活動の回避，仕事，学校での生産性や効率の低下）。

C　この障害は，大うつ病性障害，パニック障害，気分変調性障害，または人格障害などの症状の悪化ではない（ただし，これらに合併してもよい）。

基準A〜Cは，少なくとも連続2周期について，前方視的に連日評価することによって確認される（この確認に先立ち，暫定的に診断可）。

る場合には，現疾患の診断に加えてPMDDを考慮することができる。例えば，普段制止症状と食欲不振，睡眠が充分取れない病像のうつ病患者で，月経前にはイライラ，過食，過剰睡眠を呈すれば，うつ病とPMDDの合併といえるだろう。

一般身体疾患（例：片頭痛，喘息，アレルギー，てんかん発作性疾患など）が，月経前および黄体期に悪化することがあり，また一般身体疾患をもつ人の中には，不機嫌や疲労感などが月経前に悪化する人があるが，これらについてもPMDDと区別するようにしなければならない。

III　病　因

PMS，PMDD双方について病因探求のためのさまざまな研究がされているが，いまだ詳細は明らかになっていない。

病態生理的には、排卵がトリガーとなって神経伝達物質のシステムに何らかの変化を起こすことによって、さまざまな症状が生じると考えられている。かつてはホルモン不均衡説、水分貯留説、プロスタグランジン異常説、精神的葛藤説、食事説など、さまざまな説が考えられてきたが、ここ数年では主に性ホルモンとその代謝物、セロトニン、GABA、コレシストキニン、レニン・アンジオテンシンシステムといった神経伝達物質や神経ホルモンの相互作用に研究の焦点が当てられている。

神経伝達物質の代謝異常説では、アロプレグナノロン（allopregnanolone）を介したGABA作動性の神経伝達の異常と、セロトニン系の機能不全についての仮説が有力である。

これはPMS、PMDDの治療でSSRIs（選択的セロトニン再取り込み阻害薬）が有効である裏づけにもなっている。SSRIsは直接セロトニンの濃度を増やすのみならず、直接性ホルモンの代謝酵素を活性化して脳内のアロプレグナノロン濃度を上昇させ、これがGABA受容体を介して作用し効果を発現すると考えられている。アロプレグナノロンはプロゲステロンの代謝物で、脳内で2種類の酵素の代謝を受けてつくられる。アロプレグナノロンは$GABA_A$受容体に結合して、鎮静、抗不安、抗痙攣作用を発現し、神経活性ステロイドと呼ばれる。PMS群では黄体期後期のアロプレグナノロンの濃度が著明に低下しており、このため不安や抑うつ症状が発現しているという報告がある[13]。

セロトニンとの関連では、視床下部－下垂体－性腺（卵巣）系とセロトニンの産生、分泌系の相互関係に病因があるのではないかと推測されている[15]。また、黄体期のセロトニン機能の変化について、Jovanovicら[7]はPETを用いて卵胞期、黄体期それぞれの決まった時点での脳内の複数部位におけるセロトニン（$5\text{-}HT1_A$）受容体の結合密度を測定し変化率を計算した。その結果、背側縫線核において、PMDD群では黄体期の$5\text{-}HT1_A$感受性の変化がないという所見が得られ、これはPMDD患者のセロトニン調節不全を示唆するとしている。

また、PMSでは症状がさまざまなライフイベントを契機に出現することや、状況によって重症度が著しく変動することから[16]、前述した生物学的側面と併せて環境要因や心理的要因の関与も大きいと指摘されている。

IV　診　　断

現在、PMSやPMDDについては複数の診断基準が存在し、さらに、これらを統合しようという動きも出てきている[4]。

WHOのICD-10ではN（生殖、泌尿器系の疾患）の中にN94.3月経前緊張症

候群をコードし，合わせてF（精神および行動の障害）で，「うつ病エピソードが月経周期に関連してのみ起こるのであれば，その基礎にある原因のための二次コード（N94.8 女性の生殖器と月経周期に関連した他の特殊な状態）とともに，F38.8 他の特定の気分障害をコードするように」と記載されている（他のカテゴリーを満たさない結果，F38.8に含められるため，基準項目はない）。

PMSの診断基準はいくつかあるが，ACOG（American College of Obstetricians and Gynecologists）のものを示す。PMDDについては繰り返しになるが，米国精神医学会のDSM-IVから研究用基準案に取り入れられている（表2）。

V 治　療

診断を確定する意味からも，PMDDの症状とその出現パターンを前方視的に確認し，厳密に診断すると同時に，症状の成り立ちを理解することが治療の第一歩である。さらに，症状が出現する時期には心理的負荷を軽減する，といったストレスマネージメントやリラクセーションは治療的に有用であり，軽症のPMSでは，これのみで軽快してしまうこともある。その他，PMSの治療についてはカルシウムやマグネシウムなどのサプリメント，ハーブ（Chaste berry fruit セイヨウニンジンボク）の摂取，食生活指導，有酸素運動などが有効といわれているが[6]，詳細は割愛する。

1．SSRIs

PMDDの薬物療法ではSSRIsの投与が第一選択である。すでに米国食品医薬局（FDA）はfluoxetine，塩酸セルトラリン，パロキセチン塩酸塩水和物の3種のSSRIsについてPMDDの適応としている（後者2剤は本邦でも処方可能，ただし適応病名としてPMSやPMDDは認められていない）。投与方法としては，黄体期にのみ投与する間歇投与の方法と，継続して投与する方法，さらに継続して投与しながら黄体期に漸増させる方法がある。これらの比較では，継続して投与する方法がよいとするものが多い。

2．ホルモン療法

2006年に米国で開発された新規の経口避妊薬で，すでにFDAで承認されているdrospirenone（スピロノラクトンのアナログ）とエストラジオールの合剤（Yasmin®）は，プラセボ比較試験でPMDDの症状に対する有効性が報告されている[12]。本邦では未認可である。

表2 月経関連障害（PMT, PMS, PMDD）の診断基準

診断名	月経前緊張症 (PMT) ICD-10	月経前症候群 (PMS) ACOG	月経前不快気分障害 (PMDD) DSM-IV-TR
	婦人科	婦人科	精神科
パターン	月経前に発症し、月経開始後に続いて軽快	月経5日前に発症、月経開始後4日以内に軽快、少なくとも周期の13日目までに再発しない	月経前1週間以内に発症、卵胞期開始後数日で軽快
症状	緊張、頭痛、月経困難	うつ、怒りの爆発、イライラ、不安、困惑、社会的引きこもり、乳房の張り、腹部膨満、四肢の腫脹のうちすくなくとも1つ	(1) 著明な抑うつ気分、絶望感、自己卑下、(2) 著明な不安、緊張、苛立ち、(3) 著明な情緒不安定、(4) 持続的で激しい怒り、易怒性、対人摩擦の増加のうち少なくとも1つを含み、以下の症状との合計が5つ以上 興味減退、集中困難、倦怠感、食欲の変化、睡眠障害、制御不能、その他の身体症状
重症度	指定なし	社会的、経済的機能不全	仕事、社会活動、対人関係を著しく妨げる
後方視的な症状の報告	指定なし	3周期前までそれぞれに存在すること	過去1年間のほとんどの周期において存在すること
前方視的な記録、証明	不要	2周期	少なくとも連続した2周期
その他必須事項	なし	薬剤、ホルモン、アルコール、ドラッグの使用や依存で引き起こされていないこと	他の障害の悪化でないこと

第1章 月経前不快気分障害（PMDD）

3．漢方療法

PMDD について漢方療法の有効性を観察したものでは，6回の月経周期に渡って加味逍遥散を投与したところ，6割以上の症例で黄体期後期に HAM-D（17項目）スコアで50％の改善があり，そのうち4割以上が寛解に至ったという報告がある[17]。

4．非薬物療法

認知行動療法は PMS や PMDD に対しエヴィデンスを有する治療法であり[14]，他の薬物療法と併用される場合もある。

Ⅵ　今後の課題

PMDD（や PMS）について，病因の解明や治療につながる研究がつぎつぎに発表される一方で，国際的に認められた診断基準がないということが問題である。Halbreich ら[4]は PMS や PMDD の専門家（婦人科医，内分泌科医，精神科医，心理学者，薬理学者ら）で構成されたグループで過去の文献を検討し，現行の ICD-10，ACOG，DSM-IV-TR などそれぞれの診断基準の問題点を挙げた上で，この疾患を改めて PMS として再構成し，新しい診断基準を作るべきであると提言している。

要点としては，①新しく「多くの専門科にわたる診断」の項を作り，そこに含めること，②名称は PMS であること，③症候の起きるタイミングによって特徴づけられること，月経前期と関連していること，再発すること，障害や苦悩を起こすのに十分重症な徴候であること，とされている[4]。ここでは気分症状も身体症状も等しく扱われ，仮にこの提言がコンセンサスを得た場合，PMDD は PMS に包括されることになる。

Ⅶ　おわりに

当初，「女性のうつ病」としての PMDD について述べることが目的であった。しかし，概念や診断の歴史，病因探究，今後の課題などについて改めて調べてみると，PMDD は PMS のうちのある一群と捉えなおす方向のようである。

わが国では，まだこれらの疾患について十分な認識があるとはいえず，例えば医療者の間でも PMDD（や PMS）は「婦人科疾患なのか精神科疾患なのか」といった混乱があると聞く。前述したように，国際的には診断が整備される方向にあるので，この流れも踏まえて，疾患の啓発にあたっては，婦人科医，精神科医双方の理解と協力を求めていきたい。

文　献

1) American Psychiatric Association (2000) Diagnostic and Statistical Manual of Menstrual Disorders, 4th Edition. Text Revision.
2) Frank RT (1931) The hormonal causes of premenstrual tension. Arch Neurol Psychiatry 26; 1053-7.
3) Green R, Dalton K (1953) The premenstrual syndrome. Br Med J 1; 1007-14.
4) Halbreich U, Backstrom T, Eriksson E, et al (2007) Clinical diagnostic criteria for premenstrual syndrome and guidelines for their quantification for research studies. Gynecological Endocrinology 23(3); 6-7.
5) 井口登美子 (2001) 月経周期からみた健康管理．産婦人科治療, 82 増刊 ; 22-7.
6) Johnson SR (2004) Premenstrual syndrome, premenstrual dysphoric disorder, and beyond: a clinical primer for practitioners. Obst Gynecol 104; 845-59.
7) Jovanovic H, Cerin A, Karlsson P, et al (2006) A PET study of 5-HT1A receptors at different phase of the menstrual cycle in women with premenstrual dysphoria. Psychiatry Research: Neuroimaging 148; 185-93.
8) Judson O (1993) Towards healthier infertility. Nature 365;15-6.
9) 加茂登志子 (2004) 女性のライフサイクルにおける「女性であること」．臨床精神医学, 33(2); 135-9.
10) Malone D (2005) Managing the spectrum of premenstrual symptoms. Am J Manag Care, 11; 471-2.
11) 日本産婦人科学会 (1990) 委員会報告のうち統一見解とした事項．日産婦会誌, 42(7); 6-7.
12) Pearlstein TB, Bachman GA, Zacur HA, et al (2005) Treatment of premenstrual dysphoric disorder with a new drospirenone-containing oral contraception formulation. Contraception 72(6); 414-21.
13) Rapkin AJ, Morgen M, Goldman L, et al (1997) Progesterone metabolite allopregnenolone in women with premenstrual syndrome. Obstet Gynecol 90; 709-14.
14) Rapkin A (2003) A review of treatment of premenstrual syndrome & premenstrual dysphoric disorder. Psychoneuroendocrinology 28; 39-53.
15) Ravindran LN, Woods SA, Steiner M, et al (2007) Symptom-on set dosing with citalopram in the treatment of premenstrual dysphoric disorder (PMDD): a case series. Arch Womens Ment Health 10(3); 125-7.
16) 相良洋子 (2004) リプロダクションと心理的課題．臨床精神医学, 33(2); 171-4.
17) Yamada K, Kanba S (2007) Effectiveness of kamisyoyosan for premenstrual dysphoric disorder: open-label pilot study. Psychiatry Cli Neurosci 61(3); 323-5.

第2章
妊娠期うつ病

鈴木博子

I　はじめに

　周産期は，女性にとって母親になるという人生の中で新しい役割を担う時期であり，身体的にも心理的にも激しい変化を伴う。夫婦関係を始めとする家族関係も変化しさまざまな心理的問題が起こりやすくなるため，精神的にはハイリスクな時期であり，破綻をきたしやすい時期ともいえる。一般的に妊娠女性の心理学的変化としては，胎児に対する不安が増加することは認められており，特に妊娠初期や後期には不安が増大する[22]。周産期に認められる精神障害としては昔から産後に産褥期精神病が発症することは知られており，なかでも産後うつ病に関する研究は盛んに行われてきた。一方で妊娠中は重篤な精神障害の合併が目立たないことが多く，従来，妊娠は精神疾患に対して防衛的機制が働き，一般的に妊娠期の女性の精神状態は安定する[11]といわれてきたが，近年の研究では必ずしもそうでないことが判明している[24]。そこで本稿では妊娠期に発症するうつ病についてその特徴，治療について概説し，妊娠期うつ病症例を紹介する。

II　疫　　学

　妊娠期間中にうつ病を発症あるいは再発する頻度は9％～16％と報告されている[12,16,20]。非妊娠女性の対照群と比較してその頻度に有意な差はない[21]が，決して低い値とはいえない。発症時期は一般的に妊娠初期（最初の3カ月間）に罹患率が高くなるという報告が多い[12,16]。

III　発症危険要因

1．生物学的要因

　妊娠期に生じる性腺ホルモンを中心とした内分泌学的変化は，情動に対する精神神経内分泌学的な要因として関与していると考えられるが，妊娠期の精神状態とホルモン動態などの関連を詳細に調べた研究は少なく，はっきりとした見解がないのが現状である。性腺ホルモンに限らず内分泌の変動により，情動を中心と

した精神症状が出現することは以前からよく知られており，岡野[22]は Bleuler M の内分泌精神症候群[3]（①全般的発動性の亢進や低下により，不穏，興奮あるいは不活発，遅鈍がみられる，②基底気分が変化し，純粋な躁状態やうつ状態というより，不快気分の場合が多い，③基本的な欲動［食欲，渇き，性欲，攻撃性など］が亢進したり，減退する，④生体の周期性，睡眠・覚醒サイクルや月経周期に異常が起こる）という概念で妊娠を生物学的な観点からみると理解しやすいと述べている。また妊娠初期と後期の抑うつ症状が CRH（corticotropine-releasing hormone）の低下と密接に関連している[28]ことを指摘した報告もある．

2．心理社会的要因

これまでの研究によると，妊娠期うつ病に関連する心理社会的要因としては，初回妊娠あるいは妊娠中絶歴のある初産婦などの産科的要因，親との15歳以前の死別，妊婦自身が15歳以前に両親から受けた低いケアと過干渉な養育，集合住宅に住んでいて，出産後に里帰りの予定がない，自宅が手狭になると感じている，夫からのサポート不足，夫の妊娠に対する否定的態度，などが指摘されている[13]。Kitamuraら[14]はうつ病の危険因子として「望まない妊娠」と「夫の不良なサポート」のそれぞれが独立して妊娠期うつ病に影響を与えていると報告した。そして気分の症状と認知の症状に分けて評価すると，「望まない妊娠」は気分の症状と認知の症状のいずれにも関連していたが，「夫の不良なサポート」は認知の症状のみに関連していたことより，夫の不良なサポートは女性の認知の歪みを生じ，これに望まない妊娠のようなネガティブな出来事が重なると抑うつ気分を生じ，うつ病の状態になるのかもしれないと述べている。

よって，妊娠期うつ病は，妊娠に伴う神経内分泌学的要因の他に養育上に脆弱性を作る要因があり，妊娠期の配偶者のサポート不足，中絶や望まない妊娠，不十分な住環境，などのネガティブな環境要因などが関わり，症状発現に至るのではないかと推察できる。

Ⅳ　症状および経過

妊娠期うつ病は妊娠期間の一時期に発病するうつ病で，精神科診断学上での独立した明確な位置づけはない。臨床症状は興味の喪失，意欲低下，抑うつ気分，不安，焦燥感といった一般的なうつ病の症状と同様であるが，通常妊娠期のうつ病は軽症例が多いといわれている[23]。妊娠期うつ病の経過は分娩後に軽快するものから増悪するものまでさまざまであるが，分娩までに症状が消失することが多いという[22]。さらに妊娠するたびに再発を繰り返す再発性産前メランコリア[4]という

一群がある。この抑うつ症状は分娩時に急速に回復することが多く、妊娠という状態と密接に関連していると考えられている。また、妊娠期うつ病は産後うつ病と重複は少ないためその病態は異なるという報告がある一方で[15]、最近では妊娠中のうつ病エピソードは産後うつ病のリスク因子であるとも指摘されており[27]、一致した見解は得られていない。よって、出産後に増悪する可能性もあるため十分な経過観察が必要と考えられる。

V 妊娠期うつ病の治療

妊娠期は、食欲低下、倦怠感、意欲低下、睡眠障害などの症状が出現することがあるため、うつ病との鑑別が困難な場合が多い。こうした症状が発現した場合は、まず身体的な治療を優先させ、症状改善の有無を確認して鑑別する。

うつ病と診断後は薬物療法を開始あるいは継続するのか中断するのかに関しては、それぞれのリスクと有益性を総合して判断しなければならない。現在、妊娠期の抗うつ薬服用についての明確な判断基準は存在しないが、妊娠期に抗うつ薬を服用することについては患者本人や胎児、新生児に対するリスクと有益性を患者やその家族に十分伝え、よく相談し納得した上で治療を選択していく必要があろう。一般的なうつ病の治療では、まず抗うつ薬を使用し、症状によっては気分安定薬、抗不安薬、抗精神病薬を併用することがあるが、本稿では抗うつ薬を中心に述べる。

1. 抗うつ薬服用の影響

妊娠期に抗うつ薬を服用する際の危険性とは、胎児および新生児が抗うつ薬に暴露される際のリスクである。妊娠中の薬物服用が胎児および新生児に与える影響は、子宮内胎児死亡、形態学的催奇形性、胎児成長障害、行動催奇形性および新生児毒性に分類される[25]。抗うつ薬の胎児に対する影響については、選択的セロトニン再取り込み阻害薬（SSRI）を中心に多数の報告、研究がなされている。fluoxetine服用中の女性が出産した新生児に微小奇形が増加したという報告や[5]、妊娠初期にパロキセチン塩酸塩水和物の暴露を受けた新生児では、心血管系の異常、特に心室中隔欠損および心房中隔欠損のリスクが増加することが示されたというもの[10]、また、妊娠後期にfluoxetineを服用していた妊婦の出産において、早産や出生時の呼吸不全やチアノーゼ、低体重・低身長の増加を指摘している報告や[5]、妊娠後期のSSRI服用と出生児の肺高血圧症のリスクを指摘した報告など[6]、危険性を示唆するものもあるが、胎児期のSSRI暴露により先天性奇形発現などの重大な影響はないとする報告がほとんどである[17,29]。また三環系抗うつ薬（TCA）についても先天奇形の頻度が増すことはないと報告されており[1]、妊娠期の選択

的セロトニン・ノルアドレナリン再取り込み阻害薬（SNRI）である venlafaxine 服用による大奇形の発生率に関する報告でも統制群のベースラインの発生率と有意差は認めていない[9]。さらに，胎児期に母体を通して fluoxetine や TCA に暴露されて出生した児に対する長期的な影響に関しては，乳児期や小児初期の神経行動学的発達（知能，言語・行動発達，気質）には明らかな有害な影響を及ぼさないことが示唆されている[19]。したがって，妊娠期に抗うつ薬を服用しても，おおむね抗うつ薬による形態学的，行動催奇形性の危険性は増大しないと考えられる。催奇形性のリスクに関しては否定的な報告が多いが，むしろ問題となるのは，母親が分娩まで抗うつ薬の服用を継続することで，新生児に退薬症候群が出現することである[29]。TCA や SSRI 服用中の妊婦から産まれた新生児が出生直後から1カ月後頃にかけて，過呼吸，易刺激性，不眠，発汗，下痢，けいれん発作などの退薬症候群が認められる可能性が指摘されている[18]。妊娠後期にパロキセチン塩酸塩水和物を服用していた母親から出生した新生児で，退薬症候の治療のため入院期間が延長したという報告があり[8]，venlafaxine（SNRI）でも新生児が退薬症候群を呈したというが報告がなされている[9]。

2. 抗うつ薬服用中止の問題点

妊娠期のうつ病で抗うつ薬を服用しない場合に生じる問題点としては，うつ病の遷延化と症状の増悪が考えられる。妊婦にうつ病エピソードの既往がある場合，妊娠中の再発については，米国の多施設による前方視的研究[7]で，大うつ病性障害の寛解状態にあり，少なくとも最近まで服薬していた女性のうち，43％が妊娠中に再発し，特に服薬を中断した場合は 68％で再発していた。この再発率は妊娠期間中を通して服薬継続した群（26％）に比して有意に高率であったことより，維持療法中に服薬を中断することで再発のリスクが高くなることが報告されている。妊娠期にうつ病が発症あるいは再発した場合に，適切な治療をしなければ，食欲低下による母体の栄養不良から，胎児の発育不全が生じ，早産あるいは死産の要因になることもある。さらに症状増悪により妊婦の自殺企図が起これば，母子ともに生命的に危険で深刻な事態を招くことになる。

3. 治療

現在，妊娠期の薬物治療に関して一定の判断基準は存在しないが，うつ病に限らず妊娠期に薬物を使用する場合は，これまで蓄積されたデータに基づき，胎児への薬物暴露の影響を最低限にしながら，母胎の精神の安定を目標にした治療が必要になる。以下にアメリカ精神医学会によるエキスパートコンセンサスガイド

ライン[2]より妊娠期のうつ病治療の主なものを抜粋した。

1）妊娠初期，現在未治療
①軽症うつ病，初発または再発：薬物療法の前に代替の精神療法（認知療法，対人関係療法）を試みる。
②重症うつ病，初発エピソード：薬物療法と精神療法を併用する。あるいは薬物療法の単独。
③重症うつ病，再発：薬物療法と精神療法を併用する。
④再発の早期兆候，重症エピソードの再発歴：精神療法の単独

2）妊娠中期から後期，初発エピソード，現在未治療
⑤軽症うつ病，初発エピソード：精神療法の単独
⑥重症うつ病，初発エピソード（妊娠中期または後期に発症した場合，またはこれより早期に発症していたうつ病が重症となった場合）：薬物療法と精神療法を併用する。あるいは薬物療法の単独。

3）妊娠中期から後期，現在抗うつ薬を服用していない患者のうつ病の再燃，再発
①軽症うつ病の既往
・症状の再発：精神療法の強化または変更，あるいは薬物療法の再開（どの程度の症状で再開するかははっきりしない）。
・症状がない状態：経過観察とし，予防的な薬物療法は推奨されていない。
②重症うつ病の既往，再発歴あり
・症状の再発：精神療法の強化または変更，あるいは症状が最初に現れた時点で薬物療法を再開する。
・症状がない状態：経過観察とするが，妊娠後期には予防的な薬物療法の再開を考慮する。

4）妊娠中の精神病性うつ病
妊娠のどの時期においても，抗うつ薬と抗精神病薬の使用，または電気けいれん療法（ECT）を選択する。

ECTは重症または精神病性のうつ病の治療法として選択される。ECTは一部の薬剤に比べて，胎児または母乳哺育中の乳児の安全性という面で，リスクが低いと考えられている。このガイドラインによると重症だったり，再発性であれば，妊娠中でも薬物療法の開始や継続が勧められているが，軽症であれば精神療法としては認知療法や対人関係療法などが有効とされている。

一方，代替治療の一つとして高照度光療法が注目されている。Orenら[26]は妊娠中のうつ病患者に対して高照度光療法を施行し，49％が症状改善しその効果は5週間以上持続し，特に有害事象も認められなかったと報告している。十分な

薬物療法ができない妊娠期のうつ病に対し高照度光療法は有用である可能性が高く，今後の検討が期待される．

Ⅵ　症　例

【症例1】31歳，初産婦

病前性格：几帳面，責任感強い，頼まれると断れない

既往歴：うつ病エピソードの既往あり

現病歴：21歳時，職場でのストレスなどから抑うつ気分，意欲低下，不安，不眠，食欲低下などの症状が認められ，精神科を受診しうつ病と診断された．症状増悪のため4カ月間の入院歴がある．その後職場は変えたものの完全に仕事復帰し，1年後には服薬は中止した．その後は特に問題なく生活していた．X年3月結婚退職した．X年7月妊娠が判明．その後妊娠の経過は順調であったが，X年9月頃より不眠，不安，抑うつ気分，悲観的，食欲低下などの症状が出現し始めた．次第に症状は増悪し，何も手につかない状態となったため，X年10月（妊娠19週）夫に付き添われて当科初診した．初診時不安げで言葉数は少ない，抑うつ気分，意欲の低下などの抑うつ症状に加えて「何もできない，夫に迷惑をかけているから刑務所に入らなければならない」「この子はもうだめです．私の罪です」などと述べ罪業妄想が認められた．ほとんど食事もとれない状態であったため，即日入院となった．

入院経過：妊娠19週で入院．入院後はほとんど疎通がとれず，亜昏迷状態を呈した．拒薬傾向もあったため産婦人科と相談し，修正ECT施行することとした．ECT施行時には産婦人科医が立会い，胎児監視装置を使用しながらECTを施行した．週3回の施行で4回目頃より言葉数が増し，経口摂取量も増加してきた．会話ができるようになると8回目頃より罪業的な言辞は消失し，意欲も出始めた．35病日（妊娠24週）にECTは計10回が終了し，落ち着いていたが，まだ妊娠継続中であり継続治療として抗うつ薬の使用を避けるため継続治療としてのECTを週に1回で2回施行した．その後状態は安定していたため外泊を繰り返していたところ，58病日（妊娠27週）頃より再び食欲低下し罪業的な訴えが認められるようになった．ECTの再開を計画したが65病日（妊娠28週）頃より子宮収縮が頻回となり切迫早産のおそれがあるためECT施行は断念した．しかし拒薬傾向は改善していたため，67病日（妊娠29週）より薬物治療へ変更した．アモキサピンを75mgまで使用し症状は軽快．その後妊娠38週で分娩した．分娩後，罪業妄想を始めとする抑うつ症状は速やかに消失し改善した．159病日，母子ともに問題ないとのことで退院となった．

　本症例はうつ病エピソードの既往があり，結婚生活という負荷状況下で妊娠が判明．妊娠初期に再発した．自我感情の低下，自責感が強く罪業妄想も認められた．治療開始が妊娠中期であったため初めから薬物治療も考えられたが，亜昏迷

を呈しており，経口摂取もできず，拒薬もあったため ECT を選択した。一時的には寛解したものの，効果は持続せず，その後産科的問題が発生したため薬物治療に切り替えたものである。うつ病としての重症度は高かったものの，分娩後に症状は速やかに改善しており，妊娠期うつ病の特徴と考えられた。

【症例2】39 歳，初産婦
病前性格：几帳面，責任感強い，真面目
既往歴：なし
現病歴：X－2 年結婚し，退職した。X 年 2 月妊娠が判明した。高齢であったため夫も喜んでいたが，X 年 4 月夫が小脳梗塞にて入院。軽度であったが，その後夫はふらつきなどを訴え仕事には行けなくなった。さらに精神的にも不安定で，妊婦である妻への配慮もなくなり自分の不調のみを訴え，子どもに対してもまったく関心を示さなくなった。そのような夫にどのように接してよいのかわからず過ごしていたところ，6 月頃より不眠，食欲低下，不安，抑うつ気分，意欲の低下などの症状が出現。妊娠のせいで気分が不安定になっているのであろうと思っていたが，症状はしだいに増悪した。夫にそのことを話そうと思ったが，話せば夫の精神状態が悪くなると考え，我慢していた。実家は遠方であり，心配をかけまいと連絡しなかった。

次第に"生きていてもしかたない""自分は母親になる資格はない""生まれてくる子どももかわいそう"などと考えるようになり，X 年 10 月（妊娠 35 週）自殺目的で近所の川に飛びこんだ。通行人に発見され，救急車で当院救命救急センターへ搬送された。入室時診断は低体温症，急性呼吸，循環不全の状態であり，胎児は緊急帝王切開術による娩出後に死亡した。その後人工呼吸器による呼吸管理が続き，気管切開され，身体的な治療が優先していた。10 月末に身体的に安定し，X 年 11 月に入り精神科診察が可能となった。「自分のせいで子どもを死なせてしまった，赤ちゃんに申し訳ない」と述べ，抑うつ気分，悲哀感，不安，が認められ，うつ病と診断された。抗うつ薬の服用について説明したが，気分は大分落ち着いているからと本人が拒否したため，まずは経過観察とした。その後身体的には順調に回復し，抑うつ症状も軽快していたため，本人の強い希望で 11 月下旬に退院となった。その後 2 週間ほどは落ち着いていたが家で夫と過ごしていたところ再び抑うつ気分，意欲低下，強い自責感を訴え X 年 12 月当科外来を受診。抗うつ薬による治療を開始した。その後 2 週間に 1 度の受診を続けた。「もっと早く精神科を受診していればこんなことにならなかった」などと自責的な発言が続き，夫が完全に回復していないこと，経済的に困窮してきたことなどが重なり，子どもを死なせたことを何度も口にしていた。ミルナシプラン塩酸塩 100mg まで使用し，開始後 4 カ月を過ぎるあたりから，「過去のことばかり振り返らないようにする」と前向きな発言があり，次第に安定した。X＋1 年 9 月よりパートで仕事を始め，夫も精神科通院し安定した。X＋2

年5月,妊娠したが流産してしまう。しかしその後積極的に不妊治療を続け,X+3年6月,再度妊娠が判明した。抗うつ薬は本人の強い希望で妊娠7週で中止しているが現在のところ再発は認められていない。しかし妊娠期は再発の可能性が高いことを説明し,2～3週間に1度の受診を続けている。

　本症例は妊娠初期に夫の病気で夫からのサポートを喪失,拒否的な態度といった心理社会的要因が認められていた。抑うつ症状が出現し増悪しても適切なケアを受けておらず,自殺企図に至り,胎児死亡という結果となった。その後症状は抗うつ薬の服用もなく短期間で安定し,症例1と同様に妊娠期うつ病の特徴と考えられた。しかし改善は一過性であり,間もなく再燃し産後うつ病に移行した症例である。

Ⅶ　おわりに

　妊娠期にうつ病が発症した場合,全身倦怠感,食欲不振や不眠などの症状が,妊娠に伴うつわりや体調の変化と解釈される可能性があり,本人や家族がうつ病と認識しにくいため,その多くが心理的ケアや治療的介入を受けないまま経過していると考えられる。しかし,妊娠期うつ病は患者本人だけでなく,夫婦関係にも影響を及ぼし,母子相互関係にも多大な影響を及ぼすことが指摘されていることより,今後は,早期発見,治療のための適切な介入が必要となると思われる。妊娠中は産婦人科との関わりが中心となるため,産科的にも妊婦のメンタルヘルスにおける十分な理解と対応が求められる。

文　献

1) Altshuler LL, Cohen L, Szuba MP, et al (1996) Pharmacologic management of psychiatric illness during pregnancy: dilemmas and guidelines. Am J Psychiatry 153; 592-606.
2) Altshuler LL, Cohen LS, Moline ML, et al (2001) Treatment of Depression in Women 2001. The McGraw-Hill Companies, Inc.（大野裕訳（2002）女性のうつ病治療2001. エキスパートコンセンサスガイドラインシリーズ. アルタ出版）
3) Bleuer M (1984) Endokrinologishe Psychiatrie, Thieme, Stuttgart, 1954 women. Br J Psychiatry 144; 35-47.
4) Brockington IF (1996) Pregnancy and mental health. In Brockinton IF (Eds.) Motherhood and Mental Health. Oxford University Press, Oxford.（岡野禎治監訳（1999）母性とメンタルヘルス. 日本評論社）
5) Chambers CD, Johnson KA, Dick LM, et al (1996) Birth outcomes in pregnant women taking fluoxetine. N Engl J Med 335; 1010-1015.
6) Chambers CD, Hernandez-Diaz S, Van Marter LJ, et al (2006) Selective serotonin-reuptake inhibitors and risk of persistent pulmonary hypertension of the newborn. N Engl J Med 354; 579-87.
7) Cohen LS, Altshuler LL, Harlow BL, et al (2006) Relapse of major depression during pregnancy in women who maintain or discontinue antidepressant treatment. JAMA 295; 499-507.
8) Costei AM, Kozer E, Ho T, et al (2002) Perinatal outcome following third trimester

exposure to paroxetine. Arch Pediatr Adolesc Med 156; 1129-32.
9) Einarson A, Fatoye B, Sarkar M, et al (2001) Pregnancy outcome following gestational exposure to venlafaxine: a multicenter prospective controlled study. Am J Psychiatry 158; 1728-30.
10) Glaxo Smith Kline. Health Canada endorsed important safety information on Paxil (paroxetine) and possible increased risk of birth defects. Health Canada advisory October 2005. Ottawa, Ont: Health Canada; 2005 [cited 2006 March 23].
11) Kendell RE, Chalmers JC, Plats C (1987) Epidemiology of puerperal psychoses. Br J Psychiatry 150; 662-673.
12) Kitamura T, Shima S, Sugawara M, et al (1993) Psychological and social correlates of the onset of affective disorders among pregnant women. Psycol Med 23; 967-975.
13) Kitamura T, Shima S, Sugawara M, et al (1996) Clinical and psychological correlates of antenatal depression. Psychother Psychosom 65; 117-123.
14) Kitamura T, Toda MA, Shima S, et al (1998) Social support and pregnancy: II. Its relationship with depressive symptoms among Japanese women. Psyshiat Clin Neurosci 52; 37-45.
15) Kumar R (1982) Neurotic disorders in childbearing women. In Brockinton IF & Kumar (Eds.) Motherhood and Mental Health. Academic Press, London.
16) Kumar R, Robson KM (1984) A prospective study of emotional disorders in childbearing women. Br J Psychiat 144; 35-47.
17) Malm H, Klaukka T, Neuvonen PJ (2005) Risks associated with selective serotonin reuptake inhibitors in pregnancy. Obstet Gynecol. 106; 1289-1296.
18) 松山徹晃・小山　司 (2006) 合併症妊娠の予後 精神疾患合併症妊娠—精神科専門医—. 周産期学, 36; 1195-1198, .
19) Nulman I, Rovet J, Stewart DE, et al (2002) Child development following exposure to tricyclic antidepressants or fluoxetine throughout fetal life: a prospective, controlled study. Am J Psychiatry 159; 1889-95.
20) O'Hara MW (1986) Social support, life events, and depression during pregnancy and the puerperium. Arch Gen Psychiatry 43; 569-573.
21) O'Hara MW, Zekoski EM, Philipps LH, et al (1990) Controlled prospective study of postpartum mood disorders: comparison of childbearing and nonchildbearing women. J Abnorm Psychol 99; 3-15.
22) 岡野禎治 (2000) 妊娠中の精神疾患—産前うつ病—. 産科と婦人科, 1; 85-90.
23) 岡野禎治 (2000) 周産期女性のうつ病. 周産期, 81; 105-108.
24) 岡野禎治 (2002) 精神疾患. (荻田幸雄編) 新女性医学大系 32 巻　産褥. 中山書店, pp.277-288.
25) 岡島由佳・上島国利 (2006) 薬学管理に活用しよう 妊婦の薬部療法ウソ？ ホント？ 妊娠中の抗うつ薬服用はリスクが高いので中止すべき？　薬局, 57; 2599-2602.
26) Oren DA, Wisner KL, Spinelli M, et al (2002) An open trial of morning light therapy for treatment of antepartum depression. Am J Psychiatry 159; 666-669.
27) Suppaseemanont W (2006) Depression in pregnancy: drug safety and nursing management. MCN Am J Matern Child Nurs 31; 10-17.
28) Susman EJ, Schmeelk KH, Worrall BK, et al (1999) Corticotropin-relaeasing hormone and cortisol: longitudinal associations with depression and antisocial behavior in pregnant adlesents. J Am Acad Child Adolesc Psychiatry 38; 460-467.
29) 山下　洋・吉田敬子 (2004) 妊娠期における向精神薬の使用について—児の発達学的観点からのリスクの検討—. 臨床精神医学, 33; 1011-1026.

第3章
産後うつ病

平島奈津子

I　はじめに

　産後うつ病を理解するために，まず，産後の女性がおかれた特殊な状況を理解することから始めたい。英国の児童精神分析医の Winnicott [23] によると，妊娠後期から産後数週間にいたる期間，母親は「原初の母性的没頭（primary maternal preoccupation）」という特殊な心理状況に陥り，乳児への関心と感受性が異常なまでに高まる。これによって，母親は言葉が話せない乳児の要求にある程度応じることができ，乳児は存在し始めるのだという。生まれてすぐ立ち上がることができる動物の赤ん坊と異なり，人間の赤ん坊は昼夜問わず常に世話を必要とする。そのような乳児を前にして，母親が「没頭」することはある意味で合目的的だとしても，母親は育児のために身動きがとれず，疲弊し，現実的にも情緒的にも孤立しやすい。

　また，母親は乳児の存在に刺激されて，母親自身の乳児期の無意識的・非言語的記憶がよみがえり，自分の母親（主たる養育者）によって自分が「育てられた」ように目の前の乳児を育てることが知られている [7]。その意味では育児は「母性本能」によるものではなく，世代間伝達によって学習されたものである。つまり，そこには育児困難や虐待などの問題も無意識に伝達されている危険性を孕んでいる。言いかえれば，これらの母親の心の中にある葛藤的な「無意識的・前意識的な乳児イメージ」が「現実の乳児」に過剰投影された結果，乳児への非現実的な不安や恐れを招き，育児困難やうつ病に発展する危険性がある。

　しかし，そのような問題を抱えていない「普通」の女性であっても，母親になることには少なからぬ葛藤が存在することもまた事実であろう。大抵の母親は，無条件に子どもを愛し続けるような「母性本能」が自分に備わっているかどうか疑う瞬間を一度ならず体験しているのではないだろうか。それは自分の頭の中の「理想的な母親」と自分の振る舞いを比較した瞬間だったり，母親としての自分から離れて，女性として，もしくは職業人としての自分を愛おしく感じる瞬間だったりするかもしれない。

米国の詩人の Rich A [20] は,自身の体験を次のように語っている。

「私が読んだ育児書に書かれている,冷静でゆるぎのない自信にみちた女性は,私とは似ても似つかない宇宙飛行士のように思えた……誰も決して言ってくれないのは,最初の子どもを産むときの精神的な危機感,自分自身の母親に抱いていて長いこと埋もれていた感情の起伏,力がみなぎるのを感じつつ無力感にとらわれるという複雑な感覚,一方では囚われたような思いがありながら,もう一方では肉体的にも精神的にも新しい可能性に接する思い,興奮したりとまどったり疲労したりしてしまう高ぶった感覚などだ……」　　　　　　　　　　　（『女から生まれる』pp.49-50）[20]

このような複雑な感情体験は「詩人」にだけ舞い降りた特殊なものではないことを女性たちは知っている。そんな多くの女性たちの一人として,産後うつ病を発症した女性たちが抱えている「物語」に耳を傾けることから,その理解と治療が始まるように思う。

II　定義・概念

1.定義

産後うつ病は,米国精神医学会による精神疾患の診断・統計マニュアル第Ⅳ版 (DSM-IV-TR) [2] では「産後の発症の特定用語」の中で「産後4週以内に発症」した気分障害として定義されている。同様に,国際疾病分類第10改訂版 (ICD-10) [24] では「産後6週以内」と定義されている。このように定められた期間は産後うつ病が分娩後の急激な内分泌変化に伴う病態であるという認識から生じていると考えられるが,産後3カ月以降の発症も同程度報告されていることから [19],「産後」の期間については議論があり [18],産後1年以内を主張する研究者も少なくない [10]。

2.疫学

産後うつ病の有病率は,うつ病や「産後」の定義などの方法論的違いに影響されて,報告によって5〜25％とバラツキがある。

Gavinら [10] が周産期うつ病を「妊娠期から分娩後1年以内に発症した大うつ病ならびに小うつ病」と定義し,メタ分析を実施した結果,時点有病率（ある時点で疾患を有している患者の割合）は,妊娠前半3分の1が11％と高く,その後は8.5％と低下するが,産後では再び徐々に上昇し,分娩3カ月後がピークで12.9％に達し,その後はゆっくりと下降し,分娩8〜12カ月後では6.5％を維持したという。また,彼らは,妊娠していない同年代の女性群のうつ病の罹患率（ある

一定の期間に新たに発症した患者の割合）との比較研究をメタ分析し，産後5週以内の女性群をとりあげた一つの研究[5]だけで非妊娠期女性に比して産後女性のうつ病罹患率が有意に高かったが，それ以上の期間では有意差は認められなかったという。

Cooperら[4]によると，産後にうつ病を初発した群（いわゆる産後うつ病群）と，非産褥期にうつ病を初発し産後に再発した群との比較では，前者は産後にうつ病を再発する危険が高いが，非産褥期の再発の危険は高くなかったという。一方，後者は産後よりも非産褥期にうつ病を再発する危険が高かったという。この結果は産後うつ病の疾患特異性を示唆している可能性があり，興味深い。

3. 危険因子

産後うつ病の危険因子は，O'haraら[16]によるメタ解析の結果では精神障害の既往，妊娠中の精神障害，葛藤的な夫婦関係，社会的サポートの欠如，ストレスフルなライフイベントがピックアップされた。また，重症のマタニティ・ブルーズを経験した女性の約25％がその後大うつ病を発症するという報告[12]があり，それ以外にも産後うつ病とマタニティ・ブルーズとの関連を示唆する研究は少なくない。

マタニティ・ブルーズそれ自体は急激な内分泌的変化による生理的現象であり，産後3〜10日にみられ，その後は自然軽快するもので，涙もろさ，情動不安定，困惑，不眠，頭痛，倦怠感などがその主徴候である[8]。その出現頻度は研究者によってバラツキがあり，また，地域や文化によっても大きく異なり，欧米が30〜60％を示すのに比して，本邦では4〜25％と低い[21]。

神経内分泌学的研究からは，エストロゲンが産後うつ病に何らかの形で関与していることは多くの研究で示唆されているが，いまだ詳細で決定的な知見は見出されていない。一方，プロゲステロンは産後うつ病の危険因子であることが示唆されている[14]ため，産後うつ病の既往をもつ女性はプロゲステロン含有の避妊薬の使用に注意する必要があるかもしれない。また，産後うつ病ではプロラクチン値が有意に低いという報告[1]がある。しかし，産後の女性の身体ではさまざまな内分泌動態が複雑に絡み合って作用しているため，一定した見解は少なく，この分野は今後，さらなる研究知見が待たれる。

その他，産後うつ病の発病準備因子としては，その女性の生涯を通じて実にさまざまなものが挙げられる（図1）。例えば，その女性が出産・育児に対してどのようなイメージを抱くかは，遠く，幼少期に抱いた両親イメージや女性としての自分自身を受容しているか否かにも関わるとともに，現在の配偶者や乳児との関

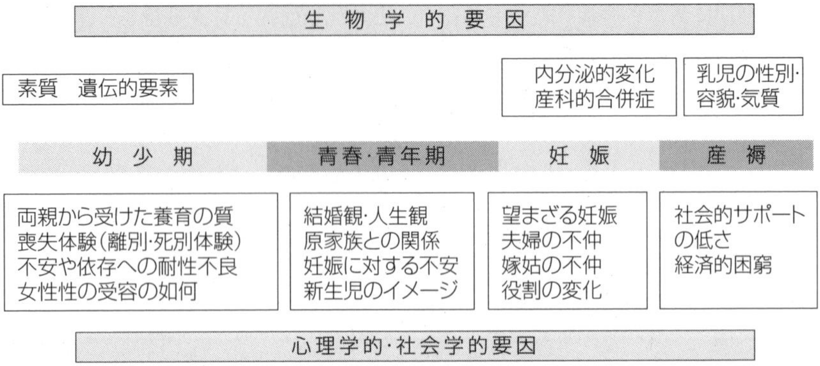

生 物 学 的 要 因		
素質　遺伝的要素	内分泌的変化 産科的合併症	乳児の性別・ 容貌・気質

幼　少　期	青春・青年期	妊　娠	産　褥
両親から受けた養育の質 喪失体験（離別・死別体験） 不安や依存への耐性不良 女性性の受容の如何	結婚観・人生観 原家族との関係 妊娠に対する不安 新生児のイメージ	望まざる妊娠 夫婦の不仲 嫁姑の不仲 役割の変化	社会的サポート の低さ 経済的困窮

心理学的・社会学的要因

図1　産後うつ病の発病準備因子

係などにもよると考えられる。

Ⅲ　臨床的特徴と診断

　産後うつ病の症状は通常のうつ病とほぼ変わらず[6]，持続性の憂うつ，不安，無力感，忘れっぽさ，落ち着かなさ，苛つき，罪悪感，自殺念慮，不眠，食欲不振（あるいは過食），易疲労，倦怠感などがみられる。しかし，そこにはおのずと，母親となった女性特有の臨床像が認められるのも確かである。すなわち，乳児に対する悲観的認知や，心に描いた理想的な母親像と自分を比較して嘆くことによって，乳児や育児をめぐる不安や悲観的思考が特徴的にみられたり，乳児の世話が滞るために乳児の発育不全が生じたりすることがある。例えば，産後うつ病を発症した母親の中には「赤ちゃんが泣くと，自分が責められているように感じてつらい」，「赤ちゃんを傷つけてしまいそうで，怖い」などと訴え，さらには「自分が育てたら，ちゃんとした人間に育たないから，いまのうちに一緒に死んだ方がいい」と無理心中をほのめかし，実際に既遂する者もいる。また，育児困難や虐待につながる場合もある。

　留意すべき点は，産後の消耗や疲労とあいまって，睡眠障害，身体痛，倦怠感，性欲低下などの身体症状が前景に出て，抑うつ気分が目立たない場合であり，本人さえ自分の異変に気づかない例が少なくないことである。離人症状が併存すると，さらに，周囲の人間がうつ病発症に気づくのを妨げる。

Ⅳ　家族への影響

　産後うつ病の母親は，乳児の表情を正確に読み取り，それに対して適切な情緒的応答性が発揮できないために，乳児の安定した愛着や認知の発達を阻害し[13]，

将来的な社会的・対人的スキルが妨げられる[15]という報告がある。また，育児困難や虐待，もしくは性的機能障害などが原因となって，夫婦関係の危機を招き，別居や離婚にいたる場合がある。

V　予防と治療

1．二次予防（早期発見・早期治療）への取り組み

産後は母親と乳児が一つのユニットとして孤立しやすく，母親自身も自分の状態の変化が産後の疲労から生じているのか，それとも，うつ病を呈しているのか判別がつかないことが少なくないため，産後うつ病は見逃されやすく，それゆえに重症化しやすいことが知られている。

したがって，二次予防への取り組みが重要となっている。厚生労働省のキャンペーン「健やか親子21」では，産後うつ病の有病率のベースラインを13.4％と定めて，2010年までに減少させることを目標としている。そのためには，保健師，産科医，家庭医，精神科医のネットワークや保健行政との連携を含めたスクリーニングシステムの確立が必要であり，本邦でも種々の取り組みがなされている[18]。

1987年にCoxらが発表した「エディンバラ産後うつ病調査票（the Edinburgh Postnatal Depression Scale：EPDS）」[6]は産後うつ病を検出する簡便な調査票として，産科での1カ月健診や保健師による新生児訪問の際に用いられ，その効果が期待されている。

EPDSは，産後の女性にありがちな生理的変化（例：睡眠障害，体重増加，息切れ，頻脈，過度の不安など）によって「疑陽性」とならないように工夫されており，10分ほどで記入できる簡便さも特長である。10項目から構成されている質問は「笑うことができたし，物事のおかしい面もわかった」，「物事を楽しみにして待った」，「物事が悪くいった時，自分を不必要に責めた」，「はっきりした理由もないのに不安になったり，心配した」，「はっきりした理由もないのに恐怖に襲われた」，「することがたくさんあって大変だった」，「不幸せなので，眠りにくかった」，「悲しくなったり，みじめになった」，「不幸せなので，泣けてきた」，「自分自身を傷つけるという考えが浮かんできた」というものである。

しかし，他の自己評価尺度と同様に，EPDSだけで診断を下すことはできず，専門医の診察が必要である。また，その使用は，産後女性に対しての十分な心遣いと心理教育がなされた上で行わなければならない。近年，プライバシーに対して過剰反応を起こす人たちは少なくない。中には，自分の育児を批判される不安を抱いている女性もいる。受容的な態度で傾聴することによって，産後の女性を支え，うつ病予防につながるという認識で臨むことが大切である。EPDS（30点

満点)のカットオフポイントについては,従来,本邦では病院基盤の先行研究結果から8/9点が用いられることが多いが,地域保健におけるスクリーニングでは13/14点でも有効であるとする見解がある[19]。いずれにしても,高得点の女性をフォローし,専門医の診察につなげる努力を怠らないことが重要であり,そのために,産後うつ病に罹患している女性たちが自分自身でそれと自覚して治療を受けようと思えるような,心理教育を含めた母子精神保健の取り組みが組織的に実施される必要がある。

2. 治療

1) 薬物療法

産後うつ病においても,通常のうつ病同様の抗うつ薬による薬物療法が第一選択治療として推奨されるが,ほとんどの抗うつ薬が乳汁に移行するため,乳児への影響を考えると,抗うつ薬を投与する場合は断乳することが望ましい。この場合,母乳哺育をやめることに抵抗を示す女性は少なくないため,薬物療法の実施にあたってはリスクとベネフィットを十分に説明し,話し合いながら進める必要がある。

Gregoireら[11]は,重症の産後うつ病女性に対してエストロゲンの経皮的投与を行った無作為化対照試験で,投与4週後に,プラセボ群に比して有意な効果を示したと報告しているが,治療群でさえ投与4週後でいまだ抑うつ状態を呈しており,エストロゲン単独療法の有効性については今後の研究が待たれる。また,エストロゲン投与に際しては,その有害事象として血液凝固系に変化を来し,血栓症のリスクが高まる可能性も考慮すべきである。

2) 心理社会的治療

産後うつ病には多くの心理社会的要因が関わっていることからも明らかなように,心理社会的治療は有効な治療手段といえる。例えば,認知行動療法[3],ヘルスビジターによる非指示的カウンセリング[22],対人関係療法[17],自助グループ[9]などの有効性が報告されている。

3) 母子ユニットにおける入院治療

「母子ユニット」[6]は,産後うつ病をはじめとした産褥期の精神障害を発症した母親と乳児を一緒に入院させて,精神医学的治療と併行して,母親としての能力を活用できるように支えるための専門病棟と治療チームから成る。母子ユニットの中で,母親はスタッフに支えられながら,育児の大変さばかりでなく,育児から得られる喜びをも知ることができる。これは産後うつ病の治療で推奨されており,本邦でも僅少ながら存在し,その活用が期待されている。

Ⅵ　おわりに

　産後の女性は心身ともにナイーブで，傷つきやすく，おまけに孤立しやすい。そして，彼女たち自身がうつ病にかかってしまったという自覚をもっていないことも少なくない。産後うつ病の予防と治療は，そんな女性たちがおかれた状況と心理を理解することが第一歩となる。それは，女性たちばかりでなく，子どもたちや配偶者を支えることにもつながる。

文　献

1) Abou-Saleh MT, Ghubash R, Krymski M, et al (1998) Hormonal aspects of postpartum depression. Psychoneuroendocrinology 23; 465-475.
2) American Psychiatric Association (2000) Diagnostic and Statistical Manual of Mental Disorder, 4th Edition. Text Revision. APA, Washington DC. (高橋三郎・大野　裕・染矢俊幸訳 (2002) DSM-Ⅳ-TR 精神疾患の診断・統計マニュアル．医学書院)
3) Appleby L, Warner R, Whitton A, et al (1997) A controlled study of fluoxetine and cognitive-behavioural counseling in the treatment of postnatal depression. BMJ 314; 932-936.
4) Cooper PJ, Murray L (1995) Course and recurrence of postnatal depression evidence for the specificity of the diagnostic concept. Br J Psychiatr 166; 191-195.
5) Cox JL, Murray D, Chapman G (1993) A controlled study of the onset, duration and prevalence of postnatal depression. Br J Psychiatry 163; 27-31.
6) Cox JL, Holden J (2003) Perinatal Mental Health: A Guide to the Edinburgh Postnatal Depression Scale (EPDS). The Royal College of Psychiatrists, London. (岡野禎治・宗田　聡訳 (2006) 産後うつ病ガイドブック―EPDS を活用するために―．南山堂)
7) Cramer B (1989) Proffession Bèbè. Calemann-Levy, Paris. (小此木啓吾・福崎裕子訳 (1994) ママと赤ちゃんの心理療法．朝日新聞社)
8) Dalton K (1996) Depression after Childbirth; How to Recognize, and Treat, Prevent Postnatal Depression. Susan Hill, London. (上島国利・児玉憲典訳 (2000) マタニティ・ブルー―産後の心の健康と治療―．誠信書房)
9) Dennis CL (2003) The effect of peer support on postpartum depression: a pilot randomized controlled trial. Canadian J Psychiatry 48; 61-70.
10) Gavin NI, Gaynes BN, Lohr KN, et al (2005) Perinatal depression asystematic review of prevalence and incidence. Obst Gynecol 106; 1071-1083.
11) Gregoire AJ, Kumar R, Everitt B, et al (1996) Transdermal oestrogen for treatment of severe postnatal depression. Lancet 347; 930-933.
12) Henshaw CA (2000) A Longitudinal Study of Postnatal Dysphoria. Aberdeen: University of Aberdeen.
13) Hipwell AE, Gossens FA, Melhuish EC, et al (2000) Severe maternal psychopathology and infant-mother attachment. Development Psychopatho 12; 157-75.
14) Lawrie TA, Hofmeyr GJ, De Jager M, et al (1998) A double-blind randomized placebo controlled trial of postnatal norethisterone enanthate: the effect on postnatal depression and serum hormones. Br J Obst Gynecol 105; 1082-1090.

15) Murray L, Sinclair D, Cooper P, et al (1999) The socioemotional development of 5-years-old children of postnatally depressed mothers. J Child Psychol Psychiatr alli disc 40; 1259-71.
16) O'hara MW, Swain AM (1996) Rates and risk of postpartum depression-a meta-analysis. Int Rev Psychiatry 8; 37-54.
17) O'hara MW, Stuart S, Gorman L, et al (2000) Efficiency of interpersonal psychotherapy for postpartum depression. Arc Gen Psychiatry 57; 1039-1045.
18) 岡野禎治・杉山 隆 (2008) 産後うつ病に対する地域連携の取り組みは可能か？―現状と課題―．Depression Frontier 16; 12-16.
19) 岡野禎治・杉山 隆・西口 裕 (2007) プライマリケアにおける産後うつ病のスクリーニングシステムについて．母性衛生, 48; 16-20.
20) Rich A (1976) Of Woman Born. Motherhood as Experience and Institution. Norton & Company, New York. (高橋茅香子訳 (1990) 女から生まれる．晶文社)
21) 島 悟 (1994) マタニティ・ブルーズと産後うつ病の診断学．季刊精神科診断学, 5; 321-330.
22) Wickberg B, Hwang CP (1996) Counselling of postnatal depression: a controlled study on a population-based Swedish sample. J Affct Disord 39; 209-216.
23) Winnicott DW (1956) Primary maternal preoccupation. In Collected Papers: Through Paediatrics to Psycho-Analysis. Tavistock, London. (小坂和子訳 (1990) 原初の母性的没頭―児童分析から精神分析へ―．(北山修監訳) ウィニコット臨床論文集Ⅱ．岩崎学術出版社)
24) World Health Organization (1992) The ICD-10 Classification of Mental and Behavioural Disorders Clinical Description and Diagnostic Guidelines. WHO. (融 道男・中根允文・小宮山実監訳 (1993) ICD-10 精神および行動の障害，臨床記述と診断ガイドライン．医学書院)

第4章
更年期とうつ病

宮岡佳子

I　はじめに

　更年期はうつ病を発症しやすい時期である[3]。また更年期障害と総称されるさまざまな心身の変調が起きやすい。さらに女性にとり更年期は心理社会的役割の変化が大きく，ライフイベントも多い時期である。閉経とホルモン，更年期にみられやすい症状，更年期の心理社会的変化について概説し，このような要因によって影響を受ける更年期のうつ病の特徴について述べる。

II　更年期（climacteric period）とは

　更年期は生殖期から老年期の移行期をいう。この時期は加齢に伴い，卵巣では排卵などの機能が消失し始め，やがて月経が停止する閉経（menopause）を迎える。この閉経前後の数年間を更年期と呼ぶ。正常女性の閉経年齢は平均50歳で45歳から55歳の幅にあるため，通常この期間を更年期と呼ぶ。また，後述するエストロゲン分泌の急激な変化が生じる閉経前後の数年間を限定して閉経周辺期（perimenopause）と呼ぶこともある[15]。興味深いことに，閉経の年齢は中世の記録でも50歳代と記されており，古来より同じである[9]。また民族差もなく欧米人でもアジア人でもほぼ同じ約50歳である[9,17]。臨床的には，閉経を月経が停止した時点で診断するのは困難なため，1年以上月経をみなければ閉経と診断される。
　内分泌学的には，卵巣のエストロゲン（estrogen），プロゲステロン（progesterone）分泌は40歳代から徐々に低下し始め，更年期に急激に低下し，卵巣機能が低下，消失する。ネガティブフィードバックにより，視床下部のゴナドトロピン放出ホルモン（gonadotoropin releasing hormone：GnRH），下垂体の卵胞刺激ホルモン（follicle stimulating hormone：FSH），黄体化ホルモン（luteinizing hormone：LH）は逆に上昇する。検査では，血中のエストラジオール（E2）が20pg/ml以下かつ卵胞刺激ホルモン（FSH）が30mIU/ml以上であることが閉経の目安となる[15]。エストロゲンには，エストロン（E1），エストラジオール（E2），エストリオール（E3）など数種類あり，このうち最も生物学的活性の高いエスト

表1　更年期障害の症状

1．身体症状
　　1）血管運動神経症状
　　　　ほてり，のぼせ，ホットフラッシュ，発汗，寝汗，動悸
　　2）運動器症状
　　　　肩こり，頭痛，腰痛，関節痛
　　3）泌尿生殖器症状
　　　　頻尿，膣の乾燥，萎縮性膣炎，性交痛
　　4）皮膚症状
　　　　皮膚の乾燥，掻痒感，知覚異常，蟻走感
2．精神症状
　　　　不安，イライラ感，抑うつ気分，不眠，易疲労感，物忘れ

ラジオールを測定する。

II　更年期に起きやすい身体・精神症状

　更年期にはさまざまな身体症状が起きやすい。また不安や抑うつ気分などの精神症状も起きることがある。これらを総称して「更年期障害」と呼ぶ。更年期障害は日本独特の病名である。欧米では，disorder として一つの疾患としてまとめるのでなく，ほてりなど個々の症状に着目することが多い[14]。総称する時も，climacteric symptoms, menopausal symptoms あるいは climacteric syndrome, menopausal syndrome などと呼んでいる。更年期でみられやすい症状を表1に示した。

1．身体症状
1）血管運動神経症状

　ほてり，のぼせ，ホットフラッシュ（hot flush），発汗，寝汗，動悸などがある。ホットフラッシュとは，突発的にくる頭部を中心としたほてりである。動悸や発汗を伴い，熱感のあとに冷えがくることもある。ホットフラッシュは更年期障害の最も特徴的な症状といわれる。血管運動神経症状は頻度が高く，程度の差はあるが更年期女性の 70〜80％は経験する[15]。

2）運動器症状

　肩こり，頭痛，腰痛，関節痛などがある。

3）泌尿生殖器症状

　外陰部や尿道粘膜の萎縮により，頻尿，膣の乾燥，萎縮性膣炎，性交痛などが起きる。

4）皮膚症状

皮膚が乾燥し，薄くなることで，掻痒感，知覚異常が起きる。知覚異常は蟻走感（皮膚を蟻がはうような感じ）として感じやすく，蟻走感は更年期障害の尺度としてよく用いられる「クッパーマン女性健康調査表」[1]の項目の一つに挙げられている。

2．精神症状

不安，イライラ感，抑うつ気分，不眠，易疲労感，物忘れなどがある。

3．更年期症状の経過

閉経前後1年ぐらいまではほてり，のぼせなどの血管運動神経症状の頻度が多く，閉経5年後では肩こり，関節痛などの運動器症状の頻度が高くなる[8]。更年期のこれらの症状は，エストロゲン分泌の低下によるところが大きい。エストロゲンは，生殖器官のみならず，多くの器官に直接的，間接的に作用を及ぼしているためである。ただ，エストロゲン低下に直接起因している症状は，ホットフラッシュ，寝汗，膣の乾燥のみといわれる[2]。

さらに老年期に入ると，エストロゲンの低下が，動脈硬化症，高脂血症，骨粗鬆症，認知症などの形で顕在化してくる。

Ⅲ　更年期における心理社会的変化

更年期は心理社会的にも変化の大きい時期である。更年期の一般的な心理社会的変化について述べる（表2）。これらの要因は，更年期障害や更年期うつ病の発症や経過に影響することも多い。

1．身体的変化

更年期は老年期の入り口にあたる。Ⅱで述べたような更年期の身体的変化は，老いを自覚する症状でもあり，心理面に影響を与える。以前のような体力はなくなり，しわがふえるなど，若さや美の喪失を実感する。更年期のうつ病においてこれが主訴になることはないものの，「若い頃のような顔ではないので嫌になる」などと面接で口にすることがある。また更年期は，生活習慣病や腫瘍などの身体疾患も起きやすい時期である。実際に罹患したことによる心理面の変化もあれば，罹患するかもしれないという恐怖や心気症状が出現することもある。

表2　更年期における心理社会的変化

1. 身体的変化
    老いの自覚，体力低下，
    若さや美の喪失
    病気罹患
2. 家庭内の役割の変化
    1）子どもとの関係
        反抗期，受験，問題行動，
        卒業，独立，子育ての終焉
        空の巣症候群（empty nest syndrome）
    2）夫との関係
        仕事の増大，部署異動，昇進，左遷，リストラ，
        定年退職，病気罹患，経済的問題，浮気，不仲，
        別居，離婚，死別
3. 親，近親者，友人との関係
    疎遠，死別，病気罹患，介護
4. 仕事
    仕事の変化，対人関係

2．家庭内の役割の変化

　更年期は，母親，妻としての役割が大きく変化する時期である。

1）子どもとの関係

　更年期世代の母親がもつ子どもの年齢も幅があるが，思春期の子どもがいる場合は，反抗期，受験などさまざまな問題が起きてくる。大きな子どもがいる場合は，子どもの卒業，独立など，子育ての終焉を迎える時期となる。更年期のうつ病では，子どもの問題行動，不登校，引きこもりなどが誘因となって発症することも多い。

　子どもが独立し，家から離れたあと，喪失感，不安，抑うつ感をきたす病態を空の巣症候群（empty nest syndrome）という。よく知られている症候群であるが，更年期のうつ病の誘因となることはさほど多くないという報告がある[7]。

2）夫との関係

　夫も，会社での立場や仕事に変化が生じやすい年代であり，仕事の増大，部署異動，昇進，左遷，リストラ，定年退職などが起きてくる。近年はコンピューター化，サービスの増大により過重労働となる職場が増えてきた。また，定年退職後夫が家にいるようになると，夫婦の生活リズムの変化が大きい。年代的に夫も身体疾患に罹患しやすく，死別という結果を迎えることもある。療養が長期化すると，病気の問題のみならず，家庭収入の低下という経済的問題も付随してくる。

　夫婦間の問題も生じやすい。浮気，不仲，別居，離婚などである。子どもが小さい時期は子育てに夢中で，夫に不満があっても棚上げにしたままできたかもしれない。しかし子育てが一段落すると，子どもから夫に目が向き，「夫の行動や性格が気になりだした」と述べるケースが少なくない。更年期は夫との関係性の問題が表面化しやすい時期といえる。実際に別居，離婚に至ることもあれば，家庭内で夫に嫌悪や不満をもちながら暮らし，抑うつや不安を呈する場合もある。

3. 親，近親者，友人との関係

親，近親者，友人と疎遠，死別などを体験する機会が増える。この体験が喪失感，抑うつ感をきたし，さらには，自身の健康への不安も生むことがある。

親の病気や介護は，更年期の大きな問題の一つである。親の健康への不安，介護による身体的・経済的負担，生活の変化などさまざまな問題が生じる。親や兄弟との関係に悩み，娘や嫁としての自己の役割に対し葛藤も感じやすい。

4. 仕事

仕事をもつ女性が増え，自身の仕事が更年期のうつ病発症の誘因になるケースも増加している。上記の夫との関係の項目で述べたと同様な仕事の変化のほか，対人関係が問題になることも多い。

Hunter[7]は文献レビューから更年期のうつ症状と特に関連が強い心理社会的要因として，夫と別居・離婚・死別，近親者や友人と離別・死別，長期間の経済的困窮，身体疾患があることを挙げている。

Ⅳ 更年期のうつ病と閉経の関連

エストロゲン低下をはじめとした性腺ホルモンの変化が，更年期にうつ病を生じやすくさせているといわれている。閉経と，更年期のうつ病との関連を調べた研究は多い。

Cohenら[4]は，一般人口中の大うつ病の既往のない女性（36～45歳）を5～7年間追跡調査したコーホート研究を行った。その結果，追跡調査期間に閉経になった者のほうが，閉経に至らなかった者よりも2倍うつ病をきたしやすかった。これは閉経がうつ症状の発症に関与していることを示唆する。また血管運動神経症状を訴える者のほうが，うつ病を発症しやすかった。Dennersteinら[5]は，一般人口中の45～55歳までの女性を11年間追跡調査し，うつ病の評価尺度を施行したところ，閉経移行期（まだ閉経には至っていない）のままでとどまっている者は，閉経になった者よりも抑うつ症状が強かった。

以上より，①閉経はうつ症状を発現させやすい，②閉経以後よりも，閉経移行期のほうがうつ症状が強い，ことが示される。エストロゲンの低下がうつ症状に関連しているが，単に低下のみならず，低下する「変動」がうつ症状に影響していることが示唆される。更年期障害は，エストロゲンの恒常的な低下状態である老年期には改善することから，症状発現はエストロゲンの「急速な低下」が一因であるといわれているが[15]，これと同様のメカニズムと考えられる。

V 更年期のうつ病の診断

　更年期のうつ病の症状も，他の年代でみられるうつ病と同様であるが，更年期に起きるうつ病では，ほてりなどの更年期障害の身体症状を伴うことが多い。

　更年期以前にうつ病に罹患した者が，更年期にうつ症状を呈した場合は，うつ病の再発と考える。うつ病の既往がある者は，更年期に再発するリスクが高い[7]。

　過去にうつ病に罹患したことがなく，更年期にうつ症状が初発した時は，「更年期うつ病」と呼ぶことがある。更年期に初発したうつ症状と更年期障害が併存している場合，更年期うつ病に更年期障害が合併しているのか，更年期障害の症状としてのうつ症状なのかの鑑別が重要である。2週間以上持続するうつ症状がある時は，更年期障害にうつ病が合併したと考える。うつ症状が生活に支障が出ないほどの軽度であり，持続も2週間未満か，もしくは時おり出現する程度である場合は更年期障害のうつ症状と捉えてよいだろう[13]。

VI 更年期のうつ病の治療

1．精神科薬物療法

　選択的セロトニン再取り込み阻害薬（SSRI），選択的セロトニン・ノルアドレナリン再取り込み阻害薬（SNRI）などの抗うつ薬を中心に投与する。場合により，抗不安薬を併用する。更年期の女性で抑うつ気分や不安が軽度な場合，通常の投与量でも眠気，ふらつきなどの副作用が出現しやすい。低用量から始めて漸増する，抗不安薬は作用の弱い薬物を投与するなどの工夫が必要である。

2．ホルモン補充療法（hormone replacement therapy：HRT）

　エストロゲンを投与する療法をホルモン補充療法（HRT）という。主に中等症以上の更年期障害に用いられる治療法であるが，更年期のうつ症状にも有効なことがある[2,10]。うつ病治療において，抗うつ薬と併用すれば，オーグメンテーションセラピー（augmentation therapy：増強療法）となる。また更年期障害のみられるうつ病に，更年期障害の治療として併用する場合もある。

　HRTによるうつ症状の改善は，ホットフラッシュなどの更年期障害の身体症状が改善することで二次的にうつ症状が改善するという「ドミノ効果（domino effect）」であると従来からいわれていた[2]。しかしホットフラッシュのない更年期のうつ病でもうつ症状の改善がみられたという報告があり[11,16]，エストロゲンは，すべてではないが一部の更年期のうつ病の改善に直接効果があると考えられる。

投与方法には，エストロゲン単独投与と黄体ホルモン併用投与がある。HRT の絶対禁忌は，エストロゲン依存性悪性腫瘍（乳がん・子宮体がん）またはその疑い，重症肝機能障害，血栓性疾患である。比較的禁忌は，エストロゲン依存性良性腫瘍（子宮筋腫，良性乳腺疾患，下垂体腫瘍），高血圧，糖尿病，不正性器出血である。2002 年，米国の HRT 大規模臨床試験の一部が，冠動脈疾患等のリスク上昇がみられたため中止された。米国では HRT を冠動脈疾患や骨粗鬆症の予防として広く服用していたため，衝撃を与えた。2003 年，米国食品医薬局（Food and Drug Administration：FDA）は，HRT により心疾患，心筋梗塞，脳卒中，乳がんのリスクは上昇すること，開始にあたってはリスクとベネフィットを総合して決定すべきであると勧告している[6]。

3．漢方薬

更年期のうつ病で更年期障害の身体症状がある場合に併用することがある。よく用いられるのは，加味逍遥散，当帰芍薬散，桂枝茯苓丸などで，更年期障害の保険適応がある。加味逍遥散は，体力は弱いか中等度で，精神症状（イライラ感，不安感，訴えが多いなど）やのぼせを認める場合に有効である。当帰芍薬散は，体力が弱く，めまい，冷え，易疲労感を訴える場合に適する。桂枝茯苓丸は，比較的体力があり，のぼせ，頭痛，肩こりがある場合に適する[12]。

4．精神療法

更年期のうつ病では，心理社会的な要因が誘因となって発症する場合が多い。また経過中にさまざまなライフイベントに遭遇して状態が悪化することもある。この意味で，薬物も併用しつつ，精神療法に重きをおいた治療が望ましい。更年期女性の心理的な要因は，家族関係や介護のことなど簡単に解決できない問題も多い。治療者として適切な環境調整が難しいこともある。そのような時でも受容的な態度で詳しく状況を聞き，共感する姿勢を示すことは大切である。これだけでも患者の症状が軽減することも少なくない。

Ⅶ　おわりに

更年期のうつ病について概説した。うつ病の既往がある女性にとっても更年期は再発しやすく，また「更年期うつ病」といわれる更年期に初発するうつ病もみられる。うつ症状は他の年代のうつ病と大きな違いはみられないが，更年期障害の身体症状を伴いやすい，心理社会的要因が多い，などの特徴がある。更年期障害でもうつ症状を呈することがあり，更年期うつ病との鑑別が重要になる。薬物

治療では，抗うつ薬に加え，ホルモン療法や漢方薬を併用することもある。心理社会的要因を有する場合には，精神療法がとりわけ重要になる。

文　献

1) 安部徹良・森塚威次郎（1996）KKSI（Kupperman Konenki Shogai Index）クッパーマン更年期障害指数（安部変法）使用手引．三京房．
2) Alder B (2001) The perimenopause. In Steiner M, et al (Eds.) Mood Disorders in Women. Martin Dunitz Ltd, London, pp.383-397.
3) Cohen LS (2003) Gender-specific considerations in the treatment of mood disorders in women across the life cycle. J Clin Psychiatry 64(suppl); 18-29.
4) Cohen LS, Soares CN, Vitonis A, et al (2006) Risk for new onset of depression during the menopausal transition. Arch Gen Psychiatry 63; 385-390.
5) Dennerstein LD, Guthrie JR, Clark M, et al (2004) A population-based study of depressed mood in middle-aged Australian-born women. Menopause 11; 563-568.
6) 五來逸雄（2005）ホルモン補充療法の光と影．産婦人科治療，90; 854-859.
7) Hunter MS (1993) Predictors of menopausal symptoms: psychosocial aspects. Bailliere's Clinical Endocrinology and Metabolism 7; 33-45.
8) 井口登美子（1992）更年期障害とのぼせ．治療，74; 54-59.
9) Khaw KT (1992) Epidemiology of the menopause. Br Med Bull 48; 249-261.
10) Kornstein SG (2001) The evaluation and management of depression in women across the life span. J Clin Psychiatry 62; 11-17.
11) Luff JA, Khine K, Schmidt PJ, et al (2005) Mood disorders, midlife, and reproductive aging. In Stewart DE (Ed.) Menopause. American Psychiatric Publishing, Arlington, pp.57-84.
12) 宮岡佳子（2005）更年期障害．精神科治療学，20（増刊号：新精神科治療ガイドライン）; 346-347.
13) 宮岡佳子（2006）女性特有の疾患にみられるうつ．こころの科学，125; 53-56.
14) 水沼秀樹（2001）更年期障害―症状とその診断・検査の進め方―．（麻生武志編）新女性医学体系 21．中山書店．
15) 中澤直子（2003）更年期障害．心療内科，7; 27-33.
16) Schmidt PJ, Nieman L, Danaceau MA, et al (2000) Estrogen replacement in perimenopause-related depression: a preliminary report. Am J Obstet Gynecol 183; 414-420.
17) 玉田太朗, 岩崎寛和（1995）本邦女性の閉経年齢．日本産科婦人科学会雑誌，47; 947-952.

第5章
老年期とうつ病

高橋彩子

I　はじめに

　わが国の高齢化は急速な勢いで進んでおり，平成18年現在，65歳以上の人口は2,640万人（男性：1,120万人，女性：1,520万人）と推計され，総人口の20.7％を占めている。この値は欧米諸国と比較しても最も高い水準を示しており，特に75歳以上の後期高齢者の増加が著しく，総人口のほぼ一割を占め，前期高齢者の伸びを上回る増加数で推移していることが特徴的である。60～65歳以上の精神科初診患者のうち14～36％はうつ病と診断されることからも[10]，うつ病は老年期の精神疾患の中で認知症と並んで頻度の多い疾患であると考えられる。さらに，一般的にうつ病は男性よりも女性に多く認められており，その有病率については女性がおおよそ2倍高いとされている。老年期におけるうつ病有病率の女性優位性については賛否両論があるが，朝田[2]は疫学調査の結果，65歳以上の女性の客観的に診断されるうつ病の有病率が1.8倍程度高いことを報告し，若年者のうつ病の有病率の差と大きな隔たりが認められないことを指摘しており，老年期女性のうつ病に対する的確な診断と対応はきわめて重要な課題である。

　従来うつ病が女性に多い理由として注目されてきた要因として，女性ホルモンの疾病成因や経過への関与，性別による役割や心性の違いに伴ってライフサイクル上に生じるさまざまな身体的，心理社会的ストレスなどがある。要因の一つとして挙げられる女性ホルモンのエストロゲンは，今日では，海馬においてニューロンの樹状突起棘の数を増やすことやシナプスの可塑性を高めることが示されており，記憶や認知機能などの脳機能に影響を及ぼすことが報告されている。70歳以上の女性は男性と比べて2～3倍アルツハイマー病（以下，AD）を発症しやすいと報告されており[6]，その一因としてエストロゲンの欠乏が想定されている。HRT（ホルモン補充療法）により閉経後の女性の脳血流や記憶機能が改善される，ADの発生率を低下させるとの報告もあり，エストロゲンの急激な枯渇が閉経後の女性の中枢神経系に何らかの障害を生じさせている可能性が考えられる。また，老年期うつ病とAD，軽度認知障害との併存は高頻度に認められており，エスト

ロゲンの欠乏が女性の老年期うつ病の有病率の高さに寄与している可能性も考えられているが，いまだ一致した見解はない。老年期女性の有病率の優位性についても，より若年者のうつ病と同様に複数の要因が関与していると考えられる。

II 診　断

老年期のうつ病は本質的には若年者のうつ病と変わらないとされている。しかし，加齢に伴うさまざまな要因に修飾されて非定型的な病像を示すことも多く，しばしば診断が困難であり，見落とされる場合があるということが従来より指摘されている。Birley[7]は老年期のうつ病が見落とされやすい要因として，①身体疾患との合併，②年齢に伴う認知障害，③身体症状や認知症状の強調，④不安障害，⑤有害なライフイベントの多さを挙げている。また，一般のうつ病に用いられている診断基準や評価尺度が老年期のうつ病に対して用いることが適切ではない可能性を指摘している。人生の終末期を迎えた高齢者がある程度の抑うつ症状を示すのは当然だとの先入観が患者自身にもあり，自ら抑うつ症状を過小評価し，訴えようとしない傾向があるとも指摘されている。老年期うつ病の診断のためには，まず，体重減少，不眠，身体的不調の訴えなどを加齢による仕方のないものとして考えないこと，特に，老人における不安症状，強迫症状，心気，ヒステリーなどの出現の際には，それ以前にその障害を認めていなければうつ状態と疑ってその原因を検討してみることが重要である。正確な診断のためには老年期うつ病の特徴を整理し，この年代のうつ病特有の注意点を理解しておくことが重要である。

1．症状の特徴

老年期のうつ病の臨床症状の特徴としては，抑うつ感や悲哀感が目立たず，身体的愁訴が強く，過度に心気的であり，強い焦燥感，不安感を呈する場合があること，自覚的ないしは他覚的な記銘力障害の訴えが認められることや意識障害（せん妄）の出現や，妄想を呈しやすいこと，自殺の危険性が高いことが挙げられる。

1）心気

若年者のうつ病においても頭痛，めまい，肩こり，動悸，発汗，便秘などの種々の身体症状はしばしば認められる。老年期のうつ病の場合には，これらの症状の比重が増し，その訴え方は心気性を帯び，執拗であり，時にヒステリー的色彩を帯びている。身体各所の違和感や疼痛に対する強いこだわりと執拗な訴えはしばしば認められ，身体的精査加療を求めて各科を受診してまわるため，症状出現から精神科受診までに長期を要してしまう原因ともなる。

2）不安・焦燥感

不安，焦燥感が強まると，椅子から立ったり座ったりソワソワと落ち着かず，室内を徘徊したり，手の甲や頭をかきむしったりすることもある。このような不安・焦燥の強い激越型うつ病は，しばしば壁に頭を打ち付けたり，興奮を示したりすることもあり，自殺企図も多く認められる。苦悶の訴えが家族から大袈裟で退行的なものに捉えられてしまう場合があるため，家族に対する疾病教育も重要である。

3）認知障害

老年期のうつ病では，患者自身や家族から認知症を疑わせる症状の訴えがしばしば認められ，具体的には，「新しいことが覚えられない」「昔のことが思い出せない」「頭がぼーっとする」「応答が鈍くなった」などと訴えられる。うつ病患者の認知障害としては，一般に，記憶障害，注意の持続困難，精神運動速度の低下，遂行機能障害などが挙げられている。その障害の程度は若年者よりは高齢者のうつ病で顕著であることが知られており，老年期のうつ病では器質性認知症との鑑別が問題となる。うつ病による認知障害は発症が亜急性であること，認知障害よりも抑うつ症状が先行すること，質問に対して応答が緩慢で「わかりません」とすぐに努力を放棄すること，抗うつ薬が有効で，抑うつの改善とともに認知障害も改善することなどが特徴であるとされている。これは，うつ病固有の認知機能の低下によるものと，ごく初期の潜伏的な脳の崩壊過程がすでに存在しており，うつ病の病相期だけその症状が代償不全というメカニズムで出現しているものがあると考えられている。一方，最近の研究では，うつ病の症状が改善した後も認知機能の障害が継続し，認知症に移行することも多く認められており[8, 18]，抑うつ状態による生物学的変化が脳に作用して認知障害が出現する過程も想定されている。

4）意識障害（せん妄）

高齢者では身体の予備機能の低下に伴い，うつ病患者でなくとも，種々の身体疾患に罹患した際にせん妄を呈しやすい。老年期うつ病患者の場合は，喪失体験や環境の変化，食欲の低下による脱水や栄養状態の悪化，精神科治療薬，身体疾患の治療薬によってもせん妄が惹起される。

5）妄想

うつ病の三大妄想は，心気，罪業，貧困妄想であるが，老年期うつ病では他の年代に比べて特に心気，貧困妄想がみられることが多い。心気妄想を呈する場合は難治例が多く，妄想の内容は奇妙でグロテスクであり，時に「内臓がなくなってしまった」というような否定妄想，「心臓が止まることはなく，天国にも地獄に

もいけない」といった不死妄想,「自分の出したばい菌で,世界が破滅する」といった誇大妄想を特徴とするコタール症候群（Cotard's syndrome）を呈する場合がある。

6）自殺

警察庁の報告[11]によると，平成18年における自殺者の総数は32,155人で，そのうち「60歳以上」は11,120人で全体の34.6％を占め，次いで「50歳代」「40歳代」「30歳代」と年齢が高くなるにつれて自殺率が高率となっている。そのうち遺書のある3,485人のうち，2,073人の自殺原因は健康問題であった。飛鳥井[3]は自殺者の近親者面接による「心理学的剖検法」を用いて自殺動機について詳細な解明を行い，自殺者の90％以上が精神障害を有しており，60％近くがうつ病であると報告している。清水ら[17]は，女性は60歳以降になると加齢とともに自殺者数が増加していることを指摘し，老年期女性の自殺の傾向として，老年期後期に多く，夫との死別の影響を受けやすいことを挙げ，夫との死別により深刻な孤立感，孤独感をもたらし，うつ状態を増悪させていることによると考察している。老年期のうつ病は自殺と深く関連しており，自殺予防が臨床上の大きな課題の一つである。特に，心気症状が認められる患者の自殺率は心気症状を伴わない群の3倍以上という報告もあり，心気性が認められる老年期うつ病では特に自殺に注意を払わなければならない

2．鑑別診断

老年期のうつ病では抑うつ気分や意欲低下などの精神症状だけでなく，便秘，下痢，排尿困難，頭痛，腹痛，めまいなどさまざまな身体症状の訴えを多く認める。そのため，そうした身体愁訴を説明する身体疾患の検索，鑑別が重要である。老年期にうつ病が初発した場合には身体疾患や薬物に起因する器質性（症候性あるいは二次性）うつ病の可能性も考慮して，身体的検索，薬物歴の聴取を行う。また，記憶障害や注意障害など，種々の認知機能の低下を訴えるため，一見，認知症を思わせるケースも少なくない。脳卒中後に高頻度で抑うつ状態が認められること，ADの経過中，特に初期において抑うつ症状を伴うことが多いことが一般に知られており，ADやその他の脳器質性疾患との鑑別も重要である。しかし，高齢者において，うつ状態と認知機能障害が合併していることはしばしば認められており，認知症とうつ病の鑑別をいっそう困難にしている。また，うつ病から認知症へ経時的に診断が移行する例が多く認められる。内因，器質因，心理社会的要因などの発症要因を多次元的に捉えて，それぞれの要因を考慮しながら，縦断的，経時的に診断を見直し，柔軟に対応していくことが必要となろう。

3. リスクファクター

1）遺伝

Hopkinson[9]は，うつ病患者の一親等の親族の発症危険率は若年発症では20%であるのに対し，50歳以後の発症では8.3%であったと報告しており，老年期うつ病の場合は，高齢になるほどうつ病発症に対する遺伝的要因は少なくなり，他の身体要因，脳器質的要因，心理・社会的要因が発症に関与するという考え方が一般的である。

2）身体疾患

高齢者は若年者に比較して身体疾患の合併が多く，老年期のうつ病の中には身体疾患に罹患した衝撃による反応性うつ状態，身体疾患によって誘発，あるいは続発したうつ病が含まれていると考えられる。老年期においてうつ状態を伴いやすい身体疾患としては，甲状腺機能異常，Cushing病などの内分泌疾患，悪性腫瘍などがある。また，前述した通り，脳器質的疾患では特に脳血管障害が抑うつ状態のリスクファクターとして考えられる。近年，MRIの導入により老年期うつ病の中には脳虚血変化を合併している例が多いことが明らかとなり，Krishnanら[12]，Alexopoulosら[1]は血管性うつ病（vascular depression：VD）の概念を提唱した。多発性脳梗塞に伴って，うつ病を呈するものをVDとし，VDには脳血管障害の発作後にうつ病を発症したpost-stroke depressionと，うつ病と診断された後にMRIの画像上で無症候性脳梗塞を指摘されたMRI-defined VDに分類される。

3）生活・環境要因

老年期うつ病の発症に先立って，さまざまなライフイベントの存在が指摘されている。大森[15]は高齢者が生きていく上で長く続く負担となる負荷状況と脱負荷状況の存在を指摘している。前者は経済上の悩み，家族構成員に対しての心配や家族内葛藤，健康障害，後者は引退，定年などの役割の喪失を挙げている。また，これらの状況因を職業上，家庭内，身体因にわけて男女で比較をしてみると，男性では職業上の要因が最も高かったのに対して，女性では家庭内の要因の割合が56%と最も高かった。既婚女性の場合は，夫や子どもなどの重要な他者のサポート役を求められるが，老年期には周りが自分を必要としなくなるという大きな変化を強いられる。一方で，従来の「家」を重視する社会から，「個人の生活」に重きをおく社会への変化の影響を受けて，現在では高齢者であっても身体的，経済的，精神的自立が求められるようになり，「子どもに世話をかけない」ようにと独立と孤立を強いられている。また，男女の雇用の均等などにより結婚，育児をしながら働く女性が増加し，親世代は子ども世帯の家事・育児への参加やさまざまな援助を求められる場合も多いが，一方で，親世代は自らの親や姑の面倒を見て

いた世代であり，逆転した力関係の中で世代間の葛藤を抱きやすい状況となっているとも考えられる。

4）病前性格

老年期うつ病の患者ではさまざまな性格傾向が認められ，一つのまとまった人格像を取り出すことは困難であるとされている．大森[14]は老年期うつ病患者140名の病前性格を調べ，執着性格64％と報告しており，室伏ら[13]は老年期うつ病患者においては強迫スペクトラムに適合する人格の持ち主が多く認められると指摘している．これらを踏まえて，大森[16]はうつ病の病前性格にはある種の「固さ」があり，柔軟さの喪失が老年期うつ病発症の危険因子であるとしている．

III 治療

1．薬物療法

高齢者は加齢による薬物代謝能力の低下などの薬物動態学的な変化と薬物に対する感受性の増加といった薬力学的な変化が認められ，抗うつ薬による有害反応が増加する可能性があり，抗うつ薬は低容量より開始し，漸増漸減を心がける．また，身体合併症の治療薬を複数使用している場合が多く，それらと抗うつ薬との相互作用に基づく有害反応の出現も多いため，他の身体的治療薬の使用についての詳細な病歴の聴取が必要である．再燃予防のための維持療法の重要性が指摘されており，高齢であっても長期間抗うつ薬を服用し続ける患者も増加してきており，抗うつ薬の効果と副作用を十分検討して選択すべきである．また，併用投与される抗不安薬，睡眠薬などで活動性の低下，過鎮静を引き起こす場合もあり，注意が必要である．

1）SSRI

三環系抗うつ薬に多い抗コリン作用が少なく，心毒性も低く，鎮静作用も弱いことから老年期のうつ病の第一選択薬とされている．不安，焦燥感が強いうつ病患者に対しては，抗不安作用が強く，穏やかな鎮静作用をもつパロキセチン塩酸塩水和物が選択される．身体合併症を有したり，身体愁訴が強い場合は抗コリン作用がパロキセチン塩酸塩水和物よりも少なく，便秘，口渇などが少ないマレイン酸フルボキサミンを用いる．一般的な副作用としては投与初期の悪心，食欲不振などの消化器症状，頭痛，振戦などの神経症状である．半減期の短いパロキセチン塩酸塩水和物ではめまい，悪心，易刺激性などの離脱症状がより多く認められるため，急激な減量や中止を慎み，患者に服薬の際の注意として伝えておくことが必要である．また，SSRIにはチトクロームP450代謝酵素の阻害作用があり，薬物相互作用の立場から注意が必要である．

2）SNRI

　SSRIと同様に副作用が少ないことに加えて，SSRIでみられるような消化器症状が少ないことが特徴である。抑うつ症状が主体となる老年期うつ病患者に対してミルナシプラン塩酸塩が選択される。しかし，排尿障害，脈拍増加，血圧の動揺などに注意が必要である。

3）三環系抗うつ薬・四環系抗うつ薬

　高齢者は従来から用いられてきた三環系抗うつ薬（TCA）により，さまざまな副作用を示す。抗コリン作用により口渇，せん妄の誘発，尿閉を示し，α1遮断作用により起立性低血圧，過鎮静，不整脈などを生じる。いずれも抗うつ薬の忍容性を低下させ，十分な量の薬物の投与を妨げる場合がある。しかし，優れた抗うつ効果があり，SSRI, SNRI無効例などで用いられる場合が多くなっている。四環系抗うつ薬のミアンセリンは抗コリン作用が弱く，中枢抑制作用による眠気があり，不眠を伴う老年期のうつ病では眠前投与で不眠に対応でき，有用である。トラゾドンも抗コリン作用が弱く，心血管系への副作用が少ないので，高齢者への投与，長期投与が可能である。

4）その他

　薬剤の増量，変更でも効果が不十分であった場合は，抗うつ薬の効果を増強する方法として炭酸リチウム，甲状腺ホルモン，ドパミンアゴニスト付加を用いた増強療法（augumentation therapy）がある。高齢者では，リチウムの神経毒性に対する感受性が高いことから慎重に投与する必要がある[4]。

2．電撃療法

　薬物療法が奏効しない，強い焦燥，せん妄，自殺企図，妄想を呈するなど重症化，遷延化する状況では，高齢者の場合は容易に脱水，低栄養，併存する身体疾患の悪化を招き，死亡リスクを高めることになる。そのため，迅速な反応が期待できる電撃療法が適応となる。特に，無けいれん性電撃療法（m-ECT）では，従来のけいれん性電撃療法の際に生じる圧迫骨折などの危険を回避でき，呼吸循環器の合併症への対処も迅速に行うことが可能であることから，老年期うつ病に推奨される。

3．精神療法

　若年者のうつ病と同様に，適切な精神療法を薬物療法に併用することでより有効な治療結果をもたらすことが期待できる。うつ病の経過の目安，起こりうる症状，うつ病が適切な治療で回復可能な疾患であること，内服薬の作用・副作用，勧

められる療養態度などを本人，家族に十分に説明して心理教育を行っていくことは重要である．また，仕事や愛する人物，家族内での役割などの喪失，自分の能力を失っているという思い，社会との交流の減少，周囲への罪悪感などの老年期の心理社会的背景に対して十分な共感を示しながらも現実以上に悲観的になりすぎていないかを本人自身が徐々に気づけるように促していくことも重要である．その際にも高齢者の正常な老化に伴う思考力の変化への配慮が必要である．また，本人の抱える身体疾患に対して，他科との連携を取って適切な対応をしていくことや現実的な状況に応じて福祉サービスの利用などを考慮提案していくことにも精神療法的な意義があると考える．

Ⅳ 予 後

老年期うつ病の予後についての研究では，明確なうつ病エピソードの後，約75％の患者が完全ないし部分的な寛解を示すという結果があり[5]，短期的には若年者におけるうつ病と変わらないとされている．しかし，長期予後については必ずしも良好ではないとされている．Stekら[19]の平均年齢70.6歳の老年期うつ病患者に対する6～8年の追跡調査では，回復は20％，再発が28％，死亡が40％，認知症，その他の病気が13％と報告されており，予後不良であるといえる．加齢による身体機能の低下，合併症などの問題もあり，老年期うつ病に対しては早期に十分な治療を行い，加療後は再発予防に努めていくことが重要であるといえる．

文 献

1) Alexopolos GS, Meyers BS, Young RC, et al (1997) "Vascular depression" hypothesis. Arch Gen Psychiatry 54; 915-922.
2) 朝田 隆 (2005) 老年期うつ病の性差. 性差と医療, 2; 411-415.
3) 飛鳥井望 (1994) 自殺の危険因子としての精神障害；生命的危険性の高い企図手段を用いた自殺失敗者の診断学的検討. 精神神経誌. 96; 415-443.
4) Austin LS, Arana GW, Melvin JA (1990) Toxicity resulting from lithium augumentation of antidepressant treatment in elderly patients. J Clin Psychiatry 51; 344-345.
5) Baldwin RC (1991) The outcome of depression in old age. Int Geriatr Psychiatry 6; 395-400.
6) Brige SJ (1997) The role of estrogen in the treatment and prevention of dementia: introduction. Am J Med 103(suppl); 1S-2S.
7) Briley M (1999) Diagnosis and Treatment of Depression in Late Life. Martin Dunitz Ltd. (木村真人監訳 (2004) 高齢者におけるうつ病の診断と治療. 星和書店)
8) Butters MA, Becker JT, Nobes RD, et al (2000) Changes in cognitive functioning following treatment of late-life depression. Am J Psychiatry 157; 1949-1954.
9) Hopkinson G (1964) A genetic study of affective illness in patients over 50. Br J Psychiatry 110; 244-254.

10) 笠原洋勇(1997)高齢者のうつ病―特徴,治療,予後―.日老医会誌,34(2);99-105.
11) 警視庁生活安全局地域課(2007)平成18年中における自殺の概要資料.
12) Kirshnan KRR, et al(1997)MRI-defined vascular depression. Am J Psychiatry 154; 497-501.
13) 室伏君士・住吉司郎(1987)老年期の感情精神病.(室伏君士編)老年期精神障害の臨床.金剛出版.
14) 大森健一(1983)初老期・老年期うつ病の発病状況―その臨床精神医学的・精神病理学的研究―.精神経誌,88; 156-178.
15) 大森健一(1990)高齢者のうつ病・うつ状態と生活環境要因.老年精神医学,1; 1074-1081.
16) 大森健一(1999)老年期うつ病とリスクファクター.臨床精神医学,28(10); 1199-1203.
17) 清水裕美・天野直二(2006)老年期女性の自殺について―長野県と全国調査の比較検討から―.老年精神医学雑誌増刊号Ⅰ,Vol.17; 94.
18) Steffens DC, Taylor WD, Krishnan RR(2003)Progression of subcortical ischemic disease from vascular depression to vascular demetia. Am J Psychiatry 160; 1751-1756.
19) Stek ML, Van Exel E, Van Tiburg W, et al(2002)The prognosis of depression in old age; outcome six to eight years after clinical treatment. Aging Ment Health 6; 282-285.

第Ⅲ部

女性のうつ病に欠かせない視点と領域

第1章

女性が置かれている社会状況とその変化

千田有紀

I　はじめに

　女性のうつの発症頻度は，男性のそれに比べて，2倍であるといわれている。その原因として考えられることは，第一に生物学的な要因である。女性は，月経周期や妊娠などにより内分泌（ホルモン）の分泌の変動が激しく，その変化がうつを引き起こしやすい。また第二に挙げられるのは，社会環境的要因である。女性をとりまくさまざまなライフイベント（就職，結婚，出産，離婚など生活環境に変化や影響をもたらす生活上の出来事）が，ストレスや負荷となって，うつ病を発症しやすいといわれている[2]。本章では，女性が置かれている状況とその変化について，社会学的に考察したい。

　現代の女性には，相反する課題を背負わされている。「スーパーウーマン・シンドローム」とは，子育てをする母として，また家庭を守る主婦として，それでいて男性以上に成果を上げて職場で働こうとする女性が，疲労困憊して感じるさまざまな症状のことをさす。「スーパーウーマン・シンドローム」を実際に発症するのが一部の生真面目な女性だったとしても，女性はこの「スーパーウーマン・シンドローム」の潜在的な患者である。なぜならたとえ働いていなかったとしても，主婦でなかったとしても，母でなかったとしても，どのような女性であれ，この「スーパーウーマン・シンドローム」をもたらす社会的な意味の呪縛から，女性は逃れることができないからである。

　近年，女性のライフスタイルが多様化してきているといわれている。特に男女雇用機会均等法（1985年）や，男女共同参画社会基本法（1999年）の成立などを受けて，女性の社会進出が行われてきたと考えられている。しかしこれらの選択の多様性は，女性に自由をもたらしたということもできるが，なおいっそうの混迷を深めさせたということもできる。

　私たちは社会的な意味の世界に生きている。なぜ女性が「スーパーウーマン・シンドローム」に追い詰められていくのか，女性を取り巻く意味の世界とその変化について，以下検討していきたい。

Ⅱ　「主婦」としての役割

　女性に期待されているのは，まず「主婦」としての役割である。結婚して，主婦になり，子どもを産んで，育児をし，他人の介護をするといった役割であり，「気遣い」や「世話」を施すことがその役割の本質である。「主婦」というのは，もちろん，実際に結婚して「主婦」になることをもさすが，ここでは，それだけにとどまらない象徴的な意味を含んだ概念として想定してみよう。つまり，女性に求められるさまざまなケア役割を「主婦」役割と呼ぶことにする。

　失礼な話であるが，かつて女性はクリスマスケーキであるといわれていた。24日のイブまでは飛ぶように売れるケーキも，25日になるとやや有り難味がなくなり，26日以降はまったく不要となってしまうことから，女性の賞味期限は24歳であると揶揄されたのである。のちに，クリスマスケーキは，年越し蕎麦（31日）にまで延長されたが，今ではこのような揶揄を聞くこともあまりなくなってきた。

　事実，ある程度の年齢までは結婚するつもりの女性がいる一方で（49.5％），理想的な相手がみつかるまでは，結婚しなくてもよいと考える人は，ほぼ同数の49％にのぼっている。それでは，若い女性が「結婚願望」から解放されたのか，と問えば，そうともいえない。なぜなら，「結婚しない」と決めている未婚女性は，5.6％にすぎないのであり，90％近くの女性は，「いずれ結婚するつもり」としながらも，「適当な相手にめぐり合わない」ために結婚を引き延ばしにしているだけなのである（「適当な相手にめぐり合わない」ことが未婚の理由である割合は，25歳から34歳の未婚女性のうち，49％である）[4]。

　日本では，1965年頃までは，お見合い結婚が主流であった。いわば，半強制的にひとびとは結婚させられていたのである。お見合い結婚が廃れたあとは，恋愛結婚がそれにとって変わったが，高度経済成長時代と現在との結婚相手の出会いかたの特徴的な大きな変化は，「職場結婚」の激減である。お見合いにかわって，職場が結婚相手の出会いの場所を提供してきたが，現在ではそれもなくなってしまった。

　「初めて出会った人と恋におち，結婚して，子どもを作って，一生添い遂げる」一生に一度かぎりのロマンティックラブ・イデオロギーが終焉をむかえている。本当にわかり合える人を求めて，現実の交際人数は増加傾向にあるが，交際人数が増加するにしたがって，結婚相手を選べないという状況が生じている。特に女性の間で，「自分の運命の人」と結婚したいという考え自体はすたれていないため，運命の人に出会うまで結婚を先延ばしにする傾向がみられている。選択の自由が与えられたがゆえに決められないという混迷は，結婚前の女性をストレス状

況に追いやっている。2003年には,「どんなに美人で仕事ができても三十代・未婚・子ナシは『女の負け犬』なのです」というキャッチコピーとともに,『負け犬の遠吠え』5) が出版され,「負け犬」という言葉が流行語になった。今では全員が結婚するわけではないがゆえに,どのような人と結婚するかだけではなく,「主婦」になること自体に,高い価値がおかれてしまっている（ただし,『負け犬の遠吠え』は,そのような状況を揶揄した本である）。

しかし「主婦」になれれば,迷いは終わるかといえば,そうともいえない。1999年には,「専業主婦は家畜だ」と主張する『くたばれ！　専業主婦』3) という本が話題になったが,専業主婦がおおっぴらに批判されたのは,戦後,初めてのことではないかと思われる。日本型経営の終焉ともに,配偶者特別控除などのさまざまな控除や,掛け金が不要なサラリーマンの妻の年金である第三号年金の廃止が検討されたという状況と,こうした主婦批判は無関係ではない。「専業主婦」の社会的価値の下落は,激しいのである。「主婦」という役割をこなしていても,それだけでは自尊心が満たされなくなっている。そして何よりも,日本的経営システムの急激な崩壊にともなって,男性労働者のリストラが激化し,女性的な雇用形態であった非正規雇用が男性の間でも増加し,大部分の女性にとって,専業主婦という選択はリスクの高い選択となってしまった。安心して主婦業に専念できるということ自体が,自分の実家に財産がある,あるいは,夫が安定した高収入の職をもっているという「特権階級」以外には,難しくなってきてしまっているのである。

III　職業人としての役割

少子化が進展するなか,女性の能力を活用しようと,女性の雇用が後押しされている。男女別定年,早期結婚退職制度などの差別的な取り扱いは次第になくなり,男女雇用機会均等法は,女性を労働市場に押しだす一定程度の役割を果たした。女性が「職業人」となる下地は整えられてきている。

しかし,「社会進出」したから,女性たちが「自由」になったかと問われれば,必ずしも諸手を挙げて賛成するわけにはいかない。もちろん,女性に収入の道が開かれたことは素晴らしいことではあるが,ここでも結婚相手の選択と同様に,選択肢が多くなったがゆえの苦労がつきまとうことになっているのである。

かつては「職業婦人」という言葉があった。これはたいてい結婚をせず,専門的な職業に就いている女性のことをさしていた。結婚しないことに関しては,「オールドミス」という言葉によっても揶揄されることはあったが,結婚して主婦になることと,職業を追求することは,両立不可能であるかのように思われ,ある

意味，女性たちは，社会のなかで住みわけていたということもできる。もちろん実態としては，結婚しながら専門職に就く女性もいれば，独身でやりがいのあるとはいえない仕事を続けている女性たちも，主婦をしながらパートで働いている女性たちも，存在していた。しかし「主婦」や「職業婦人」といった言葉によって，当人たちが居心地をどう感じているかどうかは別として，社会的に一定の居場所を与えられていたことは，間違いない。

　男女雇用機会均等法施行以降は，雇用の際に，女性である，男性であるという性別による異なった取り扱いは違法となった。その代替案として生み出されたのが，一般職と総合職とに分けたコース別人事である。コースの選択は性別に関係ないという建前が取られているが，一般職を希望する男性はほとんどおらず，実際には女性を振り分けるためのシステムである。従来の補助的な女性職を求める女性は一般職に，男並みに働きたい女性は総合職に応募する。コースは一応変更できることになってはいるが，実際にはコースが交わることはほぼない。女性たちは，自分のやる気や，学歴などの資格や，希望するライフコースに照らし合わせながら，自らコースを選択する必要に迫られたのである。

　一般職を選択することは，従来は女性だからという理由で，男性とは異なった取り扱いがされていたのに対し，今度は処遇の違いは性別に起因するのではないということを，形式的にも受け入れなくてはならなくなったことを意味する。高度経済成長期の女性の就職は，俗に「腰かけ」と呼ばれ，社内結婚の「お嫁さん」候補であった。職場の男性と合ハイ（合同ハイキング）などに精を出すこと自体も，業務の一つであったとさえいえる。しかし総合職として働く女性がいる職場における一般職は，意味合いを変化させてきている。たとえ仕事にやりがいを感じられなかったとしても，それは「女の運命」から「自己責任」へと転化させられてきており，自分の感情が正当化されにくくなってきている。

　しかしその一般職にすら，いまや企業は高いコストを払おうとはしなくなってきた。職場のなかでの補助的役割を正規雇用によって充足することに，企業は難色を示し始めたのである。男性の非正規雇用も増加したが，女性の非正規雇用はさらに拡大し，派遣労働者として就労を続ける女性たちは劇的に増加している。ここ10年間の間，専業主婦志向はほとんど衰えていないが，先にも述べたように，男性にも非正規雇用が拡大しているため，自分が「専業主婦」を望めるような「理想的な相手」は減少しており，適当な相手にはなかなかめぐり合えない。男性を稼ぎ手とする日本型経営システムが崩壊したことによって，男性の間には結婚相手の収入を望む動きも出てきている。「期待する女性のライフコース」として専業主婦を望む男性の割合は，1987年には37.9％だったものが，2005年には

12.5%へと激減するなど、状況はいっそう混迷を深めている[4]。

　それでは、総合職の女性には問題はないのだろうか。「スーパーウーマン・シンドローム」に陥る女性は、むしろ男並みに働こうとする意欲のある女性たちである。総合職の女性たちは、男性に伍して働くこと、男性以上に成果を出すことが求められる。「やはり女は駄目だ」といわれないために、かなりの負荷がかけられている状態であるといってよい。

　しかし、男性に伍して働くといっても、彼女たちは「男性」として働けるわけではない。彼女たちは、ある意味「一般的な職業人」として働くと同時に、「女性」であることを求められる。仕事上でも、「女性ならでは」の意見や視点が要求されるかと思えば、「女・子ども」の甘えは捨ててもらいたいといわれる。男女雇用機会均等法成立以後には、当時一般職の女性の暗黙の仕事であったお茶汲み係の仕事をめぐる軋轢は、よく耳にするエピソードであった。総合職の女性であるからといって、「女」であるという理由で求められるお茶汲みは免除されず、「女」の仕事として負担させられる上に、男並みに総合職として成果を出すことが求められるという二重負担が、総合職の女性にずっしりとかけられているというものである。

　女性の役割がまず「主婦」役割であるということは、実際に「主婦」になることを求められるだけではなく、職場でも「主婦的（女性的で優しい配慮を周囲に行う）」な役割を求められることでもある。1980年代には、Dowling Cによる「シンデレラ・コンプレックス」という言葉が流行し、成功することによって男性に愛されなくなってしまうのではないかと恐怖し、女性が成功を諦める心理的傾向が指摘された[1]。しかし、このような女性の傾向は、女性の心のうちだけで起こっているのではない。実際に男を打ち負かす女性は、職場の男性に積極的には好かれない。しかし、かといって、男性の自尊心を傷つけないように振る舞い、なおかつ男性並みに成果を上げることは、男性並みに成果を上げる女性自体が男性への脅威になるため、そもそも両立不可能な状況なのである。

　女性は、社会的に成功することよりも（もしくは、成功すると同時に）、周囲の人間（男性）に愛されることを、幼いうちから期待されている。職業的に成功しながら周囲に愛されない状況に置かれること自体が、認知的不協和の状態にある。またさらに、その状況を自覚し、認識して言葉にすることは、この社会が女性に過大な負荷をかけていることを認めることであり、自分が「フェミニスト」と呼ばれる役割を負わされることでもある。多くの女性は、男性に敵対的であると思われている「フェミニスト」の役割を引き受けたくはないため、自分の置かれている状況自体を、自覚することが困難な傾向にある。このことは、当の女性

を，もやもやとした混乱傾向に陥れやすいことを意味する。

　また当然，二重負担に耐え切れず，「男性」並みに成果を出せない女性もいるが，その場合は，「自分はまだまだ頑張りが足りないのだ」とさらに自分に追い討ちをかけがちである（もしくは，その状況から逃げるために，転職したり結婚したりしがちであるが，その場合，その女性にコンプレックスを残すことは，珍しくはない）。

Ⅳ　母としての役割

　女性にとって必要とされる役割には，主婦になることや働くことだけではなく，「母になること」も含まれる。男性と女性の違いといえば，産む性か産ませる性かということがよくあげられるが，実際のところ出産そのものは，元オリンピック選手の橋本聖子が，国会に産後1週間で復帰した例をみるまでもなく，思われているほどのハンディキャップではない（そのようなイメージを流布させたからという理由で，橋本氏はバッシングも受けたが，少なくとも「女性は産む性だから」と生涯にわたって差別を受ける根拠になるほどのものではない）。第二次世界大戦中は，出産というハンディキャップはあるものの，兵役に長期間拘束される男性よりも，女性は労働力としては使いやすいという議論がされたほどである。しかし，出産後の育児に関しては，まだまだ女性の肩に多くの負担がのしかかっている。

　出生率の低下が嘆かれ，実際に年々出生率が低下しているにもかかわらず，保育所の数は依然として足りないまま，待機児童は解消されてはいない。出生率や出生数は減少しているものの，日本型経営の崩壊を受け，働く女性数が増加しているため，保育の不足は深刻である。子どもをもつ女性が，「マミートラック」という子育てと仕事の両立のための出世からは外れたコースを選択せざるを得ない状況が，改善されたとは言いがたい。子育てと仕事の両立をすることは大変な負担である上に，子どもをもつことは（いまや4組に1組の「できちゃった結婚」をのぞけば），「授かり物」というよりも自分たちの「選択」であると認識されるようになってきているため，その結果を自分で引き受けるよう求められるし，自分もまた，その規範を内面化し，頑張りがちである。このような「頑張り」が，「スーパーウーマン・シンドローム」に繋がることは，容易に想像がつく。

　また7割以上の女性は，妊娠を機に離職している。1980年代から，女性の手によるさまざまな出産・育児本が出版され，妊娠や出産は「義務」から「楽しみ」へと，その意味を変えてきたといえる。このような動きによって母性神話のあるものは解体されたが，新たな「楽しみとしての育児」「自己実現としての育児」と

いう物語が作られてきたともいえる。もちろん，このような傾向は歓迎すべき側面もあるが，その一方で，育児に「楽しみ」を見出せない女性たちは，職業と母親業を両立させている「スーパーウーマン」を横目にしながら，自分たちの「選択」について，迷いを感じがちであるように思われる。また当然，羨ましがられる「スーパーウーマン」の多くも，母親でありながら，子どもに負担をかけながら働く意味について迷い，育児に専念する女性たちを羨ましく思わないことはないのは，当然のことである。

　女性と男性の違いは，「産む性・産ませる性」であるというよりも，生殖年齢に明示的な限界があるかないかというほうが正確なのではないかと常日頃から私自身は考えている。「高齢出産」とされる35歳，大まかなリミットと意識されている40歳，実際にほぼ限界であると思われている45歳，どの年齢を生殖年齢の限界と意識するにせよ，未婚の女性も，既婚の女性も，生殖年齢をまったく意識しないですむ人は，あまりいないだろう。

　「産む・産まないはわたしが決める」というのは，フェミニズムのスローガンの一つであった。「産む・産まない」の選択は，人生上の大きな選択である。特に「産まない」という選択は，一度きりしかない人生で，「将来，後悔しないのだろうか」という未来の自分との対話を強いられる。しかしその解答は，現在の自分には謎のままである。

　また高学歴女性の晩婚化の傾向にともなって，不妊も大きな問題となってきている。2年以上にわたって子どもができない医学的定義の「不妊」のカップルの割合は，公式には10組に1組とされているが，実際には7組に1組であるともいわれている。女性であれば，「産む性」であると長い間いわれてきているのに（実際に不妊の原因は男女ともにあるが），いざ子どもを作る段になってみないと，自分たちが子どもをもてるのかもてないのかはわからないのである。また早くに子どもを作ったほうが確率はあがると，早めの生殖をと脅されているにもかかわらず，実際には，子どもを作り始めなければ，その結果はわからないし，遅くに生殖を試みれば試みるほど，残された時間は少ないのではないかと考えさせられるのである。このような「産む」ことをめぐる悩みは，女性の生殖の自己決定権，選択権がもたらされたがゆえの新たな迷いであるといえるのではないかと思われる。

V　性的存在としての女性

　このように女性は，主婦であること，職業人であること，母であることをめぐって，つねに引き裂かれた状況にあること，実際にすべての要求にこたえること

は，構造的に無理な状況に置かれていること，選択肢が増えたがゆえに，選択しなくてはならない重圧とその責任が女性にのしかかってきていることをみてきた。現在の女性の人生は，つねに選ばなかった選択肢が亡霊のようによみがえってくる，迷いの多いものに，必然的にならざるを得ないのである。

　さらに付け加えれば，主婦，職業人，母であることに加えて，最近の女性にさらに期待される役割として，「性的な存在としての女性」というものがある。従来は，「母」になれば「女」であることは終わり，ある意味「おばさん」というカテゴリーに入れられたのであるが，黒木瞳などのタレントの活躍にもみられるように，女性の「賞味期限」は延長され，「いつまでも綺麗でいること」が求められるようになってきている。さらにいえば，女性の未婚者も増加しているが，結婚が，男性によって所有され，明示的には性的対象から降りることであるとすれば，未婚者は潜在的に性的な対象のままである。しかしいつかは性的な対象から降りる／降ろされることになるが，そのプロセスも難しい局面をはらんでいる。また「主婦」の役割には，本章では取り上げてこなかったが，老親の介護などのケアの問題も含まれる。女性の役割は，このように実に複雑に絡み合い，また重いものである。

　女性がすべてを手に入れ，すべての役割を完璧にこなそうとすれば，「スーパーウーマン・シンドローム」に陥り，燃え尽きざるを得ない。状況が劇的に変化することは不可能である。自分たちの置かれている社会的な状況を自覚し，すべてを手に入れることはできないこと，つねに誰にでも迷いはあるのだということを自覚することによって，燃え尽きることを防ぐことが，少しは可能になるかもしれないと思われる。

文　献

1）Dowling C（1982）The Cinderella Complex. Fontana Press.（柳瀬尚紀訳（1986）シンデレラ・コンプレックス―自立にとまどう女の告白―．三笠書房）
2）平島奈津子・上島国利編（2006）女性のうつ病がわかる本―女性のライフサイクルにあわせてうつの悩み・症状を解決―．法研．
3）石原里紗（1999）くたばれ！　専業主婦．ぶんか社．
4）国立社会保障・人口問題研究所（2006）第13回出産動向基本調査　結婚と出産に関する全国調査　独身者調査．
5）酒井順子（2003）負け犬の遠吠え．講談社．

第2章

働く女性とうつ病

倉林るみい

I 「働く女性のうつ病」を語る意味

1.「働く」「女性」「うつ病」の組み合わせの不思議

　この章の表題を構成する「働く」「女性」「うつ病」の三つの単語をつらつらと眺めているうち,奇妙な事実に気がついた。これら三つのキーワードのうち,どの二つを組み合わせても,現代社会において看過できない非常に重要なテーマになっているのだが,三つすべてを合わせて「働く女性のうつ病」あるいは「働く女性とうつ病」とした途端に,あまり特筆されることのない事象に成り下がるのである。うつ病に罹患している就労女性は決して少なくないにもかかわらず,である。

　まず「女性」と「うつ病」の組み合わせであるが,うつ病の有病率に関するほとんどの研究報告で,女性が男性を上回っていることを取り上げるまでもない。本書が成立したこと自体,「女性」と「うつ病」との密接な関係を如実に物語っている。

　「働く」と「女性」の組み合わせ,すなわち就労女性については,働く人の健康を考える産業医学,産業保健あるいは労働衛生分野において,研究論文の数は決して多いほうではないものの,今日きわめて重要なテーマと見なされている[8]。厚生労働省の雇用均等・児童家庭局(旧労働省女性局)からは,働く女性の現状を統計を用いてまとめた「働く女性の実情」[7]が毎年発表されている。21世紀の労働衛生研究戦略協議会では,労働衛生研究58課題のうち,長期的・短期的双方の観点から21世紀初頭に優先すべき課題の第3位として「女性労働者・母性保護」の問題が取り上げられた[11]。ちなみに,課題の第1位は産業ストレス,第2位は高年齢労働者であった。これを受けた同協議会の21世紀労働衛生研究戦略のなかで,優先すべき18課題の一つとして「就労女性の健康」が挙げられている[12]。

　「働く」と「うつ病」の組み合わせに関しては,職場で心の健康が昨今の大問題となっている事実は疑いようもなく,しかもうつ病は,職域にみられる精神障害のなかで最も重要視されているといってもよいだろう。多くの職場で,長期休業者

の原因疾患として精神疾患が第一位を占めているといわれる。例えば，職場を対象とした社会経済生産性本部の調査では，心の病のために1カ月以上休業している従業員をもつ企業の割合は，1,000～2,999人規模の企業で78.4%を占め，年々増加しているという[14]。職員数が同規模の自治体では実に89.4%であった[15]。そうした心の健康障害の最たるものがうつ病である。同調査では回答者が職員厚生担当者だけに，病名についての統計は厳密なものではないが，職場で多い心の病気はという問いに対して「うつ病」という回答が圧倒的多数を占めていた。

2．働く男性のうつ病

このように，「働く」「女性」「うつ病」のうちどの二つを組み合わせても，きわめて今日的な社会医学の課題なのに，なぜ三つ合わせた途端に印象が弱くなるのだろうか。これは，単語を一つ入れ替えて「働く」「男性」「うつ病」とするとたいへんわかりやすい。「働く男性のうつ病」は，今日の産業精神医学分野で屈指の大問題である。98年に急増した自殺が現在まで年間3万件を越える高値を続けているのは周知の事実だが，この増加の主体となったのは中高年男性の自殺だった。一般に自殺既遂者の過半数が生前うつ病に罹患していたといわれている。また，長時間労働，過重労働などのストレス要因は，うつ病との関連が示唆されているが，長時間労働者は圧倒的に男性に多い。さらに最近では，企業で心の病が頻発する年齢層として30代が最も多く挙げられており[14]，これは，一時期のリストラの結果，人員削減による業務負担のしわよせが30代男性層に及んでいるためとも説明されている。こうした背景もあって，「働く男性のうつ病」は，自殺者の多い中高年層のみならず，青年層まで及ぶ広い年齢層での焦眉の課題とされている。

3．「働く女性のうつ病」に潜むキーワード

これに比べて，「働く女性のうつ病」はまことに影が薄い。「働く女性のうつ病」は，働く男性のそれに準じる副次的な意味合いしかもたないのだろうか。「働く男性のうつ病」を際だたせているキーワードが「自殺」や「長時間労働・過重労働」であるように，「働く女性のうつ病」にも何か別のキーワードが存在するのではないか。本稿では「働く女性」と「うつ病」とを結ぶキーワードとして「職場の対人関係」「仕事と家事との両立」の二つを取り上げ，それらについて検討したい。

II　職場の対人関係

1．上司との対人関係を契機としてうつ病を発症した女性事例

40代女性。夫，子ども2人，実母の5人家族。準大手食品会社の栄養士。新年度に老人施設や学校向けに給食や弁当を提供する部門に希望しての異動となった。直属の上司は，ばりばりと仕事をこなすと評判のベテランの管理栄養士の女性で，こんな優れた人の下で栄養士の仕事にますます精進したいという期待もあった。

　着任早々，上司との面談で，前の職場の在任が短かったようだか何か不都合があったのか，新たにこの部門でやっていく自信があるのかと問いただされ，自信はあまりないと正直に答えたところ，そんなでは困る，栄養士としての職責をどう考えているのかと詰問されて，心得や理念をこんこんと説かれた。以来，上司の前に出ると気後れするようになってしまった。学校の給食で，子どもたちが煮魚などの献立を敬遠して食べ残してしまうことについて，最近の子どもたちは仕方ないですねと感想をもらしたところ，仕方ないとは何ごとか，子どもの健康や将来を考えて，厳選した食材を調理した給食をきちんと食べるよう指導するのが栄養士の責務ではないかと強く叱責された。たしかに上司の指摘は間違ってはいない，自分はそんなにだめな人間なのか……と自信を失い，何も言えなかった。

　次第に，上司と同席しただけで動悸がして極度に緊張が走るようになり，上司の不在時や，仕事以外の場でも，上司の怒声や厳しい顔つきを再三思い出すようになって，不安がつのり，年中気が休まらなくなった。帰宅しても，また週末でも家事が手につかなくなり，食欲もなく，無理に食事をとっても美味しいと感じなくなり，夜も寝つきが悪くなり，早朝覚醒も起こるようになった。朝の出勤時は特に憂うつだったが，何とか出社していた。

　同僚には若い女性が一人いるだけで相談相手がいない。上司の上司に相談しようかとも考えたが，上司を飛び越えて話すのは告げ口するようで恥ずべきことと思い，できなかった。夫は理解があり，家事などは最低限でかまわないと言ってくれた。いっそ仕事をやめてしまおうかとまで思ったが，家のローンを考えると，専業主婦になるというのはできない相談だった。思いあまって，母親の介護という名目で異動希望を出したが，異動してきて1年にもならないのに何を考えているのかと，上司に一喝された。

　生真面目で責任感が強いメランコリー親和型性格の女性が，厳格な上司のもとで自信も自尊心もみるみる失って，ついにうつ病に陥ってしまった事例。上司との対人関係に端を発した，典型的な就労女性のうつ病事例である。働く女性のメンタルヘルス不調については，男女雇用機会均等法制定以降，新たに総合職に採用され，ロールモデルとなる先輩のいないなかで，頑張りすぎて心身をすり減らした女性事例が多く取り上げられてきた。しかし実際には，一握りのキャリア志向女性の息切れ事例よりも，職場の対人関係を誘因として発症した本例のような事例のほうが，より一般的で事例数も多い印象を受けている。

　本事例については，薬物療法に並行して，認知の改善をめざす精神療法を開始

したが、なかなか上司や上司と自分との関係、さらに自分自身を客観視できるまでに至らなかった。本人は面接場面で気持ちを話せて楽になったとは語るものの、一進一退の日々が続いた。上司の期待に応えきれない自分に対する無力感や自責の念を、彼女は長い間ぬぐいきれずにいた。彼女の認知の変化は、パート採用の栄養士として着任してきた同年配女性の出現を待たねばならなかった。上司についての同じ悩みを、新参の同僚から打ち明けられて、自分もこのような悩みをもっていても許されるのかもしれないと初めて思えたと彼女は語った。蛇足ながら、彼女の女性上司もまた、メンタルヘルス不調に陥るリスクが高いのではないかと懸念された事例であった。

2. 職場のストレス要因にみる性差

厚生労働省が5年ごとに実施している労働者健康状況調査[4,6,13]によると、「仕事や職業生活に強い不安・悩み・ストレスがある」と答えた労働者の割合（図1）は、2007年では男性59.2%、女性56.3%であり、調査が始まった82年から常に男性のほうが3～6ポイントほど大きい。これらの労働者が、強い不安・悩み・ストレスの内容について三つまで選んだ結果をみると（図2）、男性では、職場の人間関係の問題、仕事の質の問題、仕事の量の問題、職場の将来性の問題が拮抗していたのに対して、女性では、97年、02年、07年とも職場の人間関係の問題を選んだ者が最も多く、他の要因を凌駕していた。

製造業に従事する福井県内52事業場の男性2,126名・女性1,400名を対象に「仕事のストレス判定図」調査票を用いて質問紙調査した梅沢ら[21]の結果では、女性は男性に比べて上司の支援に対する評価が有意に低かった。具体的な質問文に沿って挙げると、女性は男性に比べて、上司を、気軽に話せない、困った時に頼りになりにくい、個人的な問題の相談がしにくい、と捉えていた。女性のなかでも、SDS（Self-Rating Depression Scale）得点で抑うつ傾向が中程度の群は、同傾向が小さい群に比べて、上司の支援に対する評価が有意に低かった。一方、同僚の支援への評価については、抑うつ傾向中程度群と軽度群との差は、上司の支援についてと同様に有意だったが、男女による評価の差は小さかった。なお、仕事の量的負荷および仕事のコントロールについては、女性は男性に比べて双方とも有意に小さかった。ただしこれは横断的研究のため、上司や同僚からの支援と、抑うつ傾向との間に関係はあるとしても、それが因果関係かどうかについては何もいえない。また、この研究に限らず、「抑うつ傾向」の延長上に「うつ病」を捉えてよいのかどうかという問題も残る。

しかしながら、これらの結果からは、職業性ストレス要因には性差があり、女

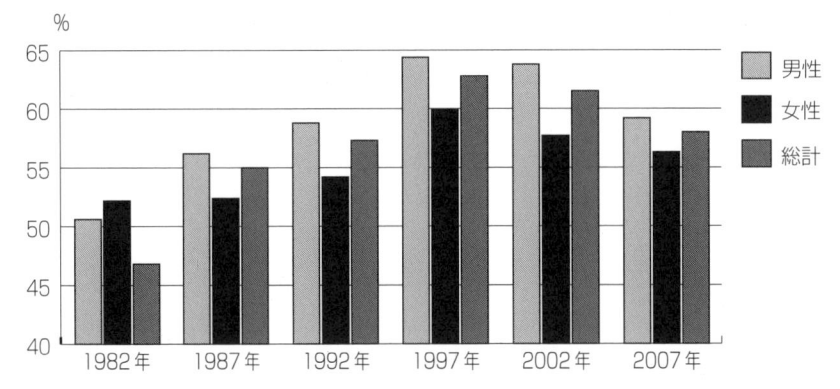

図1　仕事や職業生活に強い不安・悩み・ストレスがあると答えた人の割合

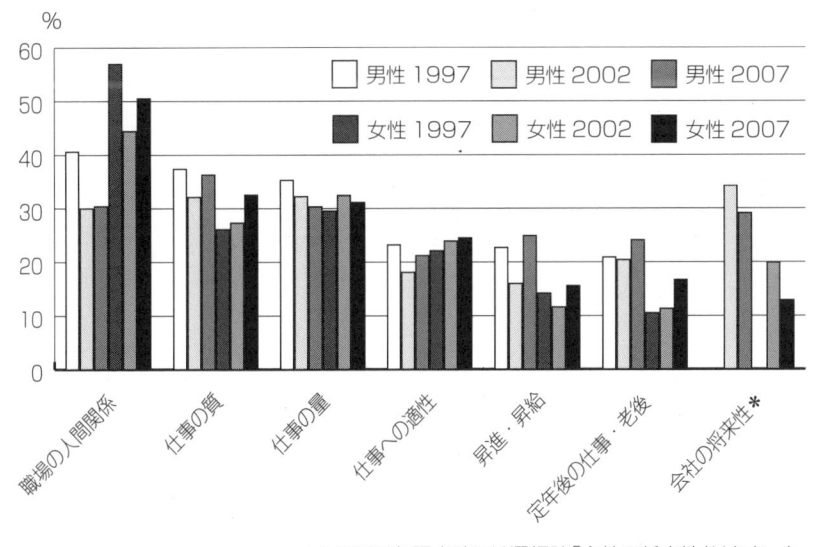

＊1997年調査時には選択肢「会社の将来性」はなかった

図2　男女別・年次別　仕事や職業生活の強い悩み・不安・ストレスの内容

性にとっては職場の対人関係が，男性にとっては仕事の量的質的負荷が，大きなストレス要因となっていることがうかがわれる。キャリアアップの機会が一般に男性より少ないと思われる女性にとっては，仕事自体よりも職場の対人関係が，より大きなストレス要因となるのかもしれない。あるいは，後述の研究成果も考え合わせると，仕事自体の負荷にかかわらず，職場の対人関係自体が女性にとって重要なストレス要因となっている可能性も考えられる。

3.うつ病のリスクとしての対人関係——その性差

性差と対人関係については,次のような示唆的な報告がある。男女ペアの双生児1057組を対象とした研究の結果,Kendler[2]は,社会的支援が低い場合,女性は男性よりも大うつ病のリスクが高まると報告した。社会的支援は,女性にとって,より強い大うつ病予防効果があるというものである。この研究での社会的支援とは,友人・知人や家族・親族などによる,より情緒的な支援を主に指している。この研究は,職域を越えて,広く「女性」と「うつ病」との間をつなぐ要因としての「対人関係」の重要さを示唆するものとしてきわめて興味深い。

III 仕事と家事との両立

1.労働力率のM字カーブ

労働力率とは,ある年齢層の労働人口を,その年齢層の人口で割ったものである。日本人女性の労働の特徴として,労働力率のM字カーブがよく取り上げられる(図3[19])。結婚・出産で一度退職するのがM字の谷間に当たり,子育てが一段落すると再び就労して第二の山を形づくる。この第二の山ではパートタイム労働が多い[10]。なお,日本人男性の労働力率は,1968年から最新統計の2008年に至るまで,25〜59歳の年齢層で90％台を維持している。

国際的に比較(図4[1])すると,韓国では日本と似たM字がみられる。一方,アメリカでは25〜54歳まで75％前後,スウェーデンでは25〜59歳まで80％台の高い労働力率を示しており,谷間がない。すなわち,女性が結婚・出産を経てもほとんどが継続して働き続ける様子が見て取れる。

日本でもM字の谷は,時代とともに浅くなり,より高年齢層へ移行しつつある(図3)。例えば1970年では25〜29歳で労働力率が45.5％と急速に落ち込み,深い谷を形成しているが,1980年以降は谷間が30〜34歳に移った。2008年では谷間はさらに35〜39歳に移りつつあり,しかも谷間でも64.9％の労働力率である。谷間が右方移動したのは女性の晩婚化が進んだためだが,谷間における労働力率の上昇は,必ずしも,既婚あるいは子育て女性の速やかな職場復帰を意味してはいない。谷間が平坦化したのは,主として独身女性で働いている者が増えているからであって,子育て女性の就業が多くなったのではないと分析されている[10]。すなわち,晩婚化によって未婚の女性労働者が増えているためであり,結婚・出産した女性が継続就業あるいは再就業できる環境が整ってきたことによるものではないという。働く女性にとって,家事・育児との両立の課題は依然として大きい。

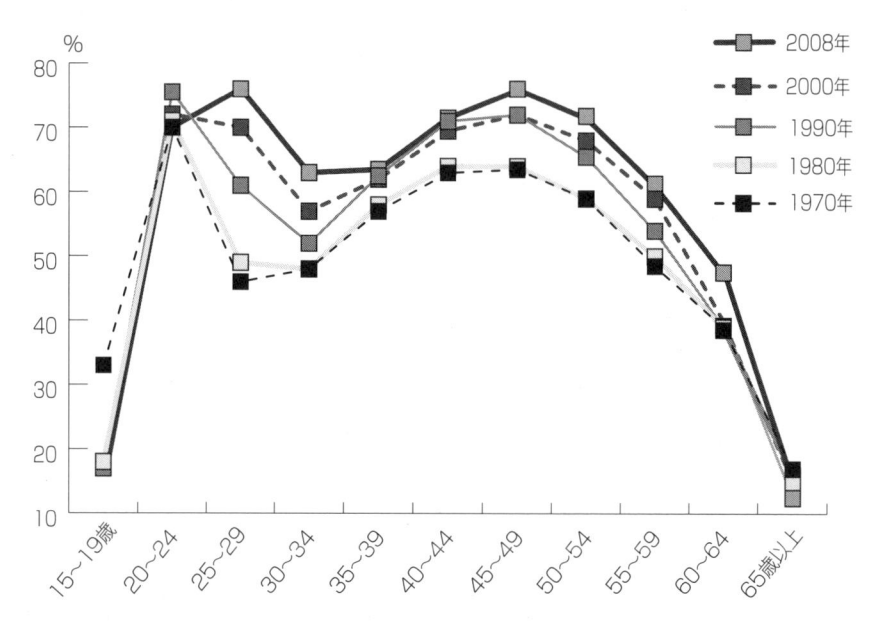

図3　年齢層別　女性の労働力率の年次推移

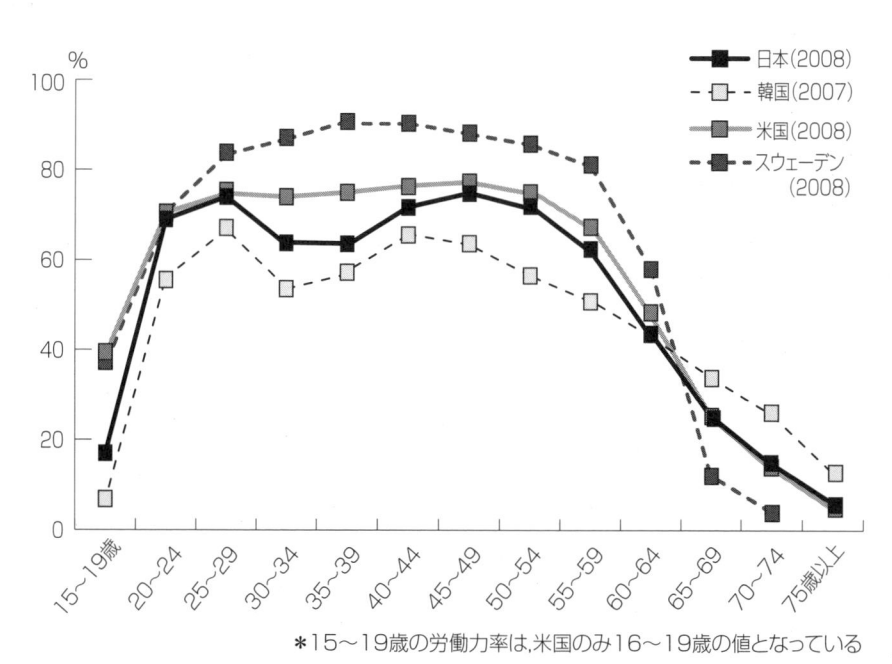

*15〜19歳の労働力率は,米国のみ16〜19歳の値となっている
図4　女性の労働力率　国際比較（ILO 労働統計年鑑）

2. 働く女性の家事・育児負担

　総務省の社会生活基本調査[16,17,18]によると，配偶者のいる就労女性が家事・育児・介護・看護に費やした時間は，96年，01年，06年で，それぞれ1日平均3時間29分，3時間17分，3時間32分と，最近10年間であまり変化がない。これに対して，配偶者のいる就労男性の場合は，12分，16分，21分であり，家事などに従事する時間が5年ごとに着実に増加してはいる。しかしながら，今なお女性との負担の差は明らかである。

　須藤ら[20]の研究によれば，子どものいる就労女性では，尿中ノルアドレナリン量や心拍数が，勤務日の帰宅後にも休日の同時間帯より有意に高い値を示し，夜には勤務日と休日との差がなかった独身女性や子どものいる男性とは異なっていた。これは，子どものいる就労女性では，本来リラックスできるはずの帰宅後にも，なお緊張状態が続いていることを示している。生理学的指標からも，就労女性の家事・育児負担が裏づけられたものと考えられる。

3. 仕事・家庭の間のスピルオーバーとうつ状態

　職場での仕事の負荷と，家庭での家事などの負荷は，単純な加算にはならない。一方での役割が他方での役割に影響を及ぼすことが考えられ，これをスピルオーバーという。このうち，好影響を及ぼすものをポジティブ・スピルオーバー，悪影響についてはネガティブ・スピルオーバーと呼ぶ。スピルオーバーは，仕事→家庭，家庭→仕事の双方向で起こりうる。わが子の笑顔に励まされて仕事に意欲的に取り組めたとすれば，それは家庭から仕事へのポジティブ・スピルオーバーに分類される。働く女性について最もよく取り上げられ，問題視されるのは，仕事から家庭へのネガティブ・スピルオーバーである。例えば，仕事が多忙で家族関係に支障を来たしたというのはその典型例であり，上述の事例で，上司との関係を苦にして家事が手につかなくなったというのもその一例である。子ども（ほとんどが小学生以下）を扶養する共働きの親については，母親のみならず，父親についても，仕事から家庭へのネガティブ・スピルオーバーが大きくなると抑うつ傾向が増すと報告されている[3,9]。

Ⅳ　おわりに

　「職場の対人関係」と「仕事と家事との両立」という二つのキーワードを立てて，働く女性のうつ病を論じてみた。

　「職場の対人関係」については，上司が部下に対して十分に配慮できれば望ましいが，事例からもうかがえるように，職場でストレス対策を講じるには非常に

難しい領域である。ことに上司との関係自体が損なわれている場合，本人からはどこへも相談しにくい。また，対策の一例として，事例検討を含めた管理職研修等への参加を当該上司に促しても，上司自身が問題であればあるほど，自覚して自ら対応が改善されることは不可能に近い。「対人関係」が働く女性のみならず，女性全般のためのうつ病予防を，あるいはストレス対策を考える上でのキーコンセプトとなる可能性があることを考えると，職域のみならず，地域でも取り組まなければならない課題であろうが，対策は一筋縄ではいきそうもない。方策の一つとしては，職場外の相談機関の活用がある。気がねせずに相談できる外部相談機関の周知徹底が必要となろう。例えば，東京都心にある「女性と仕事の未来館」では，働く女性を対象とした予約制の無料面接相談（http://www.miraikan-go.jp/soudan/）を行っている。これは治療を目的とした継続相談ではない。それでも，職場の対人関係等に悩んでおり，さりとて医療機関は敷居が高く感じられる女性にとっては，心の専門家に一度でも相談できる機会は利用価値のあるものと思われる。

　一方，「仕事と家事との両立」は，働く女性を論じるのに欠かせない，古くて新しい課題である。最近では，少子化対策という観点からもいっそう重要視されるようになってきた。少子化対策は非常に重要には違いないのだが，少子化を防ぐために女性が仕事と家事を両立できるよう対策を講じるというのは，やや了見の狭い見解であるように思われる。家事や育児，さらには介護の負担についての議論は，女性と男性の利害を対立するものとして捉えがちになるが，それは筆者の本意ではない。女性の働き方を考えることは，男性の働き方を見直すことでもある。働き方を見直すとは，ライフスタイルを見直すことでもある。最近「ワーク・ライフ・バランス[5,10,22]」という洒落た言葉をあちこちで耳にするが，これは男性女性を問わず，仕事も仕事以外も含めて生き方を見つめ直すという意味合いを含んだ概念であろう。働く，働かないという選択を含めて，男女ともに自分に合ったライフスタイルを選び取ることが可能になるような，懐の深い社会の実現を望みたい。

文　献

1) ILO (2009) LABORSTA（労働統計）
2) Kendler KS, Myers JMS, Prescott CA (2005) Sex differences in the relationship between social support and risk for major depression: a longitudinal study of opposite-sex twin pairs. Am J Psychiatry 162; 250-256.
3) 小泉智恵・菅原ますみ・北村俊則，他（2001）児童を持つ共働き夫婦における仕事から家庭へのネガティブ・スピルオーバー：抑うつ，夫婦関係，子育てストレスに及ぼす影響. 精神保健研究，47; 65-75.

4) 厚生労働省（2003）平成 14 年労働者健康状況調査報告．
5) 厚生労働省（2007）平成 19 年版労働経済の分析（労働経済白書）．
6) 厚生労働省（2008）平成 19 年労働者健康状況調査報告．
7) 厚生労働省（2009）平成 20 年度版働く女性の実情．
8) 倉林るみい・本間健資・福田秀樹（2004）就労女性に関する最近の産業保健研究の動向．産業精神保健，12; 299-303.
9) MacEwen KE, Baring J (1994) Daily consequences of work interference with family and family interference with work. Work & Stress 8; 244-254.
10) 内閣府（2009）平成 21 年度版男女共同参画白書．
11) 21 世紀の労働衛生研究戦略協議会（2000）日本の労働衛生研究の課題　第二年次報告書．
12) 21 世紀の労働衛生研究戦略協議会（2000）日本の労働衛生研究の課題　最終報告書．
13) 労働省（当時）（1998）平成 9 年労働者健康状況調査報告．
14) 社会経済生産性本部メンタルヘルス研究所（2006）産業人メンタルヘルス白書 2006 年版．
15) 社会経済生産性本部メンタルヘルス研究所（2007）産業人メンタルヘルス白書 2007 年版．
16) 総務省統計局（1997）平成 8 年社会生活基本調査．
17) 総務省統計局（2002）平成 13 年社会生活基本調査．
18) 総務省統計局（2007）平成 18 年社会生活基本調査．
19) 総務省統計局（2009）労働力調査．
20) 須藤綾子・三木圭一・矢冨直美，他（1995）子供を持つ女性の労働負担に関する生理心理学的調査．産業衛生学雑誌，37; 245-252.
21) 梅沢有美子・梅沢章男（2007）勤労者のメンタルヘルスと労働―生活バランスの関連分析―．日本社会精神医学雑誌，16; 97-111.
22) 臼井　彩・島　悟（2005）職場のメンタルヘルス［V］ワーク・ライフバランス．IE Review 46; 59-65.

第3章
女性のうつ病による子殺し

小山田静枝

I　はじめに

　うつ病の犯罪危険性は低いと考えられているが，うつ病による犯罪は拡大自殺や間接自殺など「自殺」に関連した犯罪がほとんどだといわれている。特に母子心中（拡大自殺）を目的とした殺人がうつ病の犯罪特徴として挙げられることが多く，責任能力を判定するために行われる精神鑑定でも，うつ病では母親が拡大自殺を図って子どもを殺害し，殺人罪に問われた場合が少なくない。長谷川ら[7]の報告では9年間の起訴前鑑定620例のうち躁うつ病は20例（3％）で，うつ病では女性による母子心中を意図した殺人が特徴的だったと示されている。

　自殺と殺人という対極的な行為が同時に行われる「拡大自殺」とは自殺を決意した者が道連れに身近な者，多くは家族を殺害して自殺を図ろうとするものである。自他へ向けられた攻撃性とも考えられる行為だが，拡大自殺における殺人は多くが愛他的動機によるもので，目的は自殺にあるとされ，日本では拡大自殺と無理心中がほぼ同義で使われている。

　ところで心中や拡大自殺は日本特有のものなのだろうか。心中は日本独特の死生観であるという見方もあり，心中や拡大自殺について考える際には宗教の違いを無視することはできないだろう。しかし拡大自殺の報告は欧米社会でもみられ[12]，歴史的にはオーストリア帝国皇太子だったルドルフが謎の死を遂げたマイヤーリンク事件（1889年）を心中とみる説もあることなどから，これらが必ずしも日本特有であるとは言えないようである。また，拡大自殺や子殺しの調査・研究は，複雑な司法手続きのなかで種々の制約があるのはやむを得ず，そのため実態を正確に把握することには限界はあり，傾向を示す程度にとどまっているのが現状なのではないだろうか。うつ病の母子心中の実情も，愛他性や攻撃性だけでは説明できない，他のさまざまな因子が背景に存在しているものと思われる。

　ここでは，判例雑誌にこれまで報告された，女性のうつ病による子殺しを紹介しながら特徴や傾向，問題点などを検討したい。

Ⅱ　うつ病の犯罪・殺人，子殺し，母子関係について

　従来，うつ病の犯罪は，①家族殺人，拡大自殺，②間接自殺，③制止による不注意等から生じる過失行為，不作為行為，④罪業妄想から実際やっていない罪を自分に帰する「偽りの自己帰罪」などが主と考えられていた。中田[10]の紹介によれば，Schipkowensky はうつ病の殺人を，①拡大自殺，②慈悲殺人，③死の恐怖殺人，④贖罪殺人，⑤間接自殺，⑥不安・妄想殺人，⑦発作殺人，の7類型に分け，さらにうつ病による殺人の特徴を次のように挙げている。①殺人と自殺の吻合がうつ病ほど根強い精神病はない，②うつ病者は，間接自殺の場合を除いて，犠牲者を自らが愛する者，すなわち通常は家族のなかから選ぶ，③うつ病の殺人犯人には女性が多い，④うつ病者は自分の病苦を自らが愛する，最も頼りない者へ投射する，⑤うつ病の殺人は午前中に最も多い，⑥うつ病者の殺人は，通常，患者の家族内で行われる。山上[14]の紹介によると，Böker らはうつ病暴力犯の特徴について，次のような点を挙げている。①30歳ないし40歳の，幼児をもつ既婚の女性が多い，②人格には反社会的ないし常習的攻撃的特徴がみられない，③妄想的恐怖によって自殺を意図し，さらに妄想的救済観念によって自らの家族，特に幼い子どもを殺害することが多い，④前兆としては，自殺企図ないし自殺観念についての表明が重要，⑤うつ病の発病初期よりも抑うつ性の制止や妄想が目立たなくなる時期に多い，⑥妄想的に動機づけられた慎重で現実的な計画性と，被害者側の予測・防衛の欠如および加害者が外見上あまり異常にみえないこと等から被害者の死亡率が高い。

　一方，子殺しの研究[1]でも親の「精神障害」「愛他性」などが特徴として挙げられ，母親の子殺し例では心因や子どもに心身障害がみられることがあると指摘されている。Resnick は子殺しを，①愛他的，②急性精神病，③望まれない子，④偶発事故，⑤配偶者への復讐，の五つのカテゴリーに分類した。福島は，①新生児型，②精神障害型（内因性精神病型・産後精神病型・反応性抑うつ型），③障害児型（障害のある子の将来を悲観して殺害する事例や，被害者の暴力などの問題行動を苦にして殺害する事例など），④虐待型，⑤その他，の五つに子殺しを分け，障害児型を独立させた。

　小西[8]は精神鑑定例のうち実子殺の女性19例を検討し，①母親役割同一性（強・弱），②実子殺における対象喪失への不安，恐怖（ある・なし）の2基準に基づき，A．否認型（①弱②なし），B．道連れ型（①強②なし），C．連れ戻し型（①強②あり）の3類型に分類している。「否認型」は母子関係を築く前の新生児殺例にみられるタイプで，「道連れ型」は Resnick の「愛他的」と「精神障害」に

対応し，日本の実子殺の中核をなすものである。「連れ戻し型」は独立しつつある子どもと母親の間の精神的衝突が子殺しを引き起こし，子殺しは母親にとって過去の理想的な関係に子どもを連れ戻す方法になる。他のタイプと比べると被害者の年齢が高く，成人例もあり，日本では薩美ら[13]による成人実子殺報告例などがみられる。小西は「連れ戻し型」は海外ではみられず，日本に特徴的なタイプであると指摘している。

III　判例によるうつ病者の子殺し

判例雑誌を検索した結果得られた「内因性あるいは心因性うつ病の女性による子殺し」5例[2〜6]を紹介する。全例の詳細は紙面の関係で難しいため，1例（判例A）の詳細と残り4例（判例B〜E）の概要を以下に示す（判例雑誌に記載された判決文から内容を変えない範囲で変更を加えた）。また，通常，子殺しというと実子殺しを意味することが多いが，ここで紹介する5例のうち4例の被害者は実子で，残り1例の被害者は孫だった。なお，判例A，B，Dについては鑑定医による報告[9, 11]がある。

【判例A】

事件：うつ病に罹患した41歳の母親が精神的に不安定だった長男（当時14歳）から「殺してくれ」と依頼され，母親自身に処方されていた睡眠薬を子どもたちに服用させた上で，X年2月10日長男のほか，次男（当時13歳）と長女（当時9歳）も殺害し，その後自殺を図った。

生活歴：子どもの頃から学業成績は良く，有名高校を優秀な成績で卒業し，以後事務職をしていた。知人の紹介で知り合った会社員と26歳時に結婚し，2男1女をもうけた。結婚後は夫の実家に同居していたが，義母との折り合いが悪くなり，結婚約2年後独立した。夫は出張が多く，長期の不在もあり，家事・育児はAに任されていた。育児熱心で，子どもたちの躾には厳しかったが，子どもたちもAによくなつき，子どもたちとの絆は非常に強かった。しかし，Aが夫を頼りにしないことを，夫は感じ取っていたため夫婦間にいま一つ通じ合わないところがあった。性格は完全主義，神経質，潔癖症。

病歴：X−6年秋にすべてのことにやる気を失い，希死念慮が出現した。精神科医の診察を受け，内因性うつ病の診断で薬物治療を始めた。半年くらいで軽快し，家事・育児とも以前のようにできるようになり，信仰しているキリスト教会やPTAの活動，アルバイトのほか，地域のボランティア活動もするなど，積極的な生活を続けていた。

元来内向的な性格だった長男は，小学校6年生の頃からときどき自室にこもって鍵を締め，食事を拒否したり，暴れて家具を壊したりするようになった。特に，中学2年の秋（X−1年9〜10月）には家族ともほとんど口をきかなくなり，朝食をとらず，学

校を休むこともあった。AはX－1年10月抑うつ気分，希死念慮が出現し，ボランティア活動やアルバイトは一切やめてしまい，生活は一変し，家の中で何もせず過ごすようになった。死ぬことばかり考えるようになり，夫に殺して欲しいと話すことがあった。翌X年1月5日精神科医の診察を受け，抗うつ薬の点滴と内服による薬物治療が開始され，2週間後には回復がみられた。1月28日アルバイトを再開してみたが，手が震えたり，眼がかすんでしまったりするために3日でやめざるを得なくなったことにショックを受け，いつ自殺するかわからないと夫に預金通帳の所在を告げ，「みんな私が悪かった。教育も失敗した」等普段のAからは考えられないような発言をするようになった。一方，長男は問題行動を続け，Aは長男も精神病ではないかと心配し，同月下旬長男を精神科に受診させたが，長男は医師の問いかけに泣き出し，何も答えなかったため，診断は保留され，経過をみることになり，次の予約を3週間後に入れ帰宅した。事件前日の2月9日に受診した際，病状の悪化が認められ，一旦終了した抗うつ薬の点滴が再開され，内服する抗うつ薬が増量された。

犯行：翌2月10日朝，長男が「学校へ行きたくない」と言うのでAに処方されている睡眠薬を長男に与え休ませた。しかし，長男はその後も「どうしても眠れない」と言って起きてきたので，二人で話をしていると，突然，長男が「僕はずっと前から考えていたけれど，生きる希望も勇気もなくなった。死にたいから殺してくれ」と言った。Aが「罪になるからできない」と思いとどまるよう説得を続けたところ，長男は「それなら自分で死ぬ」と言って付近にあったナイフを手にした。長男からナイフを取り上げ，説得に努め，次第に長男も落ち着いてきた。長男においしいものを食べさせようと思い，再度長男に睡眠薬を飲ませ，落ち着かせた後，食料を買うため電車に乗ってデパートへ出かけた。しかし，デパートは定休日だったので，タクシーで両親の墓所へ行き，長男の回復を願い，スーパーマーケットで買い物をして，約3時間後に帰宅した。帰宅後，長男は留守中に腕を切って自殺企図していたことを知り，必死に長男をなだめ落ち着かせた。しかし，再び長男から「やっぱり僕はだめだ。生きていけないから，早く殺して欲しい」等，繰り返し頼まれ，可哀想でどうしていいかわからなくなり，頭の中が混乱し，それまでは子どもたちの苦労を考えると，それがブレーキになって，死ぬ決断ができずにいたが，「本人の望みどおり殺してやるのが一番いい」と思った。しかし残される二人の子どもは殺人犯の子どもということになって，可哀想な思いをさせるのではないかと思い，三人の子どもを殺して，直ちに自らも死のうと考えた（事件後の精神鑑定で「色々のブレーキがみなはずれた。歯止めが一気にはずれたようになって，四人で死のうと思い込むと，出口のないトンネルの中に入り込んだようで，一途にそう思って，他のことは何も考えなかった」「一種の狂気の世界に入っていたように思う」と述べている）。午後8時頃，長男以外の二人の子どもには睡眠薬を風邪薬と偽り飲ませて眠らせた。まず午後9時半頃，長男に「本当にいいんだね」と問いかけ，黙ってうなずいたのを確認し，和服の腰紐で頸部を絞めて窒息死させた。その後，熟眠中の次男，長女を自分の手で頸部

を締めつけて窒息死させた。三人を殺害した後，夫に遺書を書き，睡眠薬40錠を服用して，自殺を図ったのち，呆然としていたところに午後10時半頃，夫が帰宅した。夫に激しく責められた後，「私を殺して」「警察へ行く」等口走っていたが，夫の通報で臨場した警察官に逮捕された。

判決：内因性うつ病に罹患し心神喪失の状態にあったと判断され，無罪となった。

【判例B】

周囲の信頼もあり，人付き合いの上手な明るい性格である未亡人で，父親や父方親戚に躁うつ病圏の遺伝負因があり，うつ病の叔母の看護をしたこともあった。出産前の姉と同居し，姉の子どもの世話をしていたが，姉が自宅に帰った負荷軽減時に初回のうつ病エピソードがみられた。その後軽躁状態を経て，事件2カ月前に2度目のうつ病エピソードが始まり，不登校等の問題を抱えていた長男に好転がみられた後も病状は変わらず，むしろ悪化していた。「この世の中は人と接しなくては生きていけない。それができない以上生きていけない。自分は死ぬ以外にはない」と死ぬことばかり考えるようになり，事件5日前に「自殺したあとのことを考えると，子どもを残して死んでしまうわけにはいかない。三人で夫のところへ行こう」と考え，長男（12歳）を殺害しようとしたが抵抗され断念した。事件当日午前4時半頃に長女（9歳）にトイレに行きたいと起こされた後，眠れずにいろいろ考えているうちに希死念慮が強まり「死ぬのは今をおいてない」と考え，2実子を殺害後，執拗な自殺企図を繰り返した。

【判例C】

家事や仕事で忙しい生活を送っていたが，母親の急逝もあって，心労が重なっていたところ，エイズ患者死亡の報道をきっかけに5年前にディスコで見知らぬ男性とキスした出来事を思い出し，エイズにかかったのではなかと不安を抱くようになった。その後「エイズに罹患し，家族もエイズに感染した」という訂正困難な妄想様観念へと発展し，希死念慮出現後に拡大自殺を図った。子どものころ親もとを離れて親戚に預けられた体験から「子どもたちを残して自分一人が死ぬのはかえって子どもたちにかわいそうだ，子どもたちや夫にもエイズがうつっているのなら，いっそのこと，家族で一緒に死んだ方がいいのではないか」と考えるようになり，長女と長男（13歳，9歳）を殺害し，夫（37歳）に傷害を負わせ，自らも包丁で死のうと試みた。精神鑑定では強迫神経症になりやすい素質をもつ自己不確実型性格が指摘されている。

【判例D】

種々の不定愁訴が始まり，精神科以外の複数の診療科を受診したが，改善がみられず，医師や友人から症状は神経から来ている等言われ，不治の精神病と考えるようになった。将来を悲観して事件1週間前にも子どもを道連れに飛び降り自殺をしようと，子どもを

連れて高層ビルに上ったが、実行しなかった。事件前日の夕食時吐き気やめまいが出現し、夫や子どもに何もしてやれない無気力感が生じ「やはり不治の病にかかっている」「これ以上自分の病気で夫に迷惑をかけるわけにはいかない」「自殺しか途はない」「幼い子どもを残して自分が死ねば子どもの存在が夫の負担になる」等考えて、子どもを道連れにすることにした。夫に遺書（27行にわたり、夫に対する申し訳なさが綴られていた）を書いた上で、夜10時頃に子どもを連れて家を出て、眠らずに迷った末、翌日の未明に長女（3歳）を11階建物屋上付近から落下させ殺害し、自分も飛び降りようとしたが未遂に終わった。

【判例E】
　元来、気丈で責任感が強く、仕事熱心で、他人に迷惑をかけることを嫌い、真面目で律儀な性格であった高齢の未亡人に、次男夫婦の問題（妻の出奔、次男の怠業、深酒）が起こり、この老婆が母親の代わりとなって2人の孫の世話をしていたが、心身の疲労を訴えて加療を受けていた。しかし、孫の夏休みを機に負担が増大し、著しい疲労感が現れた。「疲れた」としきりにつぶやいたり、長女へ早朝から深夜にまで電話し、繰り返し同じような訴えをするようになった。その後、希死念慮が出現し、次男に「死んでも葬式をださなくてよい」等漏らすようになった。自分だけが死ねば孫たちの世話をするものがいなくなり、孫たちが不憫であるという思いから、幼いほうの孫（6歳）を殺害した後、もう一人の孫と駅ホームで自殺を企図し、拡大自殺を図った。

Ⅳ　判例からみた子殺し

　全例が前科のない既婚女性であり、殺害に先行し希死念慮がみられ、拡大自殺、愛他的動機による子殺しが多く、これまでの報告と一致する特徴がみられた一方で、子殺しを希死念慮や愛他的動機だけで説明できない例もあった。
　生活状況をみると、夫をはじめ、周囲に相談できる他者が少なく、そのような家庭環境で加害者女性と被害児は一体感を強めていた。さらに加害者女性には他者から頼まれれば断れないが、自身は他者を頼ることができず、そのため家事、育児、仕事で忙しい生活を送っていた等の傾向がみられた。
　また病因や殺害に対する心理社会的ストレスの関与の程度はさまざまであったが、全例で何らかのストレスが認められ、それらによる影響は無関係ではないと考えられた。
　今後の課題として、うつ病者に何らかの要因が加わり子殺しに至ったという視点から考える必要があると考えられたが、それには父子心中を含めたうつ病の子殺しに関する精神病理の検討も必要ではないだろうか。また、本人も周囲もある程度状況を認識していたにもかかわらず、子殺しを予防できなかったという点に

表1 判例によるうつ病者の子殺し

判 例	A	B	C	D	E
事件時年齢	41	33	34	25	？老婆
最終学歴	高校卒業	高校卒業	高校（定時制）卒業	高校1年で中退	尋常小学校卒業
家族	核家族	夫を交通事故で亡くし母子家庭（未亡人）	夫の両親と同居	核家族	次男家族と同じアパートで単身（未亡人）
遺伝負因		父や叔母（躁うつ病圏）			
診断（裁判で採用された精神鑑定による）	内因性うつ病	内因性躁うつ病のうつ病相期	疲憊性（心因性）うつ病	内因性うつ病	心因性の色彩の濃いうつ病
被害者	実子3名	実子2名	実子2名と夫（未遂）	実子1名	孫1名
殺害方法	絞殺	絞殺・刺殺	刺殺	落下	絞殺
時間帯	午後(21時半)	午前（5時）	午前（4時）	午前（4時半）	午前（7時）
自殺念慮・企図の先行	あり	あり	あり	あり	あり
拡大自殺	＋	＋	＋	＋	＋
愛他的動機	あり	あり	あり	なし	あり
被害児との心理的絆	強い	強い	強い	？	強い
相談者不在	＋	＋	＋	＋	＋
状　況	夫不在がち長男に家庭内暴力や不登校などの問題 PTA、パート、ボランティアで多忙	夫の事故死長男に不登校などの問題 うつ病の叔母の看護や出産前の姉やその子どもの世話	不遇な生育歴 母親の急逝家事・パートで多忙	複数の病院を受診し服薬もしたが改善しなかった／休養で実家に戻った際、継母から夫に彼女ができてしまう等言われた	借金を残して次男妻が出奔次男の生活の乱れ（深酒や怠業）借金の肩代わり等による経済難高齢にも関わらず仕事や次男家族の世話で多忙
妄想・妄想様観念・妄想的恐怖の内容	長男に対する「精神病恐怖」「みんな私が悪かった。教育も失敗した」という微小念慮	この世の中は人と接しなくては生きていけない。それができない以上生きていけない。自分は死ぬ以外にはない。	「エイズにかかった」「家族にエイズを移した」という訂正不能な妄想様観念	「不治の病」という心気妄想「家族に対して申し訳ない」という罪業念慮	
責任能力と判決	心神喪失で無罪	心神喪失で無罪	心神耗弱で懲役5年	心神喪失で無罪	心神耗弱で執行猶予

おいても全例が共通しており，強い絆で結ばれた被害者・加害者関係にとどまらず，広い視野から対人関係を検討する必要があるだろう．そして精神科医が重視しなければならない問題として，殺害後の「喪の作業（mourning work）」が挙げられる．子殺しの精神病理は，責任能力の判定のみならず，殺害後の「喪の仕事」にも重要な役割を担っている．煩雑な司法手続きの中にある加害者の「喪の仕事」への配慮を忘れてはなるまい．

文　献

1) 福島章（1977）犯罪心理学研究Ⅰ．金剛出版．
2) 判例タイムズ 621 号（1987）226-229（判例 E）．
3) 判例タイムズ 668 号（1988）226-228（判例 D）．
4) 判例タイムズ 683 号（1989）213-217（判例 C）．
5) 判例タイムズ 717 号（1990）225-239（判例 A）．
6) 判例タイムズ 840 号（1994）238-242（判例 B）．
7) 長谷川直実・影山任佐・榎本　稔（1998）躁鬱病者の犯罪特徴―地検起訴前鑑定 9 年間の分析―．（所一彦・星野周弘・田村雅幸，他編）日本の犯罪学 8．東京大学出版会．
8) 小西聖子（1998）実子殺における母子関係．（所　一彦・星野周弘・田村雅幸，他編）日本の犯罪学 7．東京大学出版会．
9) 松下昌雄（1993）躁うつ病の責任能力．（中谷陽二編）精神障害者の責任能力．金剛出版．
10) 中田　修（1977）犯罪精神医学からみた躁うつ病．（宮本忠雄編）躁うつ病の精神病理．弘文堂．
11) 中田　修（1997）精神鑑定と供述心理．金剛出版．
12) OkumuraY, Kraus A（1996）12 patients with extended suicide psychology, personality, motivation, previous history and psychosocial conflict environment. Fortschr Neurol Psychiatr 64; 184-191.
13) 薩美由貴・小田　晋（1994）成人実子殺への精神保健学的考察．日本社会精神医学会雑誌，3; 17-24.
14) 山上　晧（1996）司法鑑定とうつ病．最新精神医学，1; 181-189.

第4章

世代間伝達と愛着困難

井上果子

　本章では，世代間伝達を受ける子どもの虐待史を概観して，関係性の問題，愛着の問題を紹介していく。

I　大人のニーズが生む子どもへの虐待

　Aries[3)] によると，中世期まで，子どもという別個の概念はなかった。12世紀頃まで絵画に描かれている幼い子どもは，子どもとしてではなく"縮小した大人"として描かれていた。つまり，子どもを説明のつけようがない"曖昧な対象"として捉えていた時代が長く続いていた。"子ども"という概念の学術的な位置づけが定まっていない20世紀のはじめに，大人の精神分析治療を通して，子どもの「心」がどのようになっているかに着目したのは，Freud S である。Freud[8)]は小児性愛についての革命的な知見を論文に発表したが，この知見は，以後の子どもの心に注目していく大切な礎となり，「子ども学」の発展に寄与している。

　つまり，20世紀以前の社会は，子どものニーズや心の発達に関心を向けていなかった[5)]。それどころか，文化や社会が形成されると同時に，子どもに対する残虐な対応が現れるようになった。子ども時代の歴史的研究はいまだ浅いが，de Mause[6)]は歴史的研究において，しばしば子ども時代が理想化して描かれていると指摘している。彼によれば，「子ども時代」の歴史研究者は事実をゆがめて記述していると指摘し，親を含む周囲の大人が自分たちの都合のために，子どもの扱い方を心情的にも現実的にも隠蔽しておく必要があったからと指摘している。

　ここでは de Mause ら，心理的側面を重視した歴史的研究者が記述している，子どもへの残虐な扱いの歴史的記載をいくつか紹介する。子どもへのこのような扱いが世代を超えて引き継がれていく背景にあるニーズが，垣間見ることができる。

　新生児を，キリスト教の「原罪」で，代々親から子へと生殖器を通じて引き継いでいる"汚染された罪の象徴"として捉えた時代があった[1)]。そのため，欧米では，新生児は"汚れて罪を背負った存在"という認識をもたれ，悪魔のようにも受け止められていた時代があった。新生児をこのように受け止める文化がある

ため、赤ん坊に虐待といういかなる悪魔退治をしても、相手は"悪魔ゆえ"周囲は罪悪感を抱かずに済んでいた。

また、赤ん坊は baby-toilet として、「排泄物（excrement）」や「排泄受け入れ器」とつなげて考えられていた。実は、ラテン語の排泄物、つまり"うんち"という意味の「メルダ merda」は、フランス語で幼い子どもという意味の「メルドー merdeux」の語源になっている。つまり、赤ん坊は排泄されるべき汚いものとして、捉えられていた時期があったことを表している。

イギリスでも 1890 年代つまり 100 年余り前までは、死んだ赤ん坊がロンドンの町に捨てられていた。ロンドンで橋を建設する時に、子どもは、いけにえとして捧げられていた。また、子どもの身体の血は、成人の病を洗い流すために使われていたこともあった。性病の治療のため、幼い女児をレイプし"浄化させる"ことは、19 世紀末に行われていたようである。こういった行為に対して大人は罪悪感を抱かず、子どもを大人の"道具"のような存在として扱い、大人の不安を取り除く対象（＝道具）として、身近な手の届くところに置いていたようである。

こうして、大人が自身の不安や、心の中で見たくない投げ捨てたいものを"受け入れさせる対象"としても赤ん坊・子どもは欠かせない存在だった。このように「排泄物」として捉えられながら、実際には大人の「排泄受け入れ器」として受け身的な役割を果たしていた。その役割を果たすためにも、子どもは大人にとって捨てがたい対象であった。大人のこのような行為が"究極の虐待"であると理解されるようになったのは、20 世紀に入ってからのことだ。

II　親のメンタルヘルス

核家族が中心となっている現代の家族形態では、子どものメンタルヘルスは親のメンタルヘルスや親準備性に依拠している。精神的に健康で親としての準備がある親の下で成長するか、精神的に不健康で親としての準備が欠けている親の下で成長するかによって、子どもが築く愛着関係は大きく異なる。

子どもの発達が理解され、子どもの心を育むことの重要性が理解されるようになった現在でさえも、子どもを、親の中に生じる不快な感情を捨て去る"心のトイレ"にする親がいる。こうした親は、自分の身体の不要物をトイレに流すように、心の中の受け止められないものや不快に感じるものを、子どもに映し出し、子どものモノとして扱う。親がわが子に向けているこの意識していない不快な感情の対応手段を精神分析では「投影」と呼ぶ。親が自身の心の排泄物を子どもに投影し、子どもの心はその排泄物を受動的に受け入れ、次第に「排泄受け入れ器」として機能していくしか選択肢がない。「排泄受け入れ器」として機能していく子

どもの親への対応と，そのやりとりを「投影性同一視」と呼ぶ。親には，わが子を自身の「排泄受け入れ器」として扱っているという認識はなく，そのように扱われている子ども自身も親の"心のトイレ"となっているという認識が全くない。実際には親から「しつけ」という大義名分で，さまざまな暴力が向けられる。閉鎖された家庭内の「しつけ」と名付けられた親の暴力には歯止めがきかない時もある。こうした暴力的なしつけ自体も「投影」という"心の水洗トイレ"に流されてしまい，問題として認識されないまま隠蔽されて，子どもは育てられ，親と似た大人へと成長していく。

Ⅲ　取り入れ

　赤ん坊は親から向けられた感情を知らず知らずのうちに受け入れて，自分のモノにしていく。この心理的現象は「取り入れ」と呼ばれる。例えば，赤ん坊と母親が互いに見つめ合っている時に，母親は赤ん坊を見つめ，赤ん坊は母親を見つめているが，さらに赤ん坊は自分を見ている母親を見つめ，母親は自分を見ている赤ん坊を見つめている。二人は二つの鏡が映し合う"合わせ鏡"のような状態となり，赤ん坊と母親がお互いの心を相手の心に絶えまなく映し合い，赤ん坊は母親が表出する心の状態を取り入れて育っていく。

　赤ん坊は，母親から自分に向けられる表情，感情，態度や声のトーンなどを取り入れて，赤ん坊はその内容に一致した「自分という感覚」を形成していく。つまり，赤ん坊は母親からの抱っこが提供する温もりだけを受け取るのではなく，表情やしぐさなどからも，母親のまなざしを通して見る「自分という感覚」を取り入れる。

　安定した母親は，子どもが発するさまざまな感情や信号を受け止めて適切に対応する。そのため，赤ん坊がたとえ不快感を抱いたとしても，母親の対応によってすぐに安堵感を取り戻す。この安堵感は自身の中に取り入れられ，自分は「安堵感を受けるに値する対象である」という安定した「自分という感覚」を次第に形成していく。

　しかし，不安が高い母親は，眼差しなどを通してわが子にその不安の信号を発してしまうため，赤ん坊も「不安そのもの」と「不安を感じる自分」を取り入れる。その結果，不安が高い赤ん坊が育つ可能性が高くなる。不安の高い赤ん坊は，些細なことでむずがかったり，泣いたりし，その状態は母親にさらなる不安を生み，母親は不安の信号をわが子に発し，その状態を取り入れた子どもの不安が増すという親子の不安の相乗的連鎖が継続される。

Ⅳ　世代間伝達

　子どもが大人となり，さらに子をもつ親となると，しばしばその親は子育てをする際に，親自身の子ども時代の養育体験を，わが子との関係で繰り返し，再現する。親から向けられた感情や関わり方を，自分でも意図せずにわが子との関係でも同じように向けてしまう。このように対人関係のあり方が世代を超えて連鎖し，再現される現象は，世代間伝達と呼ばれる。

　親から安定した養育態度を向けられて育った子どもは，やがて親になった際に，わが子にその安定した養育態度を向け，関係は再現される。つまり，精神的に安定した親に育てられた子どもは，親との間に精神的に安定した関係が育まれるため，大人になった際に親としての準備が整っており，安定した子育てが再現される。

　逆に，親から日常的に八つ当たりや暴力を向けられて育った子どもが大人になると，役割が逆転し，今度は強者（親）として，暴力的な養育態度を弱者（わが子）に向けるという関係性が再現される。

　妊娠や出産の時に，その妊婦や母親は，自身の子どもの頃の養育体験が無意識的に刺激される。親とよい関係が育まれて育った妊婦は，妊娠生活で必要な対応を着々と進める。しかし，幼い時に虐待などの被害を受けた子が，大人となって妊娠し出産する際に，恐ろしい"おばけ"が現れるような，言葉で表し難い強烈な不安を体験する[7]。自身が脳裏深くに押し殺していた幼児期の止めどない絶望や渇望に満ちた体験の記憶が，わが子の出産時に再燃する。その記憶が，親として「わが子を拒絶したい」や「わが子に攻撃を向けたい」という願望に変生してよみがえる。虐待を受けて育った子どもが親になると，その親はわが子に虐待しやすいという事実は，このような願望が背景にあるからである。

　つまり，親となった際に，自身の不快な感情や止めどない苛立ちなどを抱えられず，子どもを自身の苛立ちをすっきりさせる「心のトイレ」のように扱う。このような親はわが子を，排出したい感情を流し込むモノに仕立て，この繰り返しが何世代にも渡って親から子へと世代間伝達されるのである。こうした家族にとっては，子どもを心のトイレにする関わり方が親和的で，馴染みやすい関わりとなる。絶望や渇望しか提供しなかった親への無意識の復讐願望を，自身が親となってわが子に向けることだけではなく，子の立場から親の立場になることで，受け身的立場から能動的な立場になり，恐怖を与えた対象と同じ立場に立つことで，自身の傷つき体験を乗り越えたという"実感・錯覚"を得ることを求めているのである。

また，深刻な虐待を受けて育った子どもはしばしば親を理想化して，親を守る。例えば，「お母さんは悪くない。自分が悪いから，しつけとして，こういうことをされているのだ」というごまかしを自分に向ける。さらにエスカレートして，子どもはわざと"悪いこと"をしたり"悪い子"を演じることで，母親の怒りや処罰が間違っておらず「正当」であると思い込むという切ない関係の連鎖を発生させて，親を守ろうとすることもある。このような子どもは親を恐怖の対象と捉えると，計り知れない恐怖を感じる。そのためこの恐怖を心の奥深くに押し込み，意識では「自分の母親はやさしい，最高の母親だ」と信じ込む。この誤った理想化がさらに親に対するゆがんだ感情を生み出し，ゆがんだ関係性を築き上げる。このような子どもは親と年齢に応じた適切な距離を保った関係を築くことはできず，しばしばベッタリと「付着（adhesive）」したような親子関係が構築される[4]。

　しかし，虐待を受けた親であっても，努力して，自身の苛立ちにブレーキをかけ，自身の心の内にその苛立ちを抱えられると，浄化された内容が子どもに伝わり，子どもにより穏やかな情緒が提供され，子どもは親の「心のトイレ」になる被害を受けずに育つ。母親となった際に，自身が虐待を受けて育てられたことにしっかり直面して，自覚し，自分が受けた虐待をわが子には向けてはならない，という強い認識をもってわが子に接する場合には，虐待関係の世代間伝達は食い止められる。その際，虐待した自分の母親に対して心情的な距離を置いて，自分がどういう虐待をなぜ受けてきたかについて，なるべく客観的に理解し，正当で適切な批判ができるようになることが望ましい。親とそのような距離をもった関係を築くことで，不健康な関係性の"呪縛"から解き放たれることができるようになる。

　こういった誤った理想化の呪縛を取り去って，恐れずに自身の心の中で親に対する正当で現実的な批判ができることは，心の成熟を意味する。自身が受けた虐待を繰り返さずに食い止めるには，こうした"事実を直視する力"をもつ心の成熟が必要となる。

V　愛着困難

　精神的に健康で，親としての準備性がある親は，わが子のさまざまな欲求を適確に読み取り，それらの欲求に対応する。子どもの月齢や状況を考慮し，適切に調節された関係を子どもに提供すると，「安定した愛着」が形成される[2]。

　しかし，親が子どもに向ける適切性が欠如している場合には，「愛着困難」な関係性が育ち，さまざまな対人関係が阻害される。また，愛着困難な関係が育つのは，以下の五つのパターンの調節が親から向けられる場合である[9]。

第一は，親からの過剰な調節である。
　親は子どもの自発性を育むために，子の月齢に応じて，子に主導権を譲ることがある。ところが，過剰な調整を子に向ける親は，子どもから発せられた微細な自発性をくみ取らず，自身の視点や不安から侵入的で行き過ぎた関わりを示す。こういった関わりを向けられた子どもは，次第に親を避けるようになり，安定した愛着からほど遠い関係を形成する。
　第二は，親からの不十分な調節である。
　子どもの月齢が低いほど，親は子どもの欲求に注意を払う必要がある。ところが，不十分な調節を子に向ける親は，子どもへの応答性が乏しく，必要な抑制が欠け，無視状態に近い貧困な関わりしかもてない。こういった関わりを向けられた子どもは，回避や引きこもりや孤立に陥りやすく，安定した愛着が形成されない。
　第三は，親からの不適切な調節である。
　親が子どもに，過剰でも，不十分でもない，逸脱した調節を向けることを意味する。子どもの年齢や発達段階に対応していない調節や，子どもが発した欲求に対して親側の反応の内容がずれたり，反応のタイミングがずれたりした関わりを向ける。こうした関わりを向けられた子どもはやがて，他の人に対しても相手を否定する関わりや相手に不快感を抱かせる関わりを向け，安定した愛着とはかけ離れたネガティヴな関わりとなる。
　第四は，親からの不規則な調節である。
　親が子どもに，一貫性が欠落した調節やコントロールがない関わりを向けることを意味する。親の都合や気分によって，過剰な調節から不十分な調節へ，またさらに不適切な調節へと，関わり方がコロコロと移行する関係性である。こういった関わりを向けられると，子どもは混乱し，主体性の形成が阻害される。
　第五は，親からの無秩序な調節である。
　親が子どもに，不規則な調整よりもさらに極端に，早くコロコロ変わる，連続性や一貫性が欠乏した関わりである。こういった関わりを向けられると，子どもは深刻な精神状態に陥る傾向にあり，安定した愛着は皆無となる。
　親が子どもに向ける調節が子どもの発達や欲求に対応していなければ，また適切性に欠け，それが長期にわたって継続されると，その逸脱した調整が子どもにとって"親和的"となる。そのため，親からの不適切な調整は，不適切な対人関係の形成へとつながる。つまり，こういった調整や関係が子ども自身の心や行動に深く馴染み，大人へと成長してからも連続的にこれらの"行動"を継続させるのである。

親が言語化して意識的にわが子に伝えている"あるべき姿"よりも,むしろ親が覆い隠そうとしている自身の側面や,意識化せずに行動や表情で示す側面や,継続された関係性のスタイルが,わが子に伝達されて,反復されていくのである.

文　献

1) Allestree R (1705) The Whole Duty of Man, Laid Down in a Plain and Familiar Way. E. & R. Pawlet.
2) Anders TF (1989) Clinical syndromes, relationship disturbances, and their assessment. In Sameroff A & Emde RN (Eds.) Relationship Disturbances in Early Childhood. Basic Books. (鈴木佳子訳 (2002) 臨床的症候群および関係性阻害とそのアセスメント. (小此木啓吾監修, 井上果子訳者代表) 早期関係性障害―乳幼児期の成り立ちとその変遷を探る―. 岩崎学術出版社, pp.158-180)
3) Aries P (1960) L'Enfant et la Vie Familiale Sous L'Ancien Regime, Editions du Seuil. (杉山光信, 杉山恵美子訳 (1980) 〈子供〉の誕生. みすず書房)
4) Bick E (1968) The experience of the skin in early object-relations. International Journal of Psychoanalysis, Vol. 49; 484-486.
5) Bossard JH & Boll ES (1960) The Sociology of Child Development. Harper and Row.
6) de Mause L (1974) The evolution of childhood. In de Mause L (Ed) The History of Childhood. The Psychohistory Press, pp.1-73.
7) Fraiberg S, Adelson E, Shapiro V (1987) Ghosts in the nursery. A psychoanalytic approach to the problems of impaired infant-mother relationship. In Fraiberg L (Ed.) Selected Writings of Selma Freiberg. Ohio State University Press.
8) Freud S (1905) Three Essays on the Theory of Sexuality, The Standard Edition of the Complete Psychological Works of Sigmund Freud, The Hogarth Press.
9) Goodlin-Jones BL & Anders TF (2001) Relationship disturbances and parent-child therapy. Sleep problems. Child and Adolescent Psychiatric Clinics of North America, Vol. 10, Issue 3; 487-499.

第5章

不妊症における心理的問題

久保島美佳・福田貴美子

I はじめに

　不妊治療の進歩により1984年に日本で体外受精による初の児が誕生以来，これまでに，体外受精や顕微授精などの高度生殖医療（以下ART）により17万人以上の児が誕生している[11]（図1）。しかし，高度な技術を使っても100％の妊娠率を得られるわけではなく，ART治療を受けても20％程度の妊娠率であるという報告は依然変わらない[13]。不妊症は，結婚をし，子孫を残したいと願っても妊娠，出産といった自然と思っていた願いがかなえられない状況を言う。Maslow AHの5段階欲求にもあるように，人間のもつ欲求は，生理的欲求−社会的欲求−自我欲求−自己実現欲求といった形で低次元から高次元の欲求へと階層をなしており，低次元の欲求が満たされてはじめて高次元への欲求へと移行するものである。不妊症の子どもをもちたいという欲求は，自分らしい生き方を追及する自我欲求や自己実現欲求という高次元の欲求と言える。その高次元の欲求が満たされない，自分は子どもができにくいと気づいた時，女性としての存在価値を損なわれ見えない喪失感を伴い，健康レベルが高かった人でも身体的，精神的安定が保てなくなってしまうこともある。不妊症における心理的問題は，必ずしも本人の主訴によって顕在化されるわけではなく，一人で問題を抱え込んでいる場合も多い。今回は，不妊症看護認定看護師の立場から現代の不妊治療とそれを取り巻く不妊症患者の心理的な問題について考察し，さらにそれを重篤化させることのないように支援する方法について検討したい。

II 不妊症とは

1．不妊症の原因

　現在わが国では夫婦の10〜15％に不妊症のカップルが存在するといわれている。数年前までは夫婦の10組に1組といわれていたが，不妊症に悩むカップルは増えている。

　不妊症の定義であるが，通常の夫婦生活を営んでいるのにもかかわらず2年間

図1　ARTで生まれた児の推移

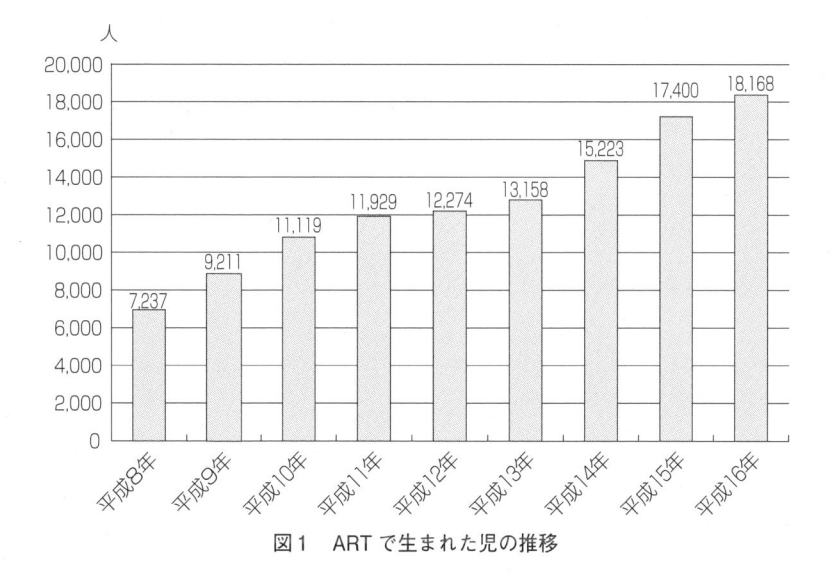

妊娠しない状態を不妊と呼ぶ。アメリカ生殖医学会では1年と定義している。一般に不妊の原因は，女性側にあると思われがちだが，実は男性側にも問題があることが多く，不妊患者の30～40％は男性不妊といわれている[1]。男性不妊の原因としては，精子の通り道に問題がある精路通過障害，精嚢や前立腺の炎症などによる副性器機能障害，精子を作る機能に問題がある造精機能障害，その他染色体異常，ED（勃起不全），射精障害（逆行性射精，膣内射精不能）などが挙げられる。女性不妊の原因としては，卵管の通過に問題がある場合や，排卵した卵子を卵管采が上手く取り込めないなどの卵管因子，子宮筋腫や子宮内膜症，ホルモンバランスの異常により毎月定期的に行われるはずの排卵が起こらない多嚢胞性卵巣症候群，30歳前後で閉経してしまう早発閉経，女性の体内に精子に対する抗体ができ，膣内に射精された精子が卵子に辿り着けない状態となる抗精子抗体陽性（免疫性不妊）などが挙げられる。また，昨今は晩婚化が進んでいる。これは，仕事や結婚，子育てなどを含めたライフスタイルや価値観が変化し，いざ子どもを産もうと思っても年齢に伴う卵子の質の低下により妊娠しにくい状態となっているという晩婚化＝高齢化に伴う不妊も挙げられる。

2．不妊治療の流れ

カップルが不妊治療を受ける場合，まずは不妊の原因を調べる必要がある。精液検査，基礎体温のチェック，女性ホルモンの検査，子宮卵管造影検査，超音波に

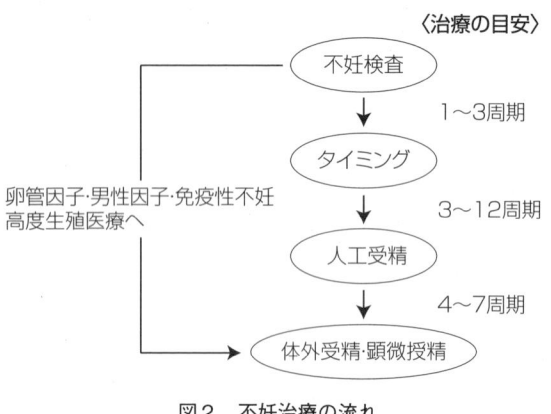

```
                              〈治療の目安〉
                         ┌─────────┐
                         │  不妊検査  │
                         └─────────┘
                              ↓      1～3周期
                         ┌─────────┐
                         │ タイミング │
   卵管因子・男性因子・免疫性不妊  └─────────┘
   高度生殖医療へ              ↓      3～12周期
                         ┌─────────┐
                         │  人工受精  │
                         └─────────┘
                              ↓      4～7周期
                         ┌──────────────┐
                         │ 体外受精・顕微授精 │
                         └──────────────┘
```

図2　不妊治療の流れ

よる卵胞発育や排卵の検査，ヒューナーテスト（夫婦間の適合性をみるための性交渉後試験）などの検査を1～3カ月程度かけて行い，その後，通常はタイミング療法を行い，妊娠に至らない場合は人工授精へとステップアップしていく（図2）。ここまでの一般不妊治療で妊娠できない場合や卵管に問題がある場合，男性側に原因がある場合等は，体外受精や顕微授精などへ進み，現在ではARTを受ける患者も年々増え，平成16年度においてはARTにより，18,000人以上の児が誕生している[5]。

3．不妊治療患者を取り巻く医療従事者や支援体制

　昨今では不妊治療は技術的な進歩ばかりでなく，その治療を受ける当事者が心身の健康を保ちながら，自分らしく不妊治療に臨むことができるよう身体的，精神的，社会的支援を行うことが重要視されている。個々の不妊治療施設でも情報提供や相談活動および精神的問題を抱える症例には心理カウンセリングなどの機会を提供するとともに，社会的側面では仕事との両立に関する各施設での診療時間に対する配慮および経済的な負担を軽減するために特定不妊治療費助成事業などの情報提供が行われている。

　また，フィンレージの会やFine（Fertility Information Network ～現在・過去・未来の不妊体験者を支援する会～）など不妊の自助グループの活躍なども目にする機会が増えてきた。

　行政では，「健やか親子21」[4]の中で，各都道府県に一つの不妊相談センターを設け，不妊に悩む地域の人のための精神的支援に取り組むとともに，特定不妊治療費助成事業を通して不妊の方に経済的援助を行っている。

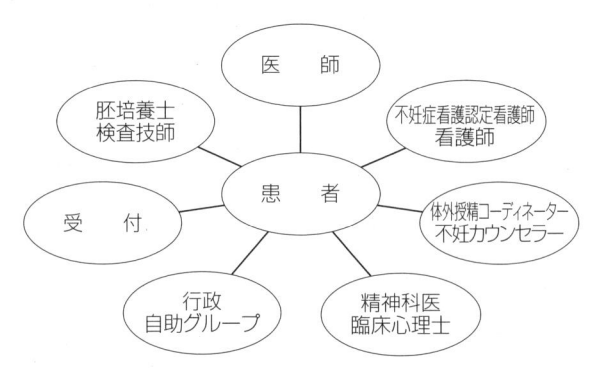

図3　不妊治療を受ける患者を取り巻く医療従事者や支援者

　看護領域では日本看護協会[12]において，不妊の問題を抱えたカップルが，治療について十分な説明や相談を通して，納得した自己決定を行えるように支援する専門職である不妊症看護認定看護師を養成するとともに，NPO法人日本不妊カウンセリング学会は，不妊カウンセリングケアの発展と普及を図り，患者が最適の治療選択が行えるよう支援する不妊カウンセラーや体外受精コーディネーターの養成を行っている。

　さらに，日本生殖医療心理カウンセリング学会では生殖医療に従事する臨床心理士の養成を行うなど生殖医療を取り巻く医療従事者や支援体制の幅は広がってきている（図3）。

Ⅲ　不妊治療を受ける患者の心理的問題
―― うつ病との関連 ――

　不妊であるカップルがおかれている状況は，結婚すれば子どもを産んであたりまえとする日本社会の文化・社会的背景と次世代の継承を担うために本来ならば第三者には知られる必要のない生殖というプライベートな領域に医療が介入すること，さらに妊娠・出産に至るまでは希望する限り周期的に治療が繰り返され，時間や費用がかかる反面，治療施設や医師により治療方針が異なるなどゴールや見通しがたちにくく，他の治療に比べ成功が保証されないという不安定な状況がある。

　また，不妊という体験は妊娠するはずであった子どもの存在を喪失するばかりでなく，多くの喪失を体験するものであるともいわれている。家族形成における希望や幻想，時間や費用，人間関係，社会的地位，健康，自尊感情などもそうである。自己実現を果たす同一線上にある挙児を得るという努力を繰り返すことに

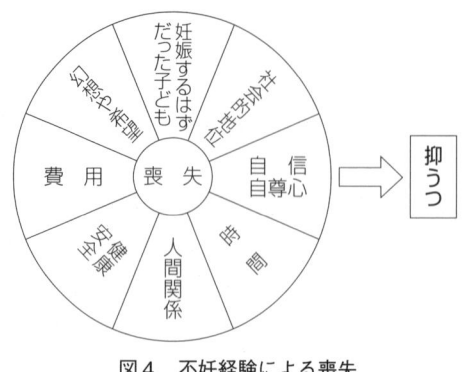

図4　不妊経験による喪失

（図中：喪失　妊娠するはずだった子ども　自信・自尊心　時間　人間関係　仕事・職業　費用　安心感・幻想）

よって，不妊のカップルは多くの喪失を体験し，その結果ARTが繰り返し不成功となった場合にLokら[7]は，約3割は軽症の抑うつが認められ，約1割は中等度から重症の抑うつを抱えた人が認められると述べている（図4）。

不妊であるというストレスが契機となり心身の不安定を呈している症例を4症例紹介する。

1．症例紹介

【症例1】他施設で体外受精を数回施行するも妊娠に至らず当施設を受診したケース

A氏，40代　不妊歴6年　不妊原因：卵管因子　職業：無し

治療を受けても妊娠しないことに対し，夫に申し訳ない気持ちが強く，妊娠できない自責の念から離婚も考えているとの訴えと，両親の介護問題も重なっていた。今後の生活への不安とともに度重なる治療の失敗，高齢による妊孕能の低下など妊娠が難しい現実と直面し，精神的に不安定な状況となり，それに伴い身体症状として便秘，肩こり，軽度睡眠障害などが認められた。

【症例2】体外受精目的にて遠方の病院から紹介されたケース

B氏，30代後半　不妊歴9年　不妊原因：男性因子　職業：有り

遠方のため主な治療は当施設で行うが，途中経過は連携病院でフォローアップし，電話連絡による対応が主となる患者であった。双方の施設の連携状態に関する不安が強く，治療施設に対する不信感や治療成績の確認，日常生活の過ごし方など再三にわたり電話があり，電話口で流涙もみられた。元来，神経質な性格で不安が強くなると過呼吸になることもあった。

【症例3】臨床心理士の心理カウンセリングを薦めたケース

C氏，40代前半　不妊歴10年　不妊原因：卵管因子　職業：有り

結婚当初は，仕事のこともあり特に子どものことなど考えていなかった。気がつくと30代後半になっており当施設を受診。不妊検査で卵管閉塞の診断を受け，体外受精を余儀なく受けることになった。治療を重ねても妊娠に至らず，繰り返す治療の不成功と

ともに年齢もすすみ妊孕能の低下も認められた。2人の子どもを授かるために努力している妻に対し，夫は治療に対する協力がまったくなく，そのうちに夫に対する不信感が芽生え，不眠，食欲不振，活気のなさなどの抑うつ傾向が認められ，臨床心理士による心理カウンセリングを受けることになった。

【症例4】不妊治療と並行して心療内科へ通院するケース
D氏，40代前半　不妊歴9年　不妊原因：男性因子　職業：無し
　夫の原因により，原因のない自分が体外受精を受けるために連日にわたる排卵誘発剤の投与や卵子を採取する痛みを伴う手術を受け，家庭にも多くの経済的負担を強いられた。親戚や近所の人から子どもをつくることに対するプレッシャーを受け,不妊のストレスが増強し，不眠，蕁麻疹，対人不安などの症状を呈していた。心療内科を受診し，うつ病と診断され内服薬も処方されていたが，不妊治療を止めることはできないと，心療内科で症状のコントロールを行いながら3度目の体外受精を行っている。

2．不妊治療中のうつ病の割合

　2006年1月から2006年12月までの1年間に当施設に不妊治療で訪れた新患の中から，うつ病症状を呈し心療内科に通院歴のある人と心療内科通院や治療初期より心理カウンセリングを受けてはいないが，医療者からうつ症状を指摘され心理カウンセリングを受けるに至った患者の割合を調査した。結果は，920名のうち初診の時点で心療内科への通院歴があった人は8名（0.8％），当施設受診後にカウンセリングを薦め，受けてもらった人は23名（2.5％）であった。一般的にうつ病の生涯有病率は6.5～14.0％といわれている[3]。また女性のうつ病の発生頻度は男性の2倍といわれており，疫学的にも性差がある。月経，妊娠，出産，更年期といった各時期にホルモンバランスの影響を受けることも大きな特徴で，女性のライフサイクルと大きな関係があるとされている[9]。

　当施設で不妊治療を受ける患者のうつ病の有病率は一般と比べて低いが，それは生殖年齢期間だけでの集計であることと，われわれが生殖医療を専門とした医療提供者であるため，うつ症状を完全に把握しきれていない可能性があること，さらに子どもをつくることにおいて積極的に治療を受け将来に向けた生活生計を前向きに考えることの可能な健康群であるということが当施設のうつ病の有病率の低さと関係していると思われる。

　しかし，不妊治療は妊娠に向けてホルモン剤を投与するなどホルモンバランスに影響を与えることが多く，松林ら[8]の報告では，不妊症の女性は，「不安」「抑うつ」「怒り」「活気のなさ」「混乱」の項目でコントロール群と比較し，有意に

高いスコアーを示しており，情緒障害は，39％に認められた。このことより，不妊の原因や期間，難治度，患者の精神疾患の既往などによって本来の精神状態から，不妊という状況が引き金となり，精神不安定やうつ病の発症および重篤化へ移行する可能性について十分に念頭に入れておく必要がある。

　また不妊は，性という領域であるために，他人に話せないという問題もある。なぜ他人には普通にできる妊娠が自分だけにできないのかという思いから自尊感情が低下し，周囲からのプレッシャーなども伴い不安や抑うつなどの誘因となる可能性も十分にある。したがって，患者の抱える問題やストレスなど，患者の変化を早期発見し，うつ病の発症や重篤化予防に向けた援助や支援体制を整えることが重要であると考える。

VI　当院における心理的問題を抱えた女性への援助

　当院ではチーム医療を行っている。図5は不妊である患者が不妊治療を受けることも含めた意思決定のプロセスを示している。近年の目覚しい生殖医療の発展に伴い，多くの治療法や氾濫する情報の中から，患者自身が適切に自分の進む道を選択することは難しく，生殖医療の不確実性や患者自身が納得した医療を受けるために EBM（evidence-based medicine：根拠に基づいた医療）に基づいた情報提供を得るなどのコンサルテーションは必要不可欠なことである。当施設ではこのコンサルテーション的側面を不妊症看護認定看護師や体外受精コーディネーターなどをはじめとした看護職が荷っている。

　一方，不妊であることは，妊娠するはずだった子どもの存在をはじめさまざまなものを喪失する体験を伴い，自尊感情や人間としての存在価値を見失うなど，女性（母性）や男性（父性）の性はもちろん，生命などの人間としての存在の根源に深く関わっているものであり，それを揺るがす危機的な状況に直面するために，密接に「心」の問題と関わることになる。したがって，専門的な精神援助を提供できる精神科医や臨床心理士など，心理臨床家のカウンセリングが必要不可欠であることも言うまでもない。コンサルテーションとカウンセリングの両方の側面がその時の患者の状況によってバランスよく配分され支援が受けられるということが，不妊症患者の精神状態を安定させ重篤なうつ病への移行を予防する一つの方法であると考える。

　不妊であるカップルが，治療を受けるか，夫婦二人の生活を送るか，あるいは養子縁組や里子を迎えるか，または第三者からの配偶子提供を受けるかなど，現在では不妊カップルの選択肢の幅は広がりつつある。しかし，一方で体外受精や顕微受精といった高度生殖医療という技術で不妊治療の幅が広がったことによ

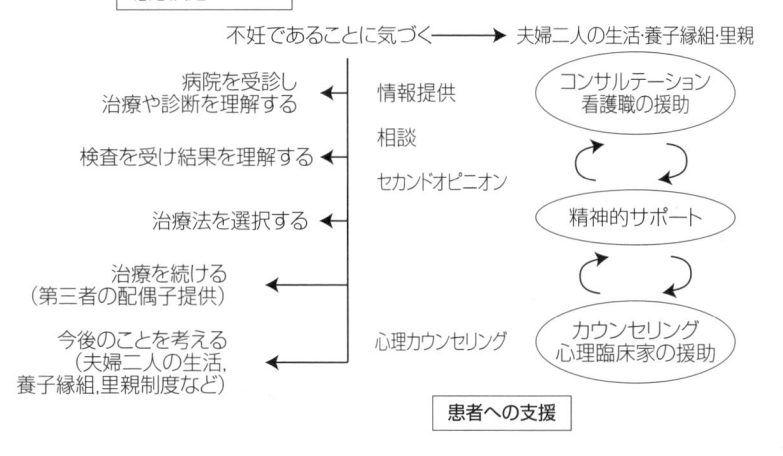

```
意思決定プロセス

不妊であることに気づく ────→ 夫婦二人の生活・養子縁組・里親

病院を受診し          情報提供         コンサルテーション
治療や診断を理解する  ←                看護職の援助

                      相談
検査を受け結果を理解する ←
                      セカンドオピニオン

治療法を選択する ←                      精神的サポート

治療を続ける ←
(第三者の配偶子提供)

今後のことを考える ←  心理カウンセリング  カウンセリング
(夫婦二人の生活,                         心理臨床家の援助
養子縁組,里親制度など)

                                        患者への支援
```

図5　意思決定プロセスとその支援

り，どこで挙児希望の思いに区切りをつけるのかという問題では，適切な時期を見失い不妊の苦悩が長期化するという問題点もある。不妊であるという現実を受け入れる作業は，人間としての存在の根源に深く関わってくるものであるため患者自身が価値観の転換や不妊体験の肯定的意味づけを行うとともに，アイデンティティの再統合などを行わなければならない。その過程で適切な支援を受けられない患者は精神状態のコントロールが不能となり，うつ病などの心理的問題を引き起こすことにつながることが考えられる。不妊の女性に関わる場合に，うつ病は月経，妊娠，出産，更年期といった各時期にホルモンバランスの影響を受けやすく，不妊症の女性とも密接に関連しているということを念頭に入れて患者の状況に合わせた支援者が援助を行う必要があると考える。

V　まとめ

　人は生まれてから老年期に至るまでそれぞれライフステージがある。思春期が終わり，就職・結婚などを迎える青年期，そして出産や育児などを通して家庭での役割を果たす生殖期，この時期に妊娠できず自分の遺伝子をもった子どもを授かることができない不妊を体験した患者の抱えるストレスは計り知れないものであろう。近年の生殖補助医療の発展はめざましいが，その反面でこれだけの技術が提供されても子どもに恵まれることがないというプレッシャーは内在的なものにとどまらず，メディアからの生殖医療に関する多くの情報発信に伴い，周囲からのプレッシャーという形にも変化する。そのような状況下で不妊治療を受ける

人々はさまざまな情報に戸惑いを覚えていることも確かである。現在の不妊治療の現状を踏まえながら，不妊に悩む人々が不妊であるということを引き金に心理的問題を重篤化させ，一人で問題を抱え込むことのないように，改めて治療を受けようとする時，治療中，そして治療を諦めた時，それぞれの場面で患者の見えにくい部分である精神的な援助に力を入れて支援を行いたいと考える。

文　献

1) 荒木重雄・浜崎京子（2003）不妊治療ガイダン第3版．医学書院．
2) 土岐　茂・岡本泰昌（2006）うつ病の病態はどこまで明らかになっているか？　医薬ジャーナル，Vol.42．NO.4．
3) 角田智哉・野村総一郎（2006）うつ病の診断―軽症を見逃さないためのコツ―．医薬ジャーナル，42(4); 89-92．
4) 国民衛生の動向（2006）第53巻第9号．pp.89-97．
5) 厚生労働省（2004）出生に関する統計の概況．http://www.mhlw.go.jp/toukei/index.html
6) 久保春海（2001）不妊カウンセリングマニュアル．不妊患者支援のための看護ガイドライン作成グループ．
7) Lok IH, Lee DT, Cheung LP, et al (2002) Psychiatric morbidity amongst infertile Chinese women undergoing treatment with assisted reproductive technplogy and the impact of treatment failure. Gynecol Obstet Invest 53(4); 195-9.
8) 松林秀彦（2002）不妊症の精神医学的側面．日本受精着床学会誌，19; 21-24．
9) 宮岡佳子（2006）ライフスタイル別の特徴と対応　妊娠，出産とうつ病．医薬ジャーナル，42(4); 125-127．
10) 森　明子・浅見万里子・有森直子，他（2001）不妊患者支援のための看護ガイドライン―不妊の検査とプロセス―．不妊患者支援のための看護ガイドライン作成グループ．
11) 日本産婦人科学会（2005）平成17年度倫理委員会　登録・調査委員会報告（平成16年分の体外受精・胚移植等の臨床実施成績および平成18年6月における登録施設名）http://www.jsog.or.jp/kaiin/html/Rinri/Rinri_report5808.pdf
12) 認定看護師制度　日本看護協会（2006）http://www.nurse.or.jp/
13) 武谷雄二・丸尾　猛・吉村泰典編（2006）先端医療医シリーズ39　産科婦人科の最新医療．寺田国際事務所／先端医療技術研究所．

第6章

喪失体験と女性のうつ病

篠田淳子

I　はじめに

　うつ病の発症に関係すると考えられるものの一つが喪失体験である。喪失体験とは，自分にとって大切なものを失う体験である。小此木[4]によれば対象喪失にはさまざまな側面がある。親や兄弟，配偶者，子ども，恋人，友人といった愛情や依存の対象となる大切な人物との死別や別れを体験することが大きな喪失体験となり，苦痛であることは想像に難くない。転勤，引っ越し，卒業や進学，結婚などの環境の変化も対象喪失となる[4]。環境の変化は，親しい人物との別れ，安心していた周囲の環境，その場での役割や様式を失うことになるため，結婚や栄転といった一見おめでたい出来事でも喪失体験につながることがある。自分にとって大切なもの，例えば自分自身の体を事故や病気や加齢によって失う場合も喪失体験となる。女性にとっては，乳がんや子宮がんなどで乳房や子宮を失うことや，閉経などが女性性の喪失につながる[2]。身体面の変化は，時には今まで信じていた現実が崩れ，思い描いていた未来を失い，自分自身のアイデンティティを失うことでもある。財産や家などの大切な所有物を失うこと，仕事，母親であることや妻であることなどの役割を失うこと，地位や友人，恋人などの他者との関係が変化し失われることも喪失体験となる。人は誰もが喪失体験と無縁ではありえず，卒業や引越しなどでの人との別れ，試験の失敗，失恋，加齢による変化や容姿の衰え，自信の喪失など，生きていく道程でさまざまな喪失を体験していると言える[2,4]。

　女性は一般的に男性と比較して家庭内での生活や人間関係の影響を受けやすい。子育てに関わる時間は女性の方が男性よりも長いことが一般的であり子どもとの別離に伴う苦痛も大きなものとなる。子どもの成長に伴う別離による抑うつ感，寂しさなどの「空の巣症候群」は喪失体験によるものである。喪失体験は誰の身にも起こることであり，辛い喪失そのものをなかったことにはできない。人生の変化には喪失がつきまとい，喪失には変化が要求される。そこにどう向き合うかは，その人の年齢や生き方，取り巻く状況などによって千差万別である。悲

しみを乗り越えて新しい力や生き方につながることがある一方で，悲しみとうまく向き合えずうつ病や不安障害などの疾患につながることがある。

Ⅱ　症　例

実際の症例をプライバシーの保護のために改変して提示する。

【症例1】子宮頸がんに罹患したAさん

　がんによる心理的なストレスがうつ病の発症のきっかけになったと考えられるケースがAさんの例である。Aさんは30代前半の会社員の既婚女性である。健康診断で子宮頸がんが発見され，その後から寝つきが悪くなり眠りが浅くなった。疲れが取れない感覚があり，がんのことや今後のことを考え不安になると，めまい感や動悸，息切れが出現するようになった。Aさんは子宮頸がんが発見されてから2カ月後に入院となり，検査を行った。検査の結果，子宮だけでなく周囲の組織を摘出する手術を医師に勧められ，Aさんは医師の方針に同意し手術を行った。手術後には抗がん剤の服薬，放射線の治療を行った。3カ月ほどたった頃にAさんはふわふわするようなめまいを感じ，次第に頭が重い感覚を感じるようになった。Aさんは再発の不安を感じるようになり，動悸が激しく気分が落ち込んで晴れないことに気が付くようになった。体も気持ちも重苦しくベッドから起き上がるのが面倒になり，病室に引きこもりがちとなった。Aさんは会社への復帰を希望していたが，復職することを考えると気持ちが重くなり，涙が勝手に流れてしまうといった状況になった。産婦人科の主治医や看護スタッフがAさんを心配して精神科の受診を勧めたために受診となった。

　担当医がAさんに話を聞くと，最近眠れない，食欲が出ない，めまいが酷くて起き上がる気持ちになれない，将来のことが心配で不安になり，動悸や息切れが酷いと訴えた。会社を休職中であるが，復職を考えると周囲の人とどう接したらよいのか自信がない，気分が落ち込んで家でも何もできそうにないし心配だとAさんは訴え，涙を流した。精神科の担当医はうつ病と考え，Aさんにまずはゆっくり休むように説明して，抗うつ薬，睡眠薬を処方した。

　Aさんは抗がん剤を使用していたために髪の毛が抜けてしまい，病棟では帽子を被って生活している状況であった。他の患者の家族や友人が面会に来て楽しそうな様子を見ると涙が勝手に流れ出してしまい，他の人が自分の姿をどう見ているのか非常に気になるようになってしまったと担当医に語るようになった。出床すると同じ病棟の妊婦や出産したばかりの母子に会う機会があった。Aさんは特に母親が小さな子どもといるのを見ていると，どうして自分だけが子どもを産めなくなってしまったのか，なぜ自分だけがこんな目にあうのかとイライラして叫び出したくなると訴えた。抗うつ薬を服薬して1カ月程たつと夜の睡眠，食欲は改善の傾向となり，イライラ感や不安感は軽減の傾向と

なった。その後Aさんの身体的な状態が落ち着いてきたために，夫の待つ自宅に退院となった。

退院後Aさんはしばらく気分の落ち込みが続き，家でも何も手に付かない状況であった。夫はAさんを気遣い，Aさんがなるべくゆっくりできるように協力していたが，Aさんは夫に対して迷惑ばかりかけてしまい申し訳ない，子どもはもう産めないし，離婚してもらった方がいいのではないかと口にするようになった。精神科の担当医には，産婦人科の外来で待つ時間，幸せそうな妊婦を見るとイライラする，夫にも申し訳なくて辛いとたびたび語り，子宮頸がんと知られると性的な偏見を受けるのではないかとの気持ちが強く，友人にも病気のことは知られたくないのだと訴えた。再発の可能性もいつも頭から離れず，動悸が続いていることを報告した。担当医は安易にAさんを励ますことはできないと考え，じっと辛い気持ちに寄り添うことを心がけた。また，夫と話し合うことを援助するように働きかけていった。Aさん夫婦は当初お互いを気遣い本心を話し合うことが難しかったが，次第に率直に話し合うことが可能となった。夫がAさんを大切に考えていることをAさんは実感できるようになった。抗うつ薬を開始して半年経過した頃には，イライラ感や気分の落ち込みは日常生活には支障がない程度となり，妊婦に会うと寂しいような悲しい気持ちにはなるもののイライラする感覚はなくなった。そして今後は夫と二人の人生を楽しむようにしようと考えることが可能になった。継続して抗うつ薬を服薬しながらであるが，段階を踏んで仕事に復帰し周囲の信頼を得て元通りの職務をこなすことが可能となった。今後体調に左右されて職務が困難になる不安がありながらも，復職を果たしたことはAさんの自信につながっている。

【症例2】夫を脳梗塞で失ったBさん

夫を失ったことによる心理的ストレスがうつ病の発症のきっかけになったと考えられるケースがBさんの例である。Bさんは50代後半の女性で，小売店を経営していた。30歳で結婚し三人の子どもに恵まれた。元来明るく社交的な性格であり日々仕事に，家事にと忙しく働いていた。Bさん夫婦は店で一緒に働き時には温泉旅行に行くなど仲良く暮らしていた。1年前にBさんの夫は脳梗塞を患い麻痺が残り闘病生活が始まった。Bさんは病院に付き添いリハビリに積極的に関わり，夫を支えた。退院後一旦病状は落ち着いたかのようであったが，リハビリはスムーズに進まなかった。Bさんは疲れが強くなり夜の寝つきが悪くなったものの仕事と家庭をやりくりして頑張っていた。ところがある夜Bさんの夫は再度脳出血を起こし，救急車で病院に運び込まれ数日後に亡くなった。Bさんは気丈に夫の葬式を取り仕切り，法要をすませた。

しかしBさんは次第に寝つきが悪くなり，夜中に何回も目が覚めてしまい，布団に入ってもぐっすり眠った感覚が得られなくなった。気分が落ち込み，顔を洗うことやお化粧することさえめんどうになり，外に出て知り合いに会うことがとても苦痛に感じられるようになった。特に朝方目が覚めたあとには，胃が重く食欲が出ない，頭が痛いといっ

た症状が出現した。大好きであったカラオケに行く気もせず，何をしても楽しめなくなってしまった。Bさんの息子が小売店を一緒に経営しており，夫の死後は息子が店を継ぎ心配ない状況にあったが，Bさんは今後の生活がとにかく不安になり，"これからどうしたらいいのか"と繰り返し考えて頭から離れない状況になった。近くの内科を受診して抗不安薬を服用するようになったが改善せず，夫の死後半年たった頃にはついに「もう死んでしまいたい」と長男に泣きながら訴えるようになった。このため，心配した長男につれられて受診となった。

　食欲がなく痩せてしまったこと，気分が落ち込み無気力になってしまい，感情がわかない，自分を責めてイライラすることや死にたくなる，頭が重い感覚などをBさんは訴えた。精神科の担当医は病歴を確認し，採血や頭部の画像検査を行い異常がないことを確認した後にうつ病と診断した。担当医は抗うつ薬，抗不安薬，睡眠薬の処方を開始した。近医からの抗不安薬や睡眠薬を大量に飲み，アルコールにも頼るようになっていたことから，担当医は依存が心配であることを説明して，自分で勝手に処方を調節しないように，またお酒は控えるように説明した。治療を開始して4カ月経過した頃には，夜眠れるようになり，食事がすすむようになった。疲れやすくおっくうな感覚が残るものの，短時間であれば外出が可能になった。治療開始半年後には，夕方に不安が増すものの，イライラ感が楽になり，家事をこなすことが可能となり，「以前よりは大分楽になりました」と担当医に報告するようになった。その頃から夫のことを語るようになった。

　Bさんは，「最近夫がよく夢に出てくるけれども，何も言わないのです」とある日ぽつりと担当医に語った。「夫の体が不自由であった時には，本当に大変でした。夫が苦しそうにしている時に何もできない自分が辛かった，毎日苦しかったです」と口にし，自分を責めてしまうことを語った。夫が死後のことを何も言い残さなかったことについて，「ずっと一緒にやってきたのだから，せめて一言何か言って欲しかった。私たち家族のことを本当に思ってくれていたのか考えてしまいます。亡くなる時も大変でしたが，夫が亡くなってからの方が辛いです」と，夫を失った寂しさだけでなく，自分を残して突然逝ってしまった夫への恨みや怒りなどの複雑な心境を語るようになった。さらに夫の兄からは，「妻なのにちゃんと見ていなかったから弟は死んでしまった，お前の責任だ」等と責められ，Bさんは非常に傷つき苦痛であったことを語った。その後もBさんは，担当医に夫の脳梗塞後の経過や家族のことをときどき思い出したように語った。担当医は話を聞きながら，Bさんが今後の生き方や楽しみを考え，気持ちを整理するのに寄り添い，一緒に考えるようにした。

　治療開始1年半後には，もともと社交的であったBさんは友人とカラオケをして気晴らしをすることが可能となった。また長男に孫が誕生して手伝うことが可能になるなど，普段の生活はほぼ問題なくこなすことが可能となった。しかし，夫の命日には今でもいろいろ思い出して辛くなる，できることなら思い出したくない，と語った。

　夫の変化を目の当たりにしたことで，Bさん自身の健康や将来，生活への不安が高ま

ったが，苦しむ夫を前にそんなことを考える自分が利己的に感じられて恥ずかしく，自分が嫌になり，そんな気持ちを誰にも言えずに自分を責めていたことをBさんは語った。担当医はBさんと，誰でも複雑な感情があること，相手を心配するだけではなく自分の体や将来が不安になり心配になるのは恥ずべきことではないことなどを話し合った。その後も抗うつ薬を継続しながら，Bさんの話を傾聴した。担当医がBさんと一緒に寄り添うことで，Bさんは少しずつ問題点を整理して自分の気持ちに向き合うことが可能になっている。

【症例3】夫への信頼を失ったCさん

　Cさんは60代の女性である。書道の教室を開き，生真面目で几帳面な性格であった。20代後半で夫と結婚したのを機に一度退職し，一男一女をもうけ，出産後は主婦業に専念していた。子どもたちが成人し結婚して家を出たのち，再度書道教室を開いて教えだした。当初教室は順調で生徒とも楽しく接していたが，次第に立ち行かなくなり，気分が落ち込む，眠れない，食欲も出ない，将来が不安だとのことで精神科を受診となった。担当医は一通り検査を行い，うつ病と診断して抗うつ薬を開始した。治療開始2カ月前後から症状は軽快を認め，1年後にはほぼ問題なく過ごすようになっていたが，気分の落ち込みや不安が続いて認められていた。

　ある日急に涙をこぼしながら，「聞いて下さい！」と診察室で担当医に訴えるため，担当医はその切羽詰まった様子に驚きながらCさんの訴えに耳を傾けた。Cさんは当初家庭に問題はないと説明していたが，初めて姑や夫に問題があることを担当医に語った。実はCさんが受診する1年程前から近所に住む姑の様子がおかしく，電話がかかってきても辻褄が合わないことが目立つようになっていた。Cさんの夫は若い頃から無口で何を考えているのか表に出さない人物であったが，Cさんは夫を立てて，黙って従っていた。姑のことが心配でCさんは夫に何度か相談したものの，夫はCさんに一緒に病院に行くように言う程度で親身になって相談にのってくれる様子がなかった。そんな夫にCさんは「自分のお母さんなのにもう少し考えてくれてもいいじゃないの……」と不満であった。姑が認知症であるとの診断を受け，Cさんは一人で姑のもとに通うようになった。仕事の時間を減らし，家事をこなしながらの介護は大変であった。帰宅後の夫にさまざまな話をしても，夫は労いの言葉一つも口に出すことがなかった。Cさんはそんな夫に仕方がないと思いながらも，情けなく悔しい気持ちが続いていた。ところが，ある日偶然Cさんは夫の部屋を掃除していた際に風俗店の名刺を発見した。Cさんはいい年をした夫なのに信じられない，何て不潔なのかと愕然としてしまったという。Cさんはその後長い間じっとその事実を胸にしまい，夫にも気づかれないように振る舞っていた。しかし，心の中では，夫への不信感と怒りがずっと続き，気分の落ち込みや不安感が高まってきたという。あまり気持ちを表現しない夫であったが信頼していたのに，自分が介護で大変な裏で何をしていたのかと信頼感が崩れてしまったという。久しぶりに会っ

た長男に姑の介護の辛さや、夫の気持ちがわからない不安を話したところ、長男は激怒して、Cさんの夫と大ゲンカになってしまった。Cさんは、家族が仲良く暮らせるように長年じっと自分を抑えて頑張っていたのに、結局家族の和を壊してしまった、どうしたらいいのか、と涙ながらに訴えた。

担当医は、Cさんが家族を気遣うあまり自分が苦しくなってしまっていることを伝え、一度夫と正直に話し合ってみることを勧めた。Cさんは今まで抑えてきたこと、姑のこと、風俗店のこと、少しは会話して欲しいことなどを涙ながらに夫に訴えた。その後夫の態度はぎこちない様子ではあるが、少しずつ変化がみられるようになった。通院を続けながら自分の気持ちを語るようになったCさんには、次第に晴れやかな表情がみられるようになっている。

Ⅲ　まとめ

Bさんがうつ病になった背景にはさまざまな原因が考えられる。夫の闘病生活や生活の変化が身体にも心にも緊張や疲れを蓄積してしまったと考えられるかもしれないし、夫を失ったことが関連しているのかもしれない。それまで夫とともに歩み、仕事も家庭も元気にこなしていたBさんにとって夫が病気にかかったことは、晴天の霹靂であった。夫の罹患はBさんの生活の基盤を揺るがす衝撃的な出来事であり、順調であった仕事の変更を余儀なくさせられ、思い描いていた生活、楽しみであったはずの引退後の夫との未来が変わることとなった。Bさんは強く孤独だと感じるようになった。Bさんの喪失体験は、大切な夫を喪失しただけではなく、経済的な喪失、夫の家族や友人への信頼感の喪失、人生の目標、夫と思い描いていた将来の楽しみの喪失など、いくつもの喪失が重なっていたことが時間がたつにつれて明らかになった。

死別後には、うつ病の有病率があがると言われ、Zisookら[6]はうつ病が死別2カ月後に24％、13カ月後でも16％と報告している。それでは、正常な悲しみ、落ち込みと、病的な落ち込み抑うつとの違いはどのようなものであろうか。DSM-IV[1]によれば、正常な悲嘆反応とうつ病の鑑別として「無価値感にとらわれていること」「長く続く著しい機能の障害」「死に際して生き残った人が取った、または取らなかった行動以外の事柄に対する罪悪感」など6項目を挙げている。自殺を検討してしまう場合や、うつ状態が長期に及ぶ場合、健康上の問題が生じた時や、何らかの依存症などが継続する場合には、専門家の受診を検討し、注意が必要である。

愛する人物を失った後の心理的な過程についてはいろいろな意見があり、個人差があるが、おおむね次のような経過が考えられる。喪失直後は、激しく混乱し、

ショック状態となる。状況を拒否し，現実を否認することもある。多くは数日から数週間以内で次の段階に移行する。次の段階は現実にとまどい，嘆き悲しみ，自分を責めたり，怒りをもったりする状況である。次第に失った人がいない現実に直面し，抑うつに沈み，不安に陥る段階を経て，故人を失ったことを容認せざるを得なくなり，生活を立て直し，新しい人間関係や環境への適応へと進む。新たな適応は，2～3年，あるいは一生かけての取り組みとなる。

　喪失体験にどう向き合っていくかは，その人を取り巻く年齢やさまざまな状況，考え方で異なったものとなる。Aさんのように若い年代であれば，新しい道を見出すことは比較的容易である。一方のBさん，Cさんの場合は，それまでの夫婦や家族の歴史を背負い，体力の衰えなどと付き合いながら喪失体験と向き合わなければならない。

　つらい体験ではあるが，喪失に向かい合い，悲しむことがそこから立ち直るためには必要である。しかしながらずっと喪失と向かい合うことは苦しいことである。日常の家事や仕事をこなすことで心の内面から離れる時間を織り交ぜ，その人なりのバランスを取っていくことも必要である。その上で一人で静かに自分の心に向き合うことや，信頼する誰かと話をすることが心の整理の助けとなる。喪失体験により，時間はかかっても，あるいは一生の仕事になるかもしれないが，失ったものや，新たな環境との新しい関係性を築き，自分の道を見出し，人生を深めることは可能である。

文　献

1) American Psychiatric Association (1994) Diagnostic and Statistical Manual of disorders, 4Th ed (DSM-IV). (高橋三郎・大野　裕・染矢俊幸訳 (1995) DSM-IV　精神疾患の分類と診断の手引．医学書院)
2) 村上典子 (2007) 中高年女性の心身医学的問題：「喪失体験」という視点から．日本診療内科学会誌，11; 169-173.
3) Neimeyer RA (1998) Lesons of Loss: A Guide to Coping. McGraw-Hill, New York. (鈴木剛子訳 (2006) 〈大切なもの〉を失ったあなたに―喪失をのりこえるガイド―．春秋社)
4) 小此木啓吾 (1979) 対象喪失―悲しむということ―．中央公論社．
5) 竹中星郎 (2005) 高齢者の喪失体験と再生．青灯社．
6) Zisook S, Shuchter SR (1991) Depression through the first year after the death of a spouse. Am J Psychiatry 148; 1346-1352.

第7章
暴力被害女性とうつ

白井明美・小西聖子

I　はじめに

　暴力被害女性の精神疾患といえば外傷後ストレス障害（以下，PTSD）が中心であると考えられやすいが，それは正確ではない。日常臨床では，被害経験のある女性のほとんどがなんらかの抑うつ症状をもっており，PTSDよりも抑うつ気分や身体的な不調，全般的な活動性の低下などが，自覚症状として捉えられていることも多い。こうした点を考えると暴力被害女性のメンタルヘルスをうつ病の視点から検討することも必要である。

　そこで本章ではまず女性における暴力被害の経験率，およびPTSD，大うつ病を中心とした精神疾患の有病率を主に北米の疫学調査および住民調査から概説する。次に，これらの精神疾患の発症に関連のある心理社会的因子について検討した研究を総括し，国内の暴力被害の動向についても付言する。最後にPTSD症状とうつ症状の重複と相違の視点から臨床における注意点について事例を交えて述べる。

　なお，本章における暴力被害とは，①成人期の身体暴力被害，性的暴力被害（警察届出の有無を問わない），②親密な他者からの暴力被害（ドメスティック・バイオレンスなどを含むIntimate Partner Violence：以下IPV），そして③児童期の虐待被害（性的虐待を含む）の3種とし，主に①を中心に述べる。もっとも女性には他の被害も存在する（例：自動車事故など）が，性暴力被害は恥や恥辱感など特有のメンタルヘルスの問題が背景に生じることなどを考慮して，この3種類に焦点を絞って述べることとした。

II　暴力被害女性に関する研究の概観

1．被害経験率とPTSD有病率に関する研究

　暴力被害者の被害率および精神疾患の有病率に関する当初の研究では不安障害や大うつ病の評価を行った臨床群の研究が多く，すでに1970年代には性暴力被害者の多くに抑うつ症状が認められ，それが長期化するという結果が示されていた[6]。1980年にDSM-Ⅲの中にPTSDが診断カテゴリーとして明確に記述されて以降

表1　被害経験の割合と精神疾患（特に大うつ病）の有病率に関する主な疫学研究

	対象	被害経験または外傷的出来事の暴露の割合	精神疾患有病率
National Comorbidity Study (NCS) (Kessler, 1995)	全米から無作為抽出成人男女5,877人	男性が60.7%、女性が51.2% 女性の性被害9.2%	PTSD生涯有病率は7.8%（男性5.0%、女性10.4%） 性被害女性のPTSD生涯有病率45.9%
National Women Study (NWS) (Resnick, 1993)	4,008人の米国成人女性対象	全体（女性のみ）68.8% 性被害（既遂）12.7%	全体のPTSD有病率12.3%（現在症が4.6%） 性被害によるPTSD有病率は生涯有病率32%、現在有病率12.4%
National Survey of Adolescents (NSA) (Kilpatrick, 2000)	4,023人の12～17歳の青年	全体69.3% (性暴力8.1%、身体的暴力17.4%)	6カ月以内のPTSD：少年3.7%、少女6.3% 生涯診断PTSD：少年6.2%、少女10.1% 6カ月以内大うつ病診断：少年7.4%、少女13.9%

の，無作為抽出による一般住民を対象とした，女性の暴力被害を変数に含む大規模研究としては，National Comorbidity Study（NCS）[13]，National Women Study（NWS）[19]，National Survey of Adolescents（NSA）[14]などが挙げられる。NWSは女性のみを対象とした調査研究である。これらのPTSDに関する結果を簡単に示しておく（表1）。

上述の研究を含むこれまでの研究における一般成人女性の性暴力，配偶者間暴力，児童期の性的・身体的虐待の被害経験の割合は6～23%と報告されている[3, 9, 13, 14, 20, 21, 24]。

性暴力被害に限らず，なんらかの外傷経験のある女性のPTSDの場合は有病率がほぼ20%[4, 13]であるのに対して，性暴力被害や児童期の性的虐待の被害女性のPTSDでは18～65%とかなり有病率の幅が広がる[13, 19, 20, 21]。ちなみに性差の問題としては，女性は男性の2倍以上PTSDを発症しやすい（男性8.2%，女性20.4%）ことも報告されている[13]。

一方，国内では現在までに暴力被害の被害率と精神疾患の有病率について評価した全国レベルの疫学研究は行われていない。そこで，ここでは行政によって行われた被害経験の割合に関する調査研究と，民間研究者による被害者を対象とした精神症状評価を行った研究を概観しておく。

2006年に3回目の報告が行われた内閣府による「男女における暴力に関する調査」では，女性1,578人のうち異性から無理やりに性交させられた経験のあるものは7.2％であった。またこれらのうちの6割以上が専門家を含め誰にも相談しなかったと述べている。これまでの内閣府や民間研究者における一般成人女性におけるレイプ（意に反する性交）の被害率は5.2～8.4％であると報告されている[1,17]。
　PTSD有病率については，民間研究者では成人女性，女子大学生，高校生，医療機関受診者などが対象とされてきた。臨床機関を訪れた性暴力被害者に対して構造化面接を行いCAPS（PTSD臨床診断面接尺度）により69.6％が現在症PTSD，89.1％が生涯診断でPTSDと判定されている[10]。ちなみにKawakamiら[12]が行った国内の一般住民対象の疫学研究では12カ月以内のPTSD有病率は0.4％であり，上述の研究と比較すると暴力被害体験を有することがPTSD発症リスクを高めると考えられる。
　ドメスティック・バイオレンス（DV）被害の場合では，民間シェルター入所女性60人を対象に行った研究では入所女性のうち40.0％がPTSDと診断され，PTSD群は，DVによる暴力の被害程度がより大きく，また全般性精神健康度がより不良であった[11]。
　また高校生（女子1,463人，男子883人）対象の質問紙調査では，女子において性交完遂とするものが5.3％あり，性交完遂者はそれ以外の被害と比較するとPTSD症状が有意に高かったとされた[18]。

2．大うつ病の有病率と合併率

　大うつ病の有病率についての一般女性を対象としたHathaway[9]の研究を見ると，IPV被害では20％であるが，性暴力被害では被害後平均8年時点で60％が中等度以上のうつ[16]，児童期の性的虐待では52％が生涯診断，10％が現在診断のうつ[21]と報告されており，対象はさまざまであるが，総括すると被害女性の約半数が抑うつ症状を長期間抱えているといえる。
　また国内の研究では，DV被害者65人を対象にMINI（精神疾患簡易構造化面接法）を用いた構造化面接を行い気分障害，不安障害（PTSDを含む）を評価したところ，気分障害，不安障害にそれぞれ4割の者が該当し，過半数は精神健康が悪かった。小分類では大うつ病16.9％であるのに対し，PTSDは7.7％であった[26]。
　これまでの暴力被害女性のほとんどの研究はPTSDを主たる評価因子として用いており，うつについてはコモビディティを特定する場合やPTSDのリスクファクターの一要因として評価され，中心となるアウトカムとして用いられていない。ま

た多くの研究での評価方法は構造化面接ではなく質問紙である。全体ではPTSDをもつ者の30～60％が大うつ病の合併をもっていることが報告されている[3, 4, 13, 21]。国内の研究でも，正常人女性のSDS得点平均値よりも高得点を示した者をうつ症状あり群とした場合，症状の認められたものは全体の65.2％であった。またPTSD診断とうつ症状ありとの合併の割合は75％であり，ほぼ同率であった[10]。

3．被害内容と精神疾患発症の関連

被害後に精神疾患を発症するにはどのようなリスクファクターがあるのかという点についてこれまで多くの要因が探索されてきたが，①被害そのものの要因，②被害後の要因の二つが大きく関連することが報告されている。

①では，性被害，虐待，IPVとさまざまな被害内容について検討されてきた。例えば，サウスカロライナ州の一般住民の成人女性399人を対象に被害経験の有無と精神疾患を構造化面接で評価したところ，悪質な強姦は大うつ病を予測した[3]。

また，6カ月以内に被害があったと回答した暴力被害の被害者においては，性被害のあることや複数の被害が大うつ病のリスクを高めると報告された[20, 23]。またWiseら[24]も性的虐待と身体的虐待の両方があることや，虐待の程度が重篤であることがうつ症状を重症化させると報告している。

一方Duttonら[5]は，裁判所やシェルターなどを通じて募集した406人のIPVの被害女性を対象として面接調査を行い，身体暴力・性的暴力・ストーキングの3種の重症度に応じた組み合わせによって，うつやPTSDの有病率に差がみられるかどうかを検討した。結果では，高程度の身体的暴力，心理的暴力，ストーキング，性的暴力のパターンの対象者が他のものよりも最も多く，95％がうつ診断を満たした。

また②の被害後の要因としては，性暴力被害女性63人を対象の調査において抑うつ高得点と正の関連が見出されたのは，「親密な他者に事件を開示できていないこと」「スティグマに関連すること」「被害者と同居する子どもの存在」「係争中の民事訴訟」であり，逆にいえば被害後にこれらのリスクに配慮することが必要であるともいえる[12]。

4．抑うつとPTSDの症状の類似重複と独立性

PTSDとうつの合併がよくみられることは前述したが，この理由については現状では統一された見解はない。一つの意見としては，両者の症状に「集中力の低下」，「睡眠障害」，「興味関心の喪失」などの項目があり，診断上の重複が存在すると考えられている[7, 22]。近年の研究結果は不安障害と気分障害の臨床像や特徴

の共通性を両者の生理学的特性の共通性，共通の薬物への反応，感情の要素の共通性などさまざまな側面で指摘している。動物実験においては社会的孤立が気分障害・不安障害的な行動を誘発していることから，両者の併存には影響を与える共通した環境的要因の存在も示唆されているという[8]。

一方 Bleich[2] は戦闘後 4～6 年の 60 人のイスラエル帰還兵で精神科治療を求めてきた者を対象に，構造化面接によって評価したが，重複する症状を除外し両診断の有病率を算出したところ，大うつ病の 98％，PTSD の 70％が診断可能であった。また女性性暴力被害者を対象とした国内研究においても同様の手続きで分析したところ，大うつ－PTSD 回避症状の相関は消失した[10]。さらに大うつ病とPTSD には異なる神経内分泌学的変化がみられるとする研究もあり[25]，両者は独立した障害であると考える研究も多い。

一般住民を対象とした多数の縦断研究において，うつを含む気分障害と PTSD を含む不安障害はそれぞれが症状の特質や経過にさまざまな下位類型をもつことが報告されている[15]。また，現状ではうつと PTSD が併存した場合の症状推移に関する縦断的研究が少ないため[22]，両者の疾患モデルの相違についてはまだ充分明らかにされていないことも多いという指摘は 10 年以上がたった現在でも変わらずにある。

Ⅲ 事例と解説

このような暴力被害女性のうつ病の典型例を簡略に示す。

【女性　初診時 52 歳　無職】

結婚 26 年。夫は公務員。一男一女がある。生育歴には特記すべきことはなく，安定した家庭で成長したという。子どもが生まれた頃から，ときどき身体的暴力があり，いつも緊張して過ごしていた。半年ほど前に転勤した頃から，夫の感情がより不安定となり暴力がひどくなる。殴られ，鼓膜が破れた。また夫は，これまで手を挙げなかった長女にも暴力を振るうようになった。それをきっかけに，当初，「夫がうつ病ではないかと思う」という相談として精神科単科病院に来院した。本人にも，抑うつ気分，不眠，家事ができない，食欲不振，頭痛等があり，うつ病と診断した。過去のことを話すのは苦痛ではあるが，トラウマティックな記憶に伴った再体験症状は存在せず，PTSD とは診断されなかった。投薬および心理治療を行ったが，当初は時間を取って，DV についての心理教育を行い，法律や福祉関係の他の機関との連携を取り，生活の安定を図った。半年たっても，夫の暴力は続き，患者は子どもとともに家を出て就職し自活を始めた。その後，長女もうつ病となり，子どもたちを支えながら生活している。3 年後になっても，

軽度抑うつはみられ，少量の抗うつ薬，カウンセリングを継続している。

　このケースでは，身体的暴力，心理的暴力は長期間にわたっている。しかし，PTSD症状は明らかではない。慢性的な抑うつ状態がみられた。患者本人は他の人との対人関係は良好であり，友人たちの助けもあって，何とか自活していけるまでになった。本人のもともと持っている適応能力の高さも，困難の中で自立を獲得できた大きな要因であろう。しかし，症状は軽快はしたものの，軽度のうつ状態は持続している。夫の暴力から逃れれば，すべてが解決するわけではなく，それに引き続くさまざまな家族の問題，生活の問題を背負うことが，本人のメンタルヘルスを悪化させていると考えられる。

【女性　初診時28歳　無職】

　ある新興宗教の信者で活動家である母のもとで育つ。二人同胞第一子。高校卒業までの生育歴には特記すべきことなし。23歳頃，海外留学先大学で強姦被害にあう。直後に大学で被害に関するカウンセリングは受けた。その後，同地に居住し続けることが苦痛となり，日本に帰国した。事件のことを思い出さないようにして，パートの通訳をしていたという。しかし，数年後，不眠と体が動かなくなったという主訴にて総合病院精神科来院。回避症状，特に感情麻痺が強く，事件のことに関して部分的に健忘があったが，再体験症状，回避症状，覚醒亢進症状，のすべてが生じており，PTSDの診断基準を満たしていた。同時に，朝布団から出られず，外に行くのが億劫である，家事や仕事を含め，物事をなかなか片づけられない，言葉が少なく，家族との関わりが減っている，自分は死んだ方が家族に迷惑をかけないのではないかと思うこともあるなどと述べ，大うつ病の診断基準も満たした。PTSDについてはPTSDに特化した認知行動療法を行ったが，強い回避があり，奏功しなかった。抑うつも軽快しないまま，4年後，外国人と結婚し，海外に移住することになった。

　性暴力被害者にはPTSDとうつ病が併存していることは珍しくない。この事例の場合も，両方の共通症状である不眠や感情の範囲の縮小などを除いても両方の診断をつけることは可能であろう。事例では，宗教上の理由によって，小さい時からネガティブな感情の表現は強く禁止されてきており，感情の生起そのものも否認される傾向にあった。「人に怒ったり，攻撃的なことを言ったりしたことはないし，兄弟とも口喧嘩したこともない。そもそもそういう気持ちをもたない」と話しており，トラウマ体験後に回避症状，特に感情の麻痺が強まったのは，このような生育環境による感情の処理方法の特異性にもよると思われる。記憶や感情が回避されることは，PTSD症状を慢性化させるものである，とする考え方から

表2　大うつ病とPTSDの類似する症状とその相違

類似する症状	大うつ病	PTSD症状
興味・意欲の減退	全般的な意欲の減退／抑制	外傷関連の刺激に触れることを恐れ、それを回避するために行動の抑制が生じる
感情の抑制	抑うつ気分／ポジティブな感情を感じにくくなる	感情の範囲が縮小し、ネガティブな感情（怒りや悲しみなど）も感じられないこともある
将来への希望のもてなさ	自責感による希死念慮／厭世観の形で示される漠然とした感情	将来の時間が続いていくという期待がもてない。何かが起きて断ち切られるという確信

すれば，このケースでのPTSDは難治である。また臨床経験からは，このような場合，うつ病も薬物療法だけではなかなか軽快しないことが予想される。

Ⅳ　正確なアセスメント
——うつ病とPTSDの症状の鑑別について——

　本論では暴力被害女性と大うつ病およびPTSD症状との関連を内外の文献をもとに概観し，事例を紹介した。最後に臨床に関して役立ちそうなことを2, 3, 述べておく。前述したように，うつと不安のオーバーラップについてはさまざまな議論があるが，それ以前に，臨床場面では，症状についての知識不足から誤診が生じることも稀ではない。

　まず，当たり前のことではあるが，現在の被害内容の重篤度を評価し，生育史の中で不適切な養育や虐待，IPVなどの暴力被害の経験があるかどうかを詳細に検討することが重要である。これは，臨床場面では治療者から具体的に問診を行わない限り，患者から申告することが難しい場合も多いからである。

　次に，抑うつとPTSDとの合併が高率であることから，うつ症状とPTSD症状の両方を正確に評価することが必要である。そこでは，以下の3点から症状の判別を行うことが求められる（表2）。

1. 例えば，「外出できない」と訴えた場合，その理由について尋ね，被害を想起させるものを避けようとして引きこもるようになったことが特定できればPTSD回避症状と捉え，うつ症状とは区別する。患者自身の「〜できない」という表現は同じでも，具体的に聞くことによって，恐怖や不安による回避なのか，抑うつ症状なのか区別することが可能である。その両方が存在する

こともある。
2．感情麻痺の訴えがあった場合，どの種類の感情を感じにくいかを聴取する。例えば喜びや楽しみなどのポジティブな感情のみならず，悲しみや怒りなどのネガティブな感情をも感じにくい場合は抑うつ症状ではなく，PTSD回避症状群における感情麻痺を検討することが必要である。
3．将来に対して悲観的な訴えがあった場合，それが大うつ病における希死念慮に関連するのか，それともPTSD回避症状群における未来の短縮感によるものかを判別する。通常PTSDの場合は「将来が断ち切られたような確信」をもっており，寿命が短くなることや将来起こるべきライフイベント（結婚，出産など）が自分には起こりえないと強く感じている場合が多い。

文　献

1) 安藤久美子・岡田幸之・影山隆之，他（2000）性暴力被害者のPTSDの危険因子：日本におけるコミュニティサーベイから．精神医学，42; 575-584.
2) Bleich A, Koslowsky M, Dolev A, et al（1997）Post-traumatic stress disorder and depression. Bri J Pchiatry 170; 479-482.
3) Boudreaux E, Kilpatrick DG, Resnick HS, et al（1998）Criminal victimization, posttraumatic stress disorder, and comorbid psychopathology among a community sample of women. J Trauma Stress 11(4); 665-78.
4) Breslau N, Davis GC, Andreski P, et al（1991）Traumatic events and posttraumatic stress disorder in an urban population of young adults. Arch Gen Psychiatry 48(3); 216-222.
5) Dutton MA, Kaltman S, Goodman LA, et al（2005）Patterns of intimate partner violence: correlates and outcomes. Violence and Victims, 20(5); 483-497.
6) Frank E, Turner SM, Duffy B（1979）Depressive symptoms in rape victims. J Affect Disord 1(4); 269-277.
7) Franklin CL and Zimmerman M（2001）Posttraumatic stress disorder and major depressive disorder: investigating the role of overlapping symptoms in diagnostic comorbidity. J Nerv Ment Dis 189(8); 548-551.
8) Grippo AJ, Wu KD, et al（2008）Social isolation in prairie voles induces behaviors relevant to negative affect: toward the development of a rodent model focused on co-occurring depression and anxiety. Depress Anxiety 25(6); E17-26.
9) Hathaway JE, Mucci LA, Silverman JG, et al（2000）Health status and health care use of Massachusetts women reporting partner abuse. American Journal of Preventive Medicine 19(4); 302-307.
10) 廣幡小百合・小西聖子・白川美也子，他（2002）性暴力被害者における外傷後ストレス障害―抑うつ，身体症状との関連で―．精神神経学雑誌，104(6); 529-550.
11) 石井朝子・飛鳥井望・木村弓子，他（2005）シェルター入所者におけるドメスティック・バイオレンス被害の実態と精神健康に及ぼす影響．精神科治療学，20(2); 183-191.
12) Kawakami N, Takeshima T, et al（2005）Twelve-month prevalence, severity, and treatment of common mental disorders in communities in Japan: preliminary finding from the World Mental Health Japan Survey 2002-2003. Psychiatry Clin Neurosci 59(4),; 441-452.

13) Kessler RC, Sonnega A, Bromet E, et al (1995) Posttraumatic stress disorder in the National Comorbidity Survey. Arch Gen Psychiatry, 52(12); 1048-1060.
14) Kilpatrick DG, Ruggiero KJ, Acierno R, et al (2003) Violence and risk of PTSD, major depression, substance abuse/dependence, and comorbidity: results from the National Survey of Adolescents. J Consult Clin Psychol 71(4); 692-700.
15) Nandi A, Beard JR, et al (2009) Epidemiologic heterogeneity of common mood and anxiety disorders over the lifecourse in the general population: a systematic review. BMC Psychiatry 9; 31.
16) Mackey T, Sereika SM, Weissfeld LA, et al (1992) Factors associated with long-term depressive symptoms of sexual assault victims. Archives of Psychiatric Nursing 4(1); 10-25.
17) 内閣府男女共同参画局（2006）男女間の暴力に関する調査．
18) 野坂祐子・吉田博美・笹川真紀子，他（2005）高校生の性暴力被害と精神健康との関連．トラウマティック・ストレス，3(1); 67-75.
19) Resnick HS, Kilpatrick DG, Dansky BS, et al (1993) Prevalence of civilian trauma and posttraumatic stress disorder in a representative national sample of women. J Consult Clin Psychol 61(6); 984-91.
20) Rothbaum BO, Foa B (1992) Subtypes of posttraumatic stress disorder and duration of symptoms. In Davidson J, Foa EB (Eds.) Post Traumatic Stress Disorder: DSM-IV and Beyond, Chapter 2. American Psychiatric Press, Washington, DC, pp.23-36.
21) Saunders BE, Kilpatrick DG, Hanson RF, et al (1999) Prevalence, case characteristics, and long-term psychological correlates of child rape among women: a national survey. Child Maltreatment: Journal of the American Professional Society on the Abuse of Children 4(3); 187-200.
22) Shalev AY, Freedman S, et al (1998) Prospective study of posttraumatic stress disorder and depression following trauma. Am J Psychiatry 155(5); 630-637.
23) Sorenson SB, Golding JM (1990) Depressive sequelae of recent criminal victimization. Journal of Traumatic Stress, 3(3); 337-350.
24) Wise LA, Zierler S, Krieger N, et al (2001) Adult onset of major depressive disorder in relation to early life violent victimisation: a case-control study. Lancet, 358(9285); 881-7.
25) Yehuda R（2000）PTSDにおける神経内分泌機能．（中根允文・飛鳥井望編）臨床精神医学講座S6　外傷後ストレス障害．中山書店，pp.75-89.
26) 吉田博美・小西聖子・影山隆之，他（2005）ドメスティック・バイオレンス被害者における精神疾患の実態と被害体験の及ぼす影響．トラウマティック・ストレス，3(1); 83-89.

第8章

女性の非定型うつ病／季節性うつ病

長井友子

I　はじめに

　非定型うつ病（atypical depression）は，数十年の歴史をもつ疾患概念であるが，近年，特に，注目されることが多くなってきた。それは，非定型うつ病患者が増加しているということを意味しているわけではなく，ひとつには，軽いうつ状態でクリニックや病院を受診する患者の増加や，非定型的症状を有するうつ病患者と臨床現場で出会う場面が増加していることが影響をしていると考えられる。また，非定型うつ病が双極性障害，パニック障害，社交不安障害をはじめとする不安障害と併存する例が多いことなどから，他の疾患との鑑別がとても困難であることにも起因している。非定型うつ病の概念および診断と治療については，現在もさまざまな議論がなされているところであり，見解が一致しているとはいえない。治療において有効性が確立されている MAO 阻害薬が，日本では使用できない背景もある。
　女性のうつ病との関連でいえば，従来のうつ病と同様，非定型うつ病も女性に多いと報告されている[2,19]。この章では，女性に多くみられる症状を絡めながら，非定型うつ病のこれまでの知見と全体像について，そして，非定型うつ病の関連疾患について述べていきたい。

II　非定型うつ病とは

　非定型うつ病とは，元来，薬物反応性によって命名されたうつ病の一亜型である。1959 年に West ら[21] が，電気けいれん療法や三環系抗うつ薬（イミプラミン塩酸塩）に比べて，MAO 阻害薬（iproniazid）によく反応する患者の臨床的特徴を「非定型」と記載したところから，その歴史は始まる。
　定型的（内因性，メランコリー型）うつ病は，特に早朝から朝方にかけて増悪する持続した抑うつ気分，不眠（入眠困難，中途覚醒，早朝覚醒等を含む）や食欲低下を特徴とするのに対して，非定型うつ病では気分反応性の（持続性がない）抑うつ気分があり，それは夕方に増悪する傾向をもち，過眠，過食，鉛様の麻痺

表1 DSM-IV-TR 非定型の特徴の特定用語（非定型うつ病診断基準）

非定型の特徴を伴うものは，大うつ病性障害，双極Ⅰ型または双極Ⅱ型障害で，気分エピソードの最も新しい病型が現在の大うつ病エピソードである場合に，現在の大うつ病エピソードの最近2週間にこれらの特徴が優勢であるとき，または気分変調性障害の最近の2年間にこれらの特徴が優勢な場合に適用することができる。現在，大うつ病エピソードにない場合は，いずれの2週間でもこの特徴が優勢な場合には適用される。

A．気分の反応性（すなわち，現実のまたは可能性のある楽しい出来事に反応して気分が明るくなる）
B．次の特徴のうち2つ（またはそれ以上）：
（1）著明な体重増加または食欲の増加
（2）過眠
（3）鉛様の麻痺（すなわち，手や足の重い，鉛のような感覚）
（4）長期間にわたる，対人関係の拒絶に敏感であるという様式（気分障害のエピソードの間だけに限定されるものでない）で，著しい社会的または職業的障害を引き起こしている。
C．同一エピソードの間にメランコリー型の特徴を伴うもの，または緊張病性の特徴を伴なうものの基準を満たさない。

（強い身体疲弊感），対人関係における拒絶に対する過敏性といった臨床症状を特徴とする。その後，コロンビア大学のStewartら[18]のグループの研究を経て，アメリカ精神医学会の操作的診断基準であるDSM-IV（1994年）でやっとその診断基準が採用された。現在使用されているDSM-IV-TR[3]の，非定型うつ病診断基準をここに示す（表1）。

Ⅲ 性　差

厚生労働省疫学研究班[13]によると，うつ病の有病率は男性が3.84%，女性が8.44%であり，女性が男性よりも2倍以上多いと報告されている。非定型うつ病も，同様に女性に多いという報告が多く，Agostiら[2]の報告によると，非定型うつ病以外のうつ病の51%が女性だったのに対して，非定型うつ病の70%が女性であり，非定型うつ病の方が有意に女性が多いことが示されている。

Ⅳ 臨床的特徴と非定型うつ病の分類

1．気分反応性について

表1では，何か楽しい出来事があった時に気分が回復するという気分反応性が診断基準として挙げられているが，坂元[17]によると，むしろよくない出来事が起こった時に激しく落ち込むという気分反応性を考慮に入れることも大切である。臨床場面では，「嫌いな上司が出席する会議の前になると気分が落ち込んでくる」という訴えや，「気分転換に帰りに友達と飲んだら楽しかった」などと聞くことが

多い。うつ病で休職中だったはずの患者が、外来で「旅行に行ってきました」と、笑顔で報告することもあり、従来型のうつ病とは違うと感じることはやはり多い。

2．過眠や過食・体重増加などの自律神経症状と鉛様麻痺について

非定型的特徴である過眠や過食・体重増加症状は、定型的うつ病症状とは正反対の自律神経症状であり、しばしば「逆転した自律神経症状」といわれる。手や足が鉛のように重く感じられることを示す鉛様麻痺を加えると、非定型うつ病の主要な身体症状として捉えることができる。

しかし、倦怠感や過眠や過食は、通常、疲労から回復する過程で示す症状でもあるため、症状の持続期間も慎重に聴取しなければならない。同時に、倦怠感や過眠や過食は、抑うつ感やいらいら感とともに女性の不定愁訴として多く聞かれる症状であり、月経前症候群や月経前気分不快障害の訴えの一部にも類似している。症状が月経に直接関連していないか、あるいは周期性があるかないかについても慎重に聴取しなければならない。プライマリケア医師が何科であるかで、診断が分かれる可能性はある。

また、うつ病エピソードにおける過眠や過食の存在は、たとえ現在が単極性うつ病エピソードを見せていても、将来、双極性障害へとシフトする可能性のある症例（潜在的双極性障害）の予測因子として指摘されている[16]。双極性障害の可能性も念頭において、軽躁エピソードの聴取を心がけたり、考慮したりする必要があるだろう。また、季節性うつ病も過眠や過食（特に炭水化物・糖分の摂取）症状を特徴とする。いずれにせよ、慎重な症状聴取によって、過剰な診断につながらないように、注意することが必要であろう。

3．拒絶への過敏性について

拒絶への過敏性とは、他者から拒絶されたり批判されたりすることに対して、過剰に落ち込んだり、過剰に攻撃的になったりする反応を示す。そのために人と衝突してしまったり、あるいは対人関係を避けてしまったりすることで社会生活に支障をきたし、安定した人間関係が築けなくなってしまう恐れがある。また、拒絶への過敏性がもたらす対人パターンが、境界性パーソナリティ障害、自己愛性パーソナリティ障害や回避性パーソナリティ障害の患者が示す対人パターンと、一見、類似しているため、臨床場面においてパーソナリティ障害の印象をもってしまう臨床医も少なくない。一旦、パーソナリティ障害の印象をもつと、主治医側の態度も慎重になりすぎたり、面接が緊張感をはらんだものとなったりして、その態度が、彼ら特有の「過敏さ」で、「主治医に否定された、批判された」と受

け取られてしまうかもしれない。診察場面において主治医に対しても，彼らの対人パターンが再現されてしまうことがあるため，治療の中断や治療関係の悪化につながる可能性がある。治療者が男性で患者が若い女性であれば，「上司に注意された」体験と重ねられたり，治療者が女性であれば，「母親に叱られた」体験と重ねられたりすることもある。「苦しんでいるのは当人である」という認識を忘れずに，なるべく先入観をもたないように慎重に接する必要がある。

DSM-IV-TRでは，拒絶への過敏性が，気分障害のエピソードの間だけに限定されるものでないとしているが，臨床の現場では，病前の環境への適応はむしろ良好で過剰適応を示していた例や，うつ病エピソードの改善とともに過敏性が改善する例を見ることも少なくない。拒絶への過敏性という特徴が病前気質であるのか，あるいは病中や病後の気質変化であるのか，ということに関しても議論が多いところである。気質との関連は，以下の非定型うつ病の分類と他疾患との関連でも説明する。

4．非定型うつ病の分類

Davidson[6]は非定型うつ病を，不安や恐怖が前景にたつAタイプと，逆転した自律症状（過眠・過食・体重増加）や気分の動揺が前景にたつVタイプに分類した。それより以前に，コロンビア大学グループのLiebowitzとKlein[14]は，不安症状を持たずに逆転した自律神経症状を持った患者群をhysteroid dysphoria（ヒステリー性不機嫌症）という一群に分類し，外交的で人から注目されることと賞賛されることを好むが，拒絶には脆いと表現した。

貝谷[12]の見解では，Aタイプは社交不安障害の併存が多くみられ，さらには広場恐怖を伴うパニック障害が認められることがある。幼小児期より人見知りや特定の恐怖症の既往もしばしば認められるが，手間のかからないいわゆる「良い子」として育ってきた人が多い。そして，Vタイプは発病までは秀才やエリートだが，ひとたび困難に遭遇すると崩れてしまうことが多い，と述べている。

しかし，診療場面では脆さとともに，何かのきっかけ（交際相手ができた・異動など）を見つけると気分はむしろ高揚して，休職中の患者がとんとん拍子に復職につながる例も少なからず経験するので，患者が本来もっていたはずの適応能力や，過敏さの裏にある他人への気遣いを忘れずに，回復を信じることも大切である。治療者が明るい展望をもつということは，患者の回復に少なからず貢献すると考えられる。

V 他疾患との関連

1. 双極Ⅱ型障害との関連

　双極Ⅱ型障害は，1回以上の大うつ病エピソードと，少なくとも1回以上の軽躁病エピソードの存在が認められる気分障害である[3]。非定型うつ病と同じく，DSM-IV（1994年）で初めて，公式な診断名となった。Benazzi[5] が大うつ病性障害254例と双極Ⅱ型障害348例を分析したデータによれば，大うつ病性障害患者のうちの非定型うつ病患者は27.7％，双極Ⅱ型障害患者のうちの非定型うつ病患者は54.7％であり，双極Ⅱ型障害と非定型うつ病との関連が示された結果となった。つまり，双極Ⅱ型障害の患者がうつ病エピソードの時には，非定型うつ病の特徴を示す例が多いことを示唆している。

　また，非定型うつ病の診断基準を満たす症例[4] では，若年発症例が多く，女性に多く，双極Ⅱ型障害の合併が多かった。臨床場面では，若い女性で非定型うつ病像を示す患者が来院した時に，双極Ⅱ型障害を念頭において病歴聴取をする必要がある。しかし，双極Ⅱ型障害の患者は初診では，ほぼ，抑うつ症状を主訴に来院する。軽躁病エピソードは短期間である場合が多く，また，本人の自覚がないために見過ごされてしまうケースが多い。非定型うつ病と双極Ⅱ型障害では，治療方針も変わってくるため，注意深い問診が大切である。双極Ⅱ型障害であった場合は，双極Ⅰ型障害に準じた薬物療法を行っていく必要がある。抗うつ薬の使用は最小限にして，気分安定薬中心の処方を行っていくべきである。特に，三環系抗うつ薬の使用は躁転の危険，病相期の不安定化という問題があるため，禁忌といえよう[8]。

2. 不安障害との関連

　DSM-IVでの不安障害は，八つのカテゴリーに分けられる。パニック障害(PD)，広場恐怖，特定恐怖，社交不安障害（社会恐怖・SAD），全般性不安障害（GAD），強迫性障害（OCD），外傷後ストレス障害（PTSD），急性ストレス障害（ASD）に分類されている。不安障害で問題になってくるのは，他の精神疾患との併存例である。非定型うつ病は，Davidson[6] のAタイプの分類からもわかるとおり，パニック障害や社交不安障害などの，不安や恐怖症状が前景に出る一群がある。多田[19] の報告でも，社交不安障害と強迫性障害との併存が多いことが確認されている。一方，双極性障害の側からみても不安障害との合併率が高くFreemannら[7] によると，特にパニック障害（10～62％），社交不安障害（0～47.2％）との併存が多い。不安障害を併存している患者は，電車に乗れないなど社会生活を送る

上で困難を生じている例が多いため，早期に適切な診断と治療を受けることが大切であろう。

3．パーソナリティ障害との関連

　非定型うつ病の患者が示す，拒絶への過敏性，そこから生じる不安定で激しい対人関係は，境界性パーソナリティ障害の症状とも共通点がある。また，一部の患者では，非定型うつ病と境界性パーソナリティ障害が併存しているのではないか，と感じることがあるのは否定できない。しかし，実際に入院治療などで患者を観察していると，抗うつ薬を減量していき，気分安定薬を投与することで，驚くほどに症状が改善していく例を多くみる。激しい感情表現や問題行動が躁うつ混合状態からもたらされている可能性もあり，また，抗うつ薬によって情動不安定を呈していたりする例があることを忘れずに診療していくことが大切である。薬物反応性がある点や，主治医に対して，あまり操作性がない点などをよく観察する必要がある。

Ⅵ　治療について

1．薬物療法

　非定型うつ病の概念は，先に述べた通り，三環系抗うつ薬よりもMAO阻害薬に反応する患者の特徴を挙げていったところから始まったものであるため[21]，MAO阻害薬の有効性はほぼ確立されている。しかし，わが国ではMAO阻害薬が使用できない点が問題である。Henkelら[9]が非定型うつ病に対する，MAO阻害薬と選択的セロトニン再取り込み阻害薬（SSRI）との比較のメタ解析を行っており，その中で両者に差はないと言っている。とすれば，抑うつ状態に対しては少量のSSRIから開始していくのが実際的であろう。現在，わが国で発売されているSSRIは，フルボキサミンマレイン酸塩，パロキセチン塩酸塩水和物，セルトラリンであるが，その中でもセルトラリンは若干のドパミン賦活作用を有するため，非定型うつ病に対して効果が高いといわれている。

　なお，私見であるが，双極Ⅱ型障害を視野に入れた治療を常に考慮し，抗うつ薬単独ではなく，炭酸リチウムやバルプロ酸ナトリウムなどの気分安定薬の併用が望ましいことを日々の臨床からも経験することが少なくない。

2．精神療法

　Jarrettら[11]が非定型うつ病患者108名を無作為に，認知療法群，MAO阻害薬（phenelzine）投与群，プラセボ投与群の3群に分けて10週間の治療効果を比較検

討したところ，認知療法群はプラセボ投与群より有意に改善率が高く，phenelzineと同等に有効であった。非定型うつ病に対しても，認知療法は有効であると考えられる。坂元[16]は，非定型うつ病，未熟型うつ病[1]や逃避型抑うつ[10]といった現代型のうつ病に対しては，従来のうつ病に対する小精神療法は行わない方がいいと述べている。確かに，上司に叱責されたなどの対人関係のつまずきなどから会社に行けなくなってしまった例に対して，「うつ病だから休んでもいい」と伝えることは，彼らのストレス対処法を強化することになってしまうかもしれない。彼らの発言をあまりに肯定しすぎると，休んでいる間に「自分は悪くない」という考えを膨らませ，他罰的感情を増長させる可能性もあるだろう。実際，毎回上司や会社の悪口といった同じ話題から脱することができない例も多くみかける。しかし，こちらが批判的発言をした時に，過剰に攻撃的な反応を示す時があるので，彼らが現実感を見失わないように導きながら，適度に激励していく兼ね合いが難しいところである。

Ⅶ　季節性うつ病（季節性感情障害）

　大うつ病エピソードの開始と寛解が，一年の特別な時期に関連を持つものを季節性うつ病（季節性感情障害：seasonal affective disorder）という。例えば，北半球では，10月初めから11月の終わり（秋から冬）に症状が出現し，2月中旬から4月中旬（春）にかけて寛解し，夏は正常～軽躁状態となることが多い。過眠や過食（特に炭水化物・糖分の摂取），時には強い疲労感という，非定型症状を特徴とし，欧米では特に女性に多く発症すると報告されている[9]。同じ非定型症状を有するところから，非定型うつ病との鑑別が必要である。Terman[20]は，季節性の特徴は示さない非定型うつ病患者と，季節性の特徴を示す患者に高照度光療法を行って，抑うつ症状の改善率をハミルトンうつ病尺度で比較したところ，前者では13%の改善率であったのに対して，後者の季節性うつ病患者では92%の改善率であったことを報告している。このように，非定型うつ病では効果がみられない高照度光療法が高い有効率を示す点から，季節性うつ病は非定型うつ病とは異なった病態であると考えられている。非定型うつ病で特徴的な，気分反応性や拒絶への過敏性もみられず，通常，秋から冬以外の季節では自然寛解することも特徴である。

文　献

1) 阿部隆明 (2006) 未熟型うつ病. 精神療法, 32(3); 293-299.
2) Agosti V, Stewart JW (2001) Atypical and non-atypical subtypes of depression: comparison of social functioning, symptoms, course of illness, co-morbidity and

demographic features. J Affect Disord 65(1); 75-9.
3) American Psychiatric Association（2000）Diagnostic and Statistical Manual of Mental Disorders, Fourth Edition, Text Revision.
4) Benazzi F（1999）Prevalence and clinical features of atypical depression in depressed outpatients: a 467-case study. Psychiatry Res 86(3); 259-65.
5) Benazzi F（2005）Testing atypical depression definitions. Int J Methods Psychiatr Res 14(2); 82-91.
6) Davidson JR, Miller RD, Turnbull CD, et al（1982）Atypical depression. Arch Gen Psychiatry 39(5); 527-34.
7) Freeman MP, Freeman SA, McElroy SL（2002）The comorbidity of bipolar and anxiety disorders: prevalence, psychobiology, and treatment issues. J Affect Disord 68(1); 1-23. Review.
8) Ghaemi SN, Boiman EE, Goodwin FK（2000）Diagnosing bipolar disorder and the effect of antidepressants: a naturalistic study. J Clin Psychiatry 61(10); 804-808, quiz 809.
9) Henkel V, Mergl R, Allgaier AK, et al（2006）Treatment of depression with atypical features: a meta-analytic approach. Psychiatry Res 141(1); 89-101.
10) 広瀬徹也（2006）逃避型抑うつ．精神療法，32(3); 277-283.
11) Jarrett RB, Schaffer M, McIntire D, et al（1999）Treatment of atypical depression with cognitive therapy or phenelzine: a double-blind, placebo-controlled trial. Treatment of atypical depression with cognitive therapy or phenelzine: a double-blind, placebo-controlled trial. Arch Gen Psychiatry 56(5); 431-7.
12) 貝谷久宣 & 不安抑うつ臨床研究会編集（2008）非定型うつ病．日本評論社，pp.21-56.
13) 川上憲人（2007）うつ病の疫学と国際比較．日本臨牀，65(9); 1578-1584.
14) Liebowitz MR, Klein DF（1979）Hysteroid dysphoria. Psychiatr Clin North Am 2; 555-575.
15) Rosenthal NE, Sack DA, Gillin JC, et al（1984）Seasonal affective disorder. A description of the syndrome and preliminary findings with light therapy. Arch Gen Psychiatry 41(1); 72-80.
16) 坂元　薫（2008）操作的診断 vs 従来診断―非定型精神病とうつ病をめぐって―．（林　拓二・米沢　博編）専門医のための精神科臨床リュミエール３．中山書店，pp.125-189.
17) 坂元　薫（2009）非定型うつ病はうつ病か？ ―非定型うつ病の診断と治療をめぐる Controversy―. Depression Frontier 7(1); 30-35.
18) Stewart JW, McGrath PJ, Rabkin JG, et al（1993）Atypical depression. A valid clinical entity? Psychiatr Clin North Am 16(3); 479-95. Review.
19) 多田幸司・山吉佳代子・松崎大和（2005）非定型うつ病の症例研究．精神神経学雑誌，107; 323-340.
20) Terman M, Terman JS, Quitkin FM, et al（1989）Light therapy for seasonal affective disorder. A review of efficacy 2(1); 1-22.
21) West ED, Dally PJ（1959）Effects of iproniazid in depressive syndromes. Br Med J 13; 1(5136); 1491-4.

第Ⅳ部

女性のうつ病とコモビディティ(併存障害)

第1章
摂食障害とうつ病

西園マーハ文

I　はじめに

1. 摂食障害の中の抑うつとコモビディティとしての気分障害

　摂食障害の有病率には極端な性差がある。摂食障害と気分障害の関連は深く，過去には，摂食障害は，年齢とジェンダーに特化した気分障害の亜型という考え方もあったほどである。また，摂食障害には気分障害の家族歴も多く，薬物療法としても抗うつ剤は重要である[4,22]。症状面で言うと，コモビディティとしてのうつ病だけでなく，摂食障害そのものの中にも抑うつ症状はかなり含まれており，この二つは，明確には区別しがたい場合も少なくない。ここでは，摂食障害の範疇の抑うつ症状も視野に入れて検討する。

2. 摂食障害と抑うつとの関係——考え方のモデル——

　表1に摂食障害と気分障害の関連についてのBulik[4]による五つのモデルを示す。Bulikは，摂食障害と「不安障害と気分障害」との関係として，不安も含めて論じているが，不安を除いてもモデルの考え方には影響を与えないので，気分障害，特にうつ病について考えてみる。モデル1の示すように，摂食障害の発症後にうつ病がみられるケースは多いが，うつ病が先の場合もある。モデル2も同様である。近年は，双生児研究等により，遺伝と環境について多くの知見が得られている[2,5,19,21,23]。その結果，モデル3，4，5の中では，「共通因子もあるが，それぞれの疾患特異的な原因ももつ別疾患」とするモデル5が最も当てはまると考えられている。摂食障害というと，ダイエットブームによって生じた環境因の強い現代病と考えられがちであるが，双生児研究等で見出されるような遺伝因子もあるということが重要である。共通因子による抑うつ症状は，「うつ病」という診断基準には満たない場合が多いと思われる。神経性食欲不振症と神経性大食症とでは，異なった現れ方をするので，それぞれについて検討する。

表1 摂食障害と気分障害の関連についてのモデル（文献[4]より抜粋）

モデル1：摂食障害の結果として気分障害が生じる
モデル2：気分障害の結果として摂食障害が生じる
モデル3：摂食障害は，年齢やジェンダーに規定される気分障害の亜型である
モデル4：摂食障害と気分障害は，同じ原因から生じる一つの疾患の異なる表現型である
モデル5：摂食障害と気分障害はそれぞれ異なる疾患だが，原因として共通部分をもつ

II 神経性食欲不振症と抑うつ

1．診断基準の中の心理的症状

　神経性食欲不振症の診断基準に「抑うつ感」は挙げられていないが，自責感や無力感はほとんど必発といってよい症状である。アメリカ精神医学会によるDSM-IVの診断基準を表2に示す[1]。心理面では，B項目の肥満恐怖がよく知られているが，これは，いわゆるグレーゾーンの対象にもみられる特徴であり，重症度はむしろC項目が決める。特に，「自己評価」は重要であり，これが気分に大きく影響する。C項目は，自己評価に対する体重や体型を表す「数字の」過剰な影響のことが多く，典型例では，デジタル体重計の小数点以下の数字がわずか増えただけで抑うつ的となり希死念慮をもつこともある。社会適応を決定するのは，自己評価をめぐる気分だといえる。発症前後の時期には，思い通りに身体が操作でき，万能感や爽快感をもつ時期がみられることがあるが，その後はうつに傾くことがほとんどである。特徴的なのは，過活動と結びついた自責感である。経過中，体重があるレベル以下に落ちると，過活動と同時に拒否的態度も強まり，治療関係が一気に困難な状態になるのは臨床的にはよく観察されるところである。周囲からは，「やせようと思ってわざと動き回っている」と批判されがちであるが，本人は，「自分は休んではいけない人」「休むのは悪いこと」といった，自己卑下，自己処罰の気分でいっぱいになっていることが多い。過活動とともに睡眠時間も減少することが多いが，極端な場合は，「ゆっくり寝てはいけない」と夜も椅子に座って過ごすような場合もある。

　体重低下が顕著になると，やせ願望は達成され，むしろ訴えない場合も多い。心理的文脈をたどれば，低体重時は満たされた心理状態でもよいはずであり，低体重時の抑うつ感については，身体的基盤が大きいと考えざるを得ない。「ミネソタ実験」として有名な，健康男性ボランティアの飢餓実験でも抑うつ状態が観察されたが[9]，ほとんどの対象では，活動性は低下していた。神経性食欲不振症の動物モデルとして，食欲低下，体重低下と過活動がみられるやせ雌豚症候群が知られている[20]。こちらは，過活動がみられる点で，より神経性食欲不振症に近い

表2 神経性食欲不振症 anorexia nervosa の診断基準（文献[1]より抜粋）

A. 年齢と身長に対する正常体重の最低限，またはそれ以上を維持することの拒否（例：期待される体重の85％以下の体重が続くような体重減少；または成長期間中に期待される体重増加がなく，期待される体重の85％以下になる）
B. 体重が不足している場合でも，体重が増えること，または肥満することに対する強い恐怖
C. 自分の体重または体型の感じ方の障害，自己評価に対する体重や体型の過剰な影響，または現在の低体重の重大さの否認
D. 初潮後の女性の場合は，無月経，つまり月経周期が連続して少なくとも3回欠如する（エストロゲンなどのホルモン投与後にのみ月経が起きている場合，その女性は無月経とみなされる）。

モデルといわれている。豚が抑うつ的かどうかは確認できないところであるが，低体重に伴う非特異的な抑うつと，過活動に結びついた特異的な抑うつがあると考えられる。

2．神経性食欲不振症の抑うつの特徴

このような抑うつ感が，大うつ病の診断基準を満たすこともあるが，そうでない場合も多い。大うつ病のコモビディティの率は報告によって20〜80％と幅がある[4]。この幅は，診断方法の違いによるだけでなく，観察対象の違いにもよる。プライマリケア医に比べ，専門医を受診する対象では，コモビディティが多い。大うつ病だけでなく，慢性例では「気分変調症」も多い。一方，DSMの診断基準ではその特徴をあまり明確に表現できない抑うつ状態も多い。摂食障害の病理に特化した質問紙である Eating Disorder Inventory-2（以下 EDI-2）[6,10]には，「無力感」，「対人不信」などのサブスケールがあるが，むしろこれらが神経性食欲不振症に典型的な抑うつ症状といえる。

　もう一つの特徴は，EDI-2でいう「内的感情の気付き」interoceptive awarenessの障害である。これは，従来，心身医学の分野でアレキシシミア（アレキシサイミア）[18]といわれてきた概念に近く，悲しい，寂しい等の感情を認知して言葉で表現することの困難である。摂食障害の場合は，空腹感，満腹感等，身体感覚についての気付きも困難な場合が多い。エネルギーの低下，数字による支配が中心で，愁いや悲しみといった情緒性の不在がむしろ特徴的である。診断基準のC項目にみられる低体重の重大さの否認という項目は，臨床的には疲労感の否認としてしばしば観察される。「どこも悪くありません」という身体感覚の解離，一種の離人症状に遭遇する場合は多いだろう。神経性食欲不振症（anorexia nervosa）という病名を作った Gull[3,7]は，19世紀に症例報告をいくつか行っているが，症例の挿絵を見ると，まったく無表情である。古典的症例にもみられるこのような無気力，無関心状態も，神経性食欲不振症に特徴的な病理と思われる。現代型の

神経性食欲不振症の流行当初, Selvini-Palazzoli [16] は精神病理を力動的に詳述したが, 彼女の理論も, 神経性食欲不振症は, 外部に迫害者がいると感じる統合失調症に準じた, 自分の身体が自分の精神を迫害するというモデルであった。どこかで統合失調症の病理に類似する無力, 抑うつ状態が特徴的といえよう。

3. 慢性化とともにみられる抑うつ状態

神経性食欲不振症の1～2割は慢性化するが [11,17], 低体重と同時に抑うつが持続するケースが少なくない。海外では, 慢性例をホスピスに転医させたケースの報告がある。「もう治らないだろう」という医師の悲観的な判断は, 患者本人の抑うつ症状の影響を受けたものであるという意見が精神科医の間では強い [12,15,24]。患者が抑うつ的であることを見逃さず, 多職種チームで治療に当たるなど, 抑うつが増悪しない方法をとる必要がある。

III 神経性大食症と抑うつ

1. 診断基準の中の抑うつ

神経性大食症の場合も, 抑うつ気分は重要である。大食症においても, 心理的症状として,「自己評価に対する体重や体型の過剰な影響」がある（表3）。過食による体重増加のため, 神経性食欲不振症以上に自己評価の動揺が大きい。体重の変化に連動した抑うつ気分のみならば, 大うつ病の併存とはしないが, 過食症状が激しい時期に, 体重増加に対する反応ではなく, 全般的に抑うつ状態が持続することがあり, この場合は大うつ病の併存とする。過食症と大うつ病の両方の症状が同時に強い場合も多いが, この場合は, 大うつ病の治療を優先させたほうがよい。

2. 症例――大うつ病の診断が優先するケース――

高校1年生女子。成績優秀な兄姉と違って, 小中学生時代成績が振るわず, 何事にも意欲が乏しかった。両親が寮生活を強く勧め, 遠方の高校に入学した。入学直後から対人関係がうまくいかず, 教室での人間関係を寮でも引きずって憂うつな気分が続いた。出席を強く促されて授業には出ていたが, 集中力はまったくなく, その学校では平均的だった成績も急に低下した。寮の食事はほとんど食べず, 菓子類ばかり大量に食べては吐いているのを発見され, 家族に連絡があった。家族は「過食症」の相談に来たが, 本人の来院を促したところ, 強い抑うつ症状が観察された。抗うつ剤による薬物療法と, 休暇中に家族と過ごしたことにより, 抑うつ症状も過食もほぼ軽快した。寮での過ごし方の注意, 学校カウンセラーとの連携, 家族がときどき面会に行くことなどの工夫で, その後は大きな問題なく高校生活を終了した。

表3　神経性大食症（過食症）Bulimia Nervosa の診断基準（文献1)より抜粋）

A．むちゃ食いのエピソードの繰り返し。むちゃ食いのエピソードは以下の二つによって特徴づけられる。
　1）他とはっきり区別される時間帯に（例：1日の何時でも2時間以内），ほとんどの人が同じような時間に同じような環境で食べる量よりも明らかに多い食物を食べること
　2）そのエピソードの期間では，食べることを制御できないという感覚（例：食べるのをやめることができない，または，何を，またはどれほど多く，食べているかを制御できないという感じ）
B．体重の増加を防ぐために不適切な代償行動を繰り返す，例えば，自己誘発性嘔吐；下剤，利尿剤，浣腸，またはその他の薬剤の誤った使用；絶食；または過剰な運動
C．むちゃ食いおよび不適切な代償行動はともに，平均して，少なくとも3カ月間にわたって週2回起こっている。
D．自己評価は，体型および体重の影響を過剰に受けている。
E．障害は神経性無食欲症のエピソード期間中にのみ起こるものではない。

　この症例は，食生活は神経性大食症に類似していたが，自己評価が体型のみで決定しているわけではなく，大うつ病の方が主要な診断と思われた。過食症に類似した部分も強いので，摂食障害との共通性は強いタイプであろう。大うつ病には過食過眠型もあり，この場合も，家族が「過食症ではないか」と相談に来る場合があるので注意が必要である。

3．過食嘔吐行動の背後の気分

　神経性大食症は，社会環境の中の諸条件が揃わなければ多発しにくい疾患と思われる。その条件とは，食物の豊富さはもちろん，若い女性が夜中でも一人で買物に行けること，過食や嘔吐のためのプライベートな空間等である。店員が買物内容を詮索しない希薄な人間関係も必要であろう。表1のモデル3のような，神経性大食症は気分障害の亜型という考え方は，遺伝研究等からは否定されるが，臨床的には，もし環境が異なれば，気分障害の範疇で発症していただろうと思われるケースもある。気分障害ではなく，不安障害や人格障害が主な診断と思われるケースも多いが，いずれにせよ，「過食嘔吐」というわかりやすい症状の背後の気分の問題を見逃さないようにしなくてはならない。

　図1に，気分の問題と過食嘔吐の関係を示した。慢性例では自動的に過食嘔吐が出る場合もあるが，発症早期例では，自己嫌悪，怒り，自責感等，抑うつの範疇の陰性感情を契機に過食症状が出ることが多い。直前まで高まっていた陰性感情は，過食あるいは過食嘔吐により消失して，一過性の安堵感を得ることが多い。学習理論からみると，この時の緊張の開放が，過食嘔吐行動を強化する。この後気分が安定するケースもあるが，多くは，止めるはずの過食嘔吐をやってしまったことで抑うつ感がまた蓄積し始める。大うつ病が併存する場合は，このような契機には関係なく持続的に抑

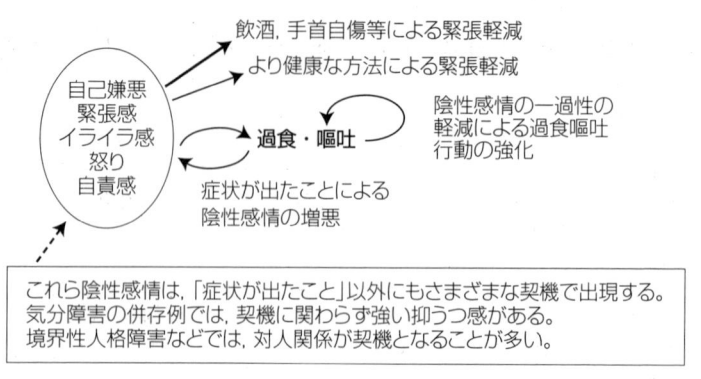

```
    飲酒、手首自傷等による緊張軽減
    より健康な方法による緊張軽減
自己嫌悪
緊張感        陰性感情の一過性の
イライラ感  過食・嘔吐  軽減による過食嘔吐
怒り                      行動の強化
自責感
    症状が出たことによる
    陰性感情の増悪

これら陰性感情は、「症状が出たこと」以外にもさまざまな契機で出現する。
気分障害の併存例では、契機に関わらず強い抑うつ感がある。
境界性人格障害などでは、対人関係が契機となることが多い。
```

図1　過食嘔吐と気分の悪循環

うつ感が強い。図1に陰性感情の背景の例の一つに境界性パーソナリティ障害を挙げたが，このように，過食嘔吐に結びつきやすい病態は，大うつ病以外にもある。境界性パーソナリティ障害の場合は，アンヘドニアといわれるような，空虚感が特徴的であり，これは常時みられるものだが，これに対人関係の問題を契機とした怒りや自己嫌悪等が加わると症状が出やすい。

Ⅳ　おわりに

以上，摂食障害と同時にみられる狭義のコモビディティとしてのうつ状態について述べたが，生涯診断としてのコモビディティで見ると，さらに多くの関連がみられる。例えば，産後うつ病の女性の中に摂食障害の既往をもつものがみられる[13,14]。産後は抑うつ症状のみで食の問題は生じない場合もあるが，食の問題が抑うつとともに復活するような場合もある。症状としては寛解状態に見えていても，空腹感や満腹感が本当はわからないというアレキシシミアを残したまま，辛うじて社会適応を遂げているようなケースでは，子どもと二人きりの生活の中で，自分の食事の量や子どもに与えるミルクの量がわからず，拒食や過食が再発する場合もある。

神経性食欲不振症より大食症の方がうつとの関連が深く，感情病スペクトラム（affective spectrum disorder）[8]として捉える考え方もある。近年，摂食障害は多様化しており，また年齢層も広がっている。今後は，女性のライフサイクルのさまざまな局面で，摂食障害と気分障害との関連を考える必要があるだろう。

文　献

1）American Psychiatric Association (2000) Diagnostic and Statistical Manual of Mental Disorders Ⅳ Text revision. A. P. A Press.
2）Ando T, Komaki G, Nishizono-Maher A, et al (2006) Possible role of preproghrelin gene

polymorphisms in susceptibility to bulimia nervosa. Am J Med Gene Part B 141B; 929-934.
3) Brumberg JJ (1988) Fasting Girls. Harvard University Press.
4) Bulik CM (2002) Anxiety, depression, and eating disorders. In Fairburn CG, Brownell KD (Eds.) Eating Disorders and Obesity-A Comprehensive Handbook (Second edition). The Guilford Press, pp.193-198.
5) Bulik C (2004) Genetic and biological risk factors. In Thompson JK et al (Eds.) Handbook of Eating Disorders and Obesity. Hoboken, pp.3-16.
6) Garner DM (1991) Eating Disorder Inventory-2: Professional manual. Odessa: Psychological Assessment Resources, Inc.
7) Gull WW (1888) Anorexia nervosa. Lancet 1; 583-584.
8) Hudson JI, Mangweth B, Pope HG (2003) Family study of affective spectrum disorder. Arch Gen Psychiatry 60; 170-177.
9) Keys A, et al (1950) The Biology of Human Starvation. University of Minnesota Press.
10) 中井義勝 (1997) Eating Disorder Inventory (EDI) を用いた摂食障害患者の心理特性の検討．精神医学，39; 47-50.
11) 西園マーハ文 (2000) 摂食障害の中長期予後と死亡例．(牛島定信・山内俊雄編) 臨床精神医学講座 special issue 第4巻．中山書店，pp.265-277.
12) 西園マーハ文 (2000) 摂食障害患者にホスピス治療はあり得るか？―慢性神経性食欲不振症症例の治療計画―．精神科治療学，15; 569-574.
13) 西園マーハ文 (2004) 産前産後の母親のメンタルヘルス．小児科臨床，57; 1287-1293.
14) 西園マーハ文 (2005) 摂食障害の長期化とそれに伴うライフサイクルの課題の乗り越え方．精神科治療学，20; 801-805.
15) Russon L, Alison D (1998) Does palliative care have a role in treatment of anorexia nervosa? Palliative care does not mean giving up. Br Med J 317; 196-197.
16) Selvini-Palazzoli M (1974) Self-Starvation: From the Intrapsychic to the Transpersonal Approach to Anorexia Nervosa. Chaucer Publishing.
17) Steinhausen H-C (2000) The outcome of anorexia nervosa in the 20th century. Am J Psychiatry 159; 1284-1293.
18) Taylor GJ, Bagby RM, Parker JDA (1997) Disorders of Affect Regulation: Alexithymia in Medical and Psychiatric Illness. Cambridge University Press.
19) Treasure JL, Holland AJ, et al (1991) Genes and the aetiology of eating disorders. In McGuffin P, Murray R (Eds.) The New Genetics of Mental Illness. Butterworth-Henemann, pp.198-211.
20) Treasure JL, Owen, JB (1997) Intriguing links between animal behavior and anorexia nervosa, Int J Eat Disord 21; 307-311.
21) Wade TD, Bulik CM, Neale M, et al (2000) Anorexia nervosa and major depression: shared genetic and environmental risk factors. Am J Psychiatry 157; 469-471.
22) Walsh T (2002) Pharmacological treatment of anorexia nervosa and bulimia. In Fairburn CG, Brownell KD (Eds.) Eating Disorders and Obesity-A Comprehensive Handbook (Second edition). The Guilford Press. pp.325-329.
23) Walters EE, Neale MC, Eaves LJ (1992) Bulimia nervosa and major depression: a study of common genetic and environmental factors. Psychol Med 22; 617-622.
24) Williams C, Pieri L, Sims A (1998) Does palliative care have a role in treatment of anorexia nervosa? We should strive to keep patients alive. Br Med J 317; 195-196.

第2章
女性のパニック障害とうつ病

上原久美・小西晶子・早野冨美

I　はじめに

　パニック障害（panic disorder：PD）は20代から40代の女性に多い障害である。この時期，女性にとって，就職や家庭をもち，社会的責任を担っていく大切な時期であると同時に，妊娠，出産，育児を迎える時期でもある。このため女性の薬物療法には特に注意を要し，ライフサイクルを配慮した精神療法と組み合わせた治療が必要である。そこで本稿では，女性の立場からPDの歴史と分類，疫学，症状，うつ病との合併，治療について筆者の経験した症例を交えて提示する。なお，症例はプライバシーに配慮し複数症例を合成して呈示し，個人が特定できないものとした。

II　パニック障害とは

　パニック障害とは，突発的な不安発作（パニック発作）を繰り返し，「また発作が起こるのではないか」と常に心配し（予期不安），しばしば外出や乗り物の利用ができなくなる（広場恐怖）ことにもつながる疾患である。客観的にみると危険が存在しない環境でパニック発作がおこること，発作がない時は比較的安定していることが特徴であり，うつ病などの精神疾患を合併することも多い。

1．歴史と分類

　「パニック障害」という名称は1980年に米国精神医学会のDSM-IIIに初めて正式に記載された比較的新しい病名であるが，その特徴は1894年にFreud Sが記載した「不安神経症」にすでに描かれており，病態自体は以前から認識されていた。その後，PDの疾患概念は確立してきているが，その位置づけは米国と欧州で異なる。米国では生物学的な視点から，DSM-IV-TRの中で不安障害の中の独立した疾患単位と捉え，広場恐怖を伴うものと伴わないものに分類している。一方，欧州では病前性格や社会背景，症状の誘因，認知行動療法をはじめとした精神療法の効果の面などから心理学的な視点に立ち，本疾患を恐怖症の下位に分類

している[1, 9, 26)]。

このように米国と欧州ではPDの概念が異なるが，中核症状は同じであり，本稿では一つの疾患単位として捉えて述べたい。

2．疫学

PDの初発年齢については諸説あるが，20歳前後とするものが多く，45〜54歳にも小さなピークがあるとする報告や45歳以上の発症は少ないとする報告がある。20代から40代までの発症が多いことと，高齢発症は少ないということは一致している[7, 14)]。PDは生涯罹患率3%前後，女性が男性の2倍以上罹患しやすい疾患である。米国では生涯罹患率3.7%[15)]，本邦では3.4%と報告されている[12)]。ただし，本邦では「診断がつかないもののパニック発作を繰り返す」症例が存在することや，本疾患で精神科専門機関を受診した人の過半数が一般身体科などを経由してきているという報告もあることから[21)]，潜在的なPDの存在が示唆される。

3．PDの診断

DSM-IV-TRではまず「パニック発作」の基準（後述）を示し，PDは「(1) 予期しないパニック発作が繰り返し起こる，(2) 少なくとも1回の発作の後1カ月間（またはそれ以上），以下のうち一つ（またはそれ以上）が続いていたこと：(a) もっと発作が起こるのではないかという心配の継続，(b) 発作またはその結果がもつ意味（コントロールを失う，心臓発作を起こす，"気が狂う"）についての心配，(c) 発作と関連した行動の大きな変化」と定義し，広場恐怖が存在するか否かでさらに分類している。一方ICD-10ではF41の「他の不安障害」の中で「F41.0　パニック[恐慌性]障害（エピソード[挿間]性発作性不安）」として症状を定義し，F40.0の広場恐怖の下位に「F41.0のPDの有無が，第5桁のコードによって記録される」と記載し，恐怖症が存在しない場合にのみF41.0に分類するよう説明している[30)]。

4．経過と予後

PDは寛解に時間がかかり再発も多い。Kellerら[13)]は309人のPDの患者の追跡調査を行い，1年後の寛解率は広場恐怖を伴うPDで17%，伴わないもので39%と報告した。また，本邦でも2年半後に約2/3，4〜7年後に約3/4と寛解には時間を要することを示す報告がある。寛解後に服薬を中止してから6カ月以内の再発率も高く，十分な観察が必要である[20)]。

表　パニック発作（DSM-IV-TR）

強い恐怖または不快を感じるはっきりと他に区別できる期間で，そのとき，以下の症状のうち四つ（またはそれ以上）が突然に発現し，10分以内にその頂点に達する。
（1）動悸，心悸亢進，または心拍数の増加，（2）発汗，（3）身震いまたは震え，（4）息切れ感または息苦しさ，（5）窒息感，（6）胸痛または胸部の不快感，（7）嘔気または腹部の不快感，（8）めまい感，ふらつく感じ，頭が軽くなる感じ，または気が遠くなる感じ，（9）現実感消失（現実でない感じ），または離人症状（自分自身から離れている），（10）コントロールを失うことに対する，または気が狂うことに対する恐怖，（11）死ぬことに対する恐怖，（12）異常感覚（感覚麻痺またはうずき感），（13）冷感または熱感

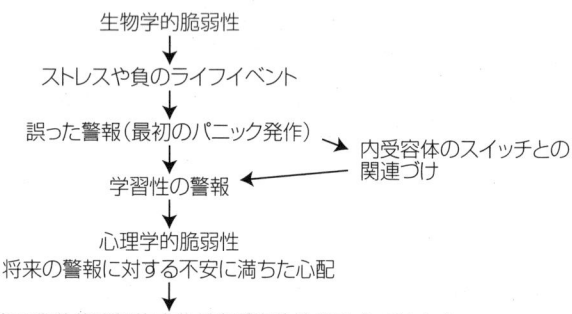

生物学的脆弱性
↓
ストレスや負のライフイベント
↓
誤った警報（最初のパニック発作）　→　内受容体のスイッチとの関連づけ
↓
学習性の警報　←
↓
心理学的脆弱性
将来の警報に対する不安に満ちた心配
↓
身体感覚や不安の身体的認知的成分が内受容体性のスイッチとなり，予測されない形で容易に誤った警報（学習された警報）が発せられる

図1　Barlowの病因モデル

5．パニック障害（PD）の病因

　PDの発症にはBarlow[2]の病因モデル（図1）にあるような生物学的な脆弱性や性格基盤に後天的なストレスが関与するという説が唱えられている。

1）生物学的要因

　PDの発症には生物学的脆弱性が関与しているとされており，一親等以内に発症者がいると発症率が8倍になることなどから，遺伝要因も指摘されている[6]。脳画像研究では，扁桃体や前帯状回，島といった大脳辺縁系，前頭前野，視床下部を中心としたPDに関係すると提唱される脳神経回路[10]に関する報告が増えている。とりわけ機能画像では上述の領域を中心とした広範囲にわたる脳代謝／活性異常を指摘した報告は数多い。近年では健常者の不安の処理に男女差があることが指摘されはじめている。今後さらなる研究による病態解明が期待される。

2）心理社会的要因

　PDにはさまざまな心理社会的要因が関与しているといわれている。学習・行動理論では，古典的条件づけや，PDをもつ人が「恐怖を恐怖する（fear of fear）」状態にいることから，外的な危険への条件づけよりも軽いめまいや頭痛などの内

的刺激に対する誤った条件づけを重要視する説もある。生来の不安過敏性に加えて小児期の重要人物との別離，あるいは親の過保護や虐待など不適切な養育環境が関与していることが多いという説もあるが，一定の見解を得られていない[17]。しかし，発症前に重大なライフイベントを経験していることが多いことや直前の重大なライフイベントがうつ病の合併を増やすことはわかっている[8,22]。また，ストレス対処の特徴としては，問題解決型が少なく情動中心型が多いこと，逃避型（奇跡願望）が多いこと，社会的支援模索型が多い，または少ないことが指摘されている[29]。

6．PDとうつ病の合併

PDは不安発作のない期間は比較的安定したものであるとされるが，PDの半数以上にうつ病が合併するという報告もある[16]。

うつ病とPDの合併例の調査では，2/3はPDの不安発作や予期不安から2次的にうつ病を合併し，1/3はうつ病を発症した後にPDを併発する。一方，PDの治療を受けた人ではうつ病の合併が半分以下に減るという報告もあり，早期の治療導入が重要である[23]。

Ⅲ　女性のPDおよびPDを合併したうつ病の治療

PDの治療の目的は発作の消失だけでなく，予期不安やその他の症状を改善し，その人らしい生活ができるようにしていくことである。そのためには，治療導入の時点でストレス対処の特徴や生活背景を患者と共有した上で心理教育を行い，どのような薬物療法，精神療法を選択するか十分に吟味する必要がある。

1．精神療法

PDの治療ガイドラインでは，十分な心理教育，薬物療法と，支持的精神療法，認知行動療法（cognitive behavioral therapy：CBT）などの精神療法によるパニック発作のコントロールや不安の軽減を推奨している[19]。PDに対して初期に心理教育をすることは重要である。不安障害の患者は容易に不安が惹起されやすく，あらかじめ疾患の知識と治療の見通しなどなるべく具体的に示すべきである。また，PDの治療に用いる薬剤の多くは妊娠，出産，母乳育児に対する安全性が確立されていない。維持療法中に妊娠することも考えられるため，予期せぬ妊娠で薬物療法を中止せざるを得ない可能性があることやその時どうすべきか，薬物以外にどのような方法があるかをあらかじめ示しておくのも大切である。

効果的な精神療法の一つとしてCBTが挙げられる。不安の対処や予期不安の

軽減，身体反応のコントロール，暴露法導入，回避行動の消去，行動と認知の修正などを行うもので，症状の軽減やうつ病の合併率の軽減に関する有効性も確立されている[11,27]。なお，CBT の詳細な方法や支持的精神療法などの精神療法の方法は別の章を参照されたい。

2．薬物療法

PD の治療はうつ病と同様，抗うつ薬を主体としている。まず SSRI を中心とした抗うつ薬とベンゾジアゼピン系の抗不安薬で開始し，抗うつ薬の効果が十分に得られたら抗不安薬を漸減，中止する。パニック発作に対する抗不安薬の頓用は週4回程度までを目安とし，症状が消失して安定したら6カ月から1年で抗うつ薬の減量を開始し，さらに6カ月から1年かけて漸減中止する。再燃した場合は一度効果があった量まで戻し，再度減量を試みる。本疾患は再燃する場合半年以内が多いことを十分伝え，治療から数カ月は十分注意して経過を観察するべきであろう。しかし，妊娠・授乳中における SSRI や三環系抗うつ薬はどの薬剤についても安全性が確立されているとは言いがたい[3,18,24,25,31]。抗不安薬などの併用薬も安全を証明されたものはなく，処方には配慮を要する[5,28]。また，出産後にパニック症状が増悪する患者も多いという報告もあり[4]，授乳期に投薬を再開することもまれではない。出産前に十分再燃の可能性を伝え，必要に応じて人工乳への切り替えと投薬再開も検討すべきであろう。具体例として治療中に妊娠，出産した症例を提示する。

【症例】初診時23歳　女性　元来几帳面で臆病な性格

生活歴：専門学校卒業後21歳で就職，25歳で結婚退職し専業主婦。

現病歴：22歳のころ仕事で残業が続いたある日，通勤電車で急に動悸と息苦しさ，手の震えに襲われ「このまま死んでしまうのではないか」と不安になって次の駅で電車を降りた。下車すると不安はおさまったが，その後もたびたび同様の発作が出現し長時間電車に乗るのが不安になり，次第に電車に乗れなくなった。通勤はすぐ降りられるようにタクシーを使ったが，3カ月後に意欲低下，抑うつ気分，自責感，食思不振も出現し出社できなくなったため，友人の勧めで精神科を訪れた。

PD とうつ病の合併と診断し，休職し自宅で休養を取ることを提案した。SSRI とベンゾジアゼピン系抗不安薬の併用で治療を開始した。2カ月程度で意欲低下が改善した。次いで自責感，予期不安も軽快したため，暴露療法を併用した。外来通院治療を継続し，電車に乗る時間を少しずつ増やしたところ発症前の生活ができるようになり，頓用薬も使用しなくなった。

25歳で結婚・妊娠したため，再燃のリスクと抗うつ薬の胎児への影響を説明した上で

薬物治療の中止を提案した。本人も夫も薬物の中止を希望し，通院による精神療法，暴露療法のみを行うこととなった。出産まで順調に経過したが，産後2週間程度でパニック発作が再燃し，「授乳しながら服薬できるか」と相談があった。乳汁中に薬物が分泌されること，安全性は確立されていないことを説明し，薬物療法の再開と人工乳での育児を提案した。本人と家族の同意を得て再び投薬を開始し，精神症状は速やかに消失した。母乳による育児を無理に継続するより精神症状の安定が育児において優先されるという判断をした一例であった。

Ⅳ　まとめ

パニック障害は若い女性に多く寛解に時間がかかるが，十分な治療で症状を軽減し，うつ病などの合併率も減らすことができる。今後さらなる病態の解明や治療法の確立により女性の社会生活がより安心できるものになり，一層活躍の場を広げることができるよう期待される。

本稿の作成に当たり，専門的な立場から助言を下さった平安良雄先生，浅見剛先生に深く御礼申し上げます。

文　献

1) American Psychiatric Association (2000) Desk Reference to the Diagnostic Criteria From DSM-IV-TR. American Psychiatric Publishing, Inc.（高橋三郎・大野　裕・染矢俊幸訳（2003）DSM-IV-TR 精神疾患の分類と診断の手引き　新訂版．医学書院）
2) Barlow DH, et al (1988) Anxiety and Its Disorders: The Nature and Treatment of Anxiety and Panic. The Guilford Press, New York.
3) Bromiker R, Kaplan M (1994) Apparent intrauterine fetal withdrawal from clomipramine hydrochloride. JAMA, 272; 1722-1723.
4) Cohen LS, Rosenbaum JF (1998) Psychotropic drug use during pregnancy: weighing the risks. J Clin Psychiatry 59(Suppl.2); 18-28.
5) Cohen LS, Sichel DA, Faraone SV, et al (1996) Course of panic Disorder during pregnancy and the puerperium: a preliminary study. Biol Psychiatry 39; 950-954.
6) Crowe RR, Noyes R, Pauls DL, et al (1983) A family study of panic disorder. Archives of General Psychiatry 40; 1065-1069.
7) Eaton WW, Kesler RC, Wittchen H, et al (1994) Panic and panic disorder in the United States. Am J Psychiatry 151; 413-420.
8) Faravelli C (1985) Life events preceding the onset of panic disorder. J Affect Disord 9103-105.
9) Faravelli C, Painni A (1999) Panic Disorder. Course, Etiology and Prognosis, Panic Disorder: Clinical Diagnosis, Management and Mechanisms. Martin Dunitz, London, pp.25-44.
10) Gorman JM, Liebowitz MR, Fyer AJ, et al (2000) A neuroanatomical hypothesis for panic disorder. Am J Psychiatry 146; 148-161, 1989.

11) 板野雄二・貝谷久宣（1999）パニック障害の行動療法. 精神療法, 25; 22-28.
12) Kaiya H, et al（2005）Factors associated with the development of panic attack and panic disorder: survey in the Japanese population. Psychiatry Clin Neurosci 59; 177-182.
13) Keller MB, Yonkers KA, Warshaw MG, et al（1994）Remission and relapse in subjects with panic disorder and panic with agoraphobia: a prospective short-interval naturalistic follow-up. J Nerve Ment Dis 182; 290-296.
14) Kessler RC, Berglund P, Demler O, et al（2003）The epidemiology of major depressive disorder, results from the National Comorbidity Survey Replication（NCS-R）. JAMA 289; 3095-3105.
15) Kessler RC, Shiu WT, Ruscio AM, et al（1998）The epidemiology of panic attacks, panic disorder, and agoraphobia in the national comorbidity survey. Arch Gen Psychiatry 55; 801-808.
16) Kessler RC, Stang PE, Wittchen HU, et al（1998）Lifetime panic-depression comorbidity in the national comorbidity survey. Arch gen Psychiatry 55; 801-808.
17) Klein DF（1987）Anxiety reconceptualized. Gleaning from pharmacological dissection-early experience with imipramine and anxiety, Mod Probl Pharmacopsychiatry 22; 1-35.
18) Koran LM（1999）Obsessive-Complusive and Related Disorders in Adults: A Comprehensive Guide. Cambridhe University Press, Cambridge.
19) 竹内龍雄・大野　裕・貝谷久宣, 他（2006）厚生労働省心の健康科学研究事業「パニック障害の治療ガイドライン」.
20) Mavissakalian M, Perel JM（2002）Duration of imipramine therapy and relapse in panic disorder with agoraphobia. J Clin Psychopharmacol 22; 294-299.
21) 大野　裕・藤澤大介・橋本直樹, 他（2006）パニック障害の受診経路・サービス利用・転機に関する多施設研究. こころの健康科学研究事業 総合研究報告書, pp.114-125.
22) Roy-Byrne PP, Geraci M, Uhde TW（1986）Life events and course of illness in patients with panic disorder. Am J Psychiatry 143; 1033-1035.
23) Sartorius N, Ustun TB, et al（1996）Depression comorbid with anxiety: results from the WHO study on psychological disorders in primary health care. Br J Psychiatry(Suppl) 30; 38-43.
24) Stowe Z, Cohen LS, Hostetter A, et al（2000）Paroxetine in human breast milk and nursing infants. Am J Psychiatry 157; 185-189.
25) Suri RA, Altsshuler LL, Burt VK, et al（1998）Managing psychiatric medications in the breast feeding woman. Medscape Womens Health 3; 1.
26) 竹内龍雄（2006）パニック障害：1. 概念・診断・社会心理的研究. 臨床精神医学, 35(6); 745-755.
27) Tsao JCI, Myskowski JL, Zucker BG, et al（2002）Effect of cognitive-behavioral therapy for panic disorder on comorbid conditions: replication and extension. Behav Ther 33; 493-509.
28) Viggedal G, Hagberg BS, Laegreid L, et al（1993）Mental development in late infancy after prenatal exposure of benzodiazepines a prospective study. J Child Psychol Psychiatry 34; 295-305.
29) Vollath, AJ（1993）Coping and illness behavior among young and adults with panic. J Nerve Ment Dis 181; 303-308.
30) World Health Organization（1992）The ICD-10 Classification of Mental and Behavioural Disorders: Clinical Descriptions and Diagnostic Guidelines. World Health Organization.（融道夫・中根允文・小見山実, 他監訳（1999）ICD-10 精神および行動の障害―臨床記述と診断ガイドライン―. 医学書院, pp.145-150.）
31) Zeskind PS, Stephens LE（2004）Maternal selective serotonin reuptake inhibitor use during pregnancy and newbourn neurobehavior. Pediatrics 113; 368-375.

第3章
女性の強迫性障害とうつ病

宍倉久里江

I 強迫性障害の症状と治療

1．強迫性障害の症状

　強迫性障害（obsessive-compulsive disorder：OCD）とは，考えたくないのに何度もしつこく思い浮かべてしまう不快で大げさな想像や疑念, 雑念（強迫観念）と，やめたいのに何度もしつこく繰り返してしまう不快で大げさな行動（強迫行為）を主な症状とする疾患である。「大げさだ」「ばかばかしい」という自覚（不合理性の認識）があるにもかかわらず，患者は強迫観念を無視できずに強迫行為を繰り返す。例えば，公共物を触ったために目に見えない汚れがついていたのではないかと疑って手洗いを念入りに行う，何か間違いがあるのではないかと疑って大げさな確認を繰り返す，不吉な想像が現実化するのではないかと恐れて縁起かつぎの儀式を繰り返すなど，さまざまな強迫観念や強迫行動が認められる。強迫観念と強迫行為をあわせて強迫症状と呼び，健常時にも認められる脳の活動であるため，生活に支障をきたすほどに重度の場合のみ強迫性障害と診断される。

　強迫観念の背景には「何か大変な失敗をした」「今, 何とか対処しないと取り返しがつかない」という切迫した感覚（エラー感）を伴う不安感が存在する。この不安は実際に重大な過失を犯した場面と同じくらい強いために無視しがたい。このため「大げさだ」「ばかばかしい」と不合理性を認識しているにもかかわらず強迫行為をしてしまうのである。そして強迫行為により不安が一気に消失して得られる安堵感が強化子となって強迫行為は習慣化し，強迫観念に対する感受性も増大する。虫に刺された時に掻けば掻くほど痒みが増すような状態である。すなわち強迫性障害とは，強迫観念に反応して強迫行為をしたために生じる悪循環であると考えることができる。

2．強迫性障害の治療
1）薬物療法

　薬物療法ではうつ病の治療薬でもある選択的セロトニン再取り込み阻害薬

(SSRI)およびクロミプラミン塩酸塩が主に用いられる。クロミプラミン塩酸塩も選択的ではないがセロトニン再取り込み阻害作用を有する抗うつ薬であり，SSRIと同等以上の抗OCD効果があることが確認されている。

SSRIおよびクロミプラミン塩酸塩はうつ病を治療する際よりも多い投薬量を必要とする場合が多い。例えば，パロキセチン塩酸塩水和物はうつ病治療においては1日最大投与量が40mgと設定されているが，OCD治療における1日最大投与量は50mgである。SSRIの治療効果を最大限に引き出すには充分量の投与を10～12週間にわたり継続する。効果が不十分であった場合には他のSSRIまたはクロミプラミン塩酸塩への変更を試みる。もしも2種類目の薬剤によっても充分な効果が得られなかった場合には，抗精神病薬や気分調整薬などの他の向精神薬の付加を試みる。これらの付加薬剤の効果は経験的に明らかにされてきたものであり，何らかの機序によりSSRIの作用を補強すると推測されるが，充分に科学的な検証はいまだに行われていないため，少量から慎重に付加して効果を検討する。

2）認知行動療法（CBT）

CBTは問題を患者の認知および行動面から捉えて積極的に介入する支援方法である。OCDの治療においては曝露反応妨害法（exposure and response prevention：ERP）という技法の有効性が確立されている。ERPとは「強迫観念がわいた時，強迫行為を一切しなくても強迫観念と不安は時間とともに自然に薄らいでいく」ことを体験学習する治療法である。同じ課題に何度も取り組めば強迫観念に伴う不安の強さも次第に軽くなること，さらに不安が自然に下がるまでにかかる時間も短くなっていくことも体験していく。こうして不安に慣れていくことにより強迫観念は「単なる想像」や「無意味な雑念」に過ぎないという実感が得られ，強迫行為に駆り立てられる衝動も軽減し，強迫症状に振り回されずに日常生活が送れるようになっていく。ERPは比較的軽い不安を誘発する課題から始めて，少しずつ強い不安を誘発する課題へと難易度を上げていく。最初の課題に取り組む際に成功体験を得ることが非常に重要であるため治療者が立ち会うことが理想とされている。そして次回の診察までの間に同様の練習を患者が自宅で取り組むことを宿題として課す。何らかの理由で治療者が立ち会うスタイルで行うことが困難な場合には始めから宿題形式の課題を設定することもあるが，その場合には宿題に先駆けてERPに関する心理教育や動機付け，および環境調整などの必要な介入を十分に行うことが大切である。

3）その他の生物学的治療

治療抵抗性のOCD症例に電気けいれん療法が効果的であったという報告がある[15,25]。しかしKhannaら[17]は，うつ病を伴わない難治性OCDの9症例に対し

て電気けいれん療法を行ったところ20％以上の強迫症状の軽減を認めたものの4カ月以内に全症例が再び治療前の病状に戻ってしまったと報告しており，その有効性には限界があると思われる。

Greenbergら[11]によれば，右前頭前野皮質に対する1クールの反復的経頭蓋磁気刺激療法が強迫衝動の改善をもたらしたが，効果は一時的であったという。副作用として約250人のうち少なくとも6人にけいれんを認めたという報告もあり[28]，OCDの治療法として実用化された段階ではない。

脳深部刺激療法は脳に適度の電気的または磁気的刺激を継続的に与えて症状の改善を図る治療法で，すでに米国では重症強迫性障害の治療として2009年2月19日に米国食品医薬品局から承認されている。日本ではパーキンソン病や振戦の治療に関して2000年に保険適応が認められているが，強迫性障害に対しては研究段階である。

II 強迫性障害とうつ病

1. 強迫性障害のコモビディティ

OCD患者には強迫症状の他にも多様な精神症状が認められる場合が多い。日常的な生活全般に対する不安や対人緊張，醜形恐怖や視線恐怖，食行動異常や自傷行為などの問題行動を認める患者も少なくない。しかし最もよく併存する精神症状は抑うつ症状である。

2. OCD患者における大うつ病エピソード

OCDとうつ病のコモビディティに関する先行研究は多く，いずれの研究でも調査時点で大うつ病性障害（DSM診断）の診断基準を満たすOCD患者が全体の30％以上，過去に大うつ病エピソードの既往を有するOCD患者は全体の60％以上であったと報告されている[6,16,18,21,22,23,24,26,29]。調査時点において大うつ病エピソードを認めるOCD患者は，大うつ病エピソードを認めない患者よりも平均年齢が高く，強迫症状が慢性かつ重度で，入院回数が多く，他の不安障害を合併する率が高く，自殺企図の回数が多く，加害に関する強迫観念を認めるケースが多かった[1,13,19,21,27]。さらに，うつ病よりもOCDが先に発症している患者が多く，うつ病が先に発症した症例と比べて発症年齢が若くて罹病期間が長く，症状の寛解が少ない傾向があったという[2,4,7,12,23]。Besirogluら[3]はOCD罹患後にうつ病を発症した群とうつ病を発症していない群を比較して，うつ病の発症に関連する因子は強迫観念の重症度，加害に関する強迫観念，そして全般性不安障害の併存がうつ病の発症に関連する因子であり，うつ病の重症度と強迫行為の重症度の間

には関連が認められず，OCD 発症後のうつ病は強迫症状が招く生活の困難さから二次的に発症するという従来の仮説では説明しきれないと述べている．

3．うつ状態を伴う OCD の治療
1）薬物療法

Goodman[10] は過去の研究報告を概観して，セロトニン再取り込み阻害作用を有する薬剤による強迫症状の治療反応性は，大体がうつ病の合併やその重症度には関係しないようだと述べている．また，Montgomery ら[20] も著書において先行研究を概観して OCD の抑うつ症状はセロトニン再取り込み阻害作用効果をもたない従来の抗うつ薬には反応しにくいと述べている．Hoehn-Saric ら[14] はうつ病を合併している OCD 患者 159 名に対してセルトラリンと desipramine の治療効果を比較した結果，セルトラリンは desipramine よりも強迫症状のみならず抑うつ症状の改善に関しても効果が有意に大きかったという．

SSRI 治療抵抗性で抑うつ状態を伴う OCD 患者には，炭酸リチウムなど気分安定薬を付加することにより気分の回復が得られる可能性はある．OCD 治療としての炭酸リチウム付加療法の有効性は確立されていないが，抑うつ状態を伴う患者においては炭酸リチウムによる増強療法から利益を得る者は存在すると考えられる[10]．

2）認知行動療法

Foa ら[8] は抑うつ状態を伴う OCD 患者に対して ERP を実施し，OCD が改善した結果として抑うつ状態も改善したと報告している．しかし，抑うつ状態を伴う OCD 症例は ERP に取り組む決心をすること自体がしばしば困難である．また ERP を始めてから効果が得られるまでの過程では，一時的であれ不安緊張や疲労により抑うつ状態が悪化する恐れもあると思われるため，薬物療法や認知療法などの十分な心理的支援も必要とする場合が多いであろう．ERP 単独よりもフルボキサミンマレイン酸塩を併用することにより抑うつ症状の消失が早かったという研究結果も報告されている[5]．

3）その他の生物学的治療法

電気けいれん療法は重度の抑うつ状態と希死念慮を認める症例に対して抗うつ効果を期待して行う価値はあると思われる[20]．反復的経頭蓋磁気刺激療法はうつ病治療においても効果が報告されているが[9]，うつ病を伴う OCD を治療する際の施行方法および有効性に関して充分な検討が行われているとはいえない．

Ⅲ 症　　例

【症例A子さん】
36歳女性，夫と子ども一人の三人家族。
強迫症状と抑うつ症状を認める症例の診断と治療の実例を示す。ただし個人の特定につながる可能性がある内容については個人情報保護の観点から変更を加えた。

1）受診までの経過
歯科助手として働いていたA子さんは元来，明るくのんびりした性格だが仕事は要領よくこなし，細かいことを気にしすぎることはなかった。31歳で結婚し，2年後の33歳時に長男を出産。育児休暇後に一度は復職したが35歳時に夫の転勤で引っ越したことを機に退職して専業主婦となった。

ある日，ゴミの分別が不十分であるという理由で，A子さんの出したゴミがゴミ置き場に残されており，近所の主婦に注意された。その頃からA子さんはゴミを捨てる時に「間違って捨ててはいけないものを捨てたのではないか」と心配になって拾い上げて見て確認するようになった。次第に何度も見ても不安が消えずにゴミを捨てられなくなり，部屋はひどく散らかってゴミだらけになってしまった。A子さんはひどく落ち込み，「私は家事もゴミ出しも人並みにできない」「主婦として失格だ，家族に申し訳ない」と自責的な言葉を口にすることが多くなった。次第にA子さんはゴミ出し以外にも自分の判断を疑うことが増え，洗濯中も「これは本当に洗濯用の洗剤か？　見間違いをしているのではないか？」と洗剤を何度も見たり臭いを嗅いだりし，それでも安心できないと実家に電話して洗剤の見分け方を母親に何度も質問するようになった。A子さんの状態を見かねた夫が説得してB病院を受診した。

B病院の医師は「強迫性障害」と診断し，治療法としてSSRIによる薬物療法と行動療法があること，B病院では行動療法は行っていないがSSRIによる薬物療法であれば外来治療で行うことが可能であることを説明した。A子さん夫婦はできるだけ早く第二子をもうけたいと願っていたため，薬物療法ではなく行動療法を受けたいと希望してC病院を紹介された。

2）C病院における行動療法
C病院でA子さんは改めて強迫性障害の病態や行動療法に関する詳しい説明を聞き，「はたして自分に取り組むことができるだろうか」と不安を感じた。A子さんの心境を察して担当医は「薬物療法の併用もできます。治療効果が早く得られる可能性がありますし気分的にも楽だと思います」と提案したが，A子さん夫婦はやはり行動療法だけを受けたいと希望した。

行動療法は週に1回50分間の設定で開始された。最初の2回は夫の同席のもとで心理教育や行動分析および不安階層表づくりが行われた。A子さんの不安は家事のすべてに及んでいた。例えば戸締りやガス栓の確認や，料理中に調味料を使う際にも「何か間違った危険な粉を入れてしまっていないか」と心配して夫が帰宅するまで台所にも入らずに待っているという状況であった。担当医はA子さんに，これらの心配事の中から最も不安が低いと思われるテーマを選んで「疑念がわいても何度も確認しないで不安なまま行動する」ことを行動療法の第一歩として取り組むことを勧めた。そこで，A子さんは「手を洗う時にハンドソープを何度も見て確認しないこと」を目標にしようと決心した。担当医の立ち会いのもとA子さんは確認せずにハンドソープを使うことができたため，宿題として次回の診察まで自宅で毎日同じ課題に一人で取り組むことになった。

　しかし，残念ながらA子さんは次回の診察日まで1回も目標を達成することができなかった。初回はハンドソープを直に手の平に出すところまではできたが，その時点で不安が急激に強くなり夫を呼んで「本当にハンドソープだと思う？」と聞いてしまった。A子さんは自分を責めて気分が落ち込み，課題に取り組めないばかりか家事も何もできない状態で寝込んでしまった。

3）治療方針の見直し

　翌週の診察時に，A子さんは「夫にも先生にも迷惑をかけてしまって申し訳ない」と涙をこぼした。担当医はA子さんが行動療法を開始する以前から抑うつ状態を認めていたものと判断し，「強迫症状が長い期間にわたって続いたので，神経に疲労がたまってうつ状態に陥っているのだと思います。性格とか心がけとしてのやる気の問題ではないので，くれぐれもご自分を責めないでください。少し行動療法をお休みして神経を回復させるために充電しましょう。そしてお薬には強迫症状だけでなく，うつ状態を回復させる効果がありますので内服してみませんか」と勧めた。A子さんは少し安心した様子で「気分も回復するのなら飲みます」と述べた。

　フルボキサミンマレイン酸塩を1日25mgから開始して，1～2週間ごとに25mgずつ増量していったところ，1日100mgを服用して3週間目（服薬開始して約2カ月）になってA子さんは「このごろ気分が軽くなった」と述べ，夫も「表情に余裕があるようだ」と薬の効果を実感した様子であった。担当医は気分も強迫症状も十分に回復するように投薬量を増やしていくことを勧めたが，A子さんも夫も「あまり薬を増やさずに，この先は行動療法をがんばりたい」と希望した。このためフルボキサミンマレイン酸塩1日100mgを継続しながら行動療法を再開した。

4）薬物療法と行動療法の併用

　A子さんは診察で取り組んだ練習を自宅で一人でも取り組める日が増えていった。時には寝込んでしまう日もあったが，担当医はA子さんと夫に「休養も充電としての意味がある。気分が落ち込む日は新しい課題に無理して取り組まなくてよい。すでに達成した課題を復習としてできる範囲で取り組みましょう」と提案したところ，A子さんは「"3

歩進んで2歩下がる"ですね」と述べて自責感を強めずに過ごすことができた。夫も面接に同席し，A子さんの強迫行為に巻き込まれることもなく，かつA子さんの強迫行為を責めることもしないという対応の仕方を身につけていった。

　こうして課題を少しずつステップアップしていった結果，治療を開始して約9カ月の時点で強迫症状は生活に支障をきたさないレベルまで回復した。夫の見守りがなくても家事をこなすことができ，休日には夫に子どもを任せて友人と遊びにいくなど生活を楽しめるようになっている。現在は第二子を妊娠する前にフルボキサミンマレイン酸塩を漸減終了したいというA子さん夫婦の希望が強いため，このまま好調が続けば減薬を開始する方向で相談を重ねている。

文　献

1) Angst J, Dobler-Mikola A (1985) A continuum from depression to anxiety disorders? Eur Arch Psychiatry Clin Neurosci 235; 179-186.
2) Bartz JA, Hollander E (2006) Is obsessive-compulsive disorder an anxiety disorder? Prog Neuropsychopharmacol Biol Psychiatry 30; 338-352.
3) Besiroglu L, Uguz F, Saglam M, et al (2007) Factors associated with major depressive disorder occurring after the onset of obsessive-compulsive disorder. J Affect Disord 102; 73-79.
4) Black D, Noyes R (1990) Comorbidity and obsessive-compulsive disorder. In Maser J, Cloninger C (Eds.) Comorbidity of Mood and Anxiety Disorders. American Psychiatric Press, Washington, DC.
5) Cottraux J, Mollard E, Bouvard M, et al (1990) A controlled study of fluvoxamine and exposure in obsessive-compulsive disorder. Int Clin Psychopharmacol 5; 17-30.
6) Crino R, Andrews G (1996) Obsessive compulsive disorder and Axis I comorbidity. J Anxiety Disord 10; 37-46.
7) Denys D, Tenney N, van Megen HJ, et al (2004) Axis I and II comorbidity in a large sample of patients with obsessive-compulsive disorder. J Affect Disord 80; 155-162.
8) Foa EB, Steketee GS, Grayson JB, et al (1984) Deliberate exposure and blocking of obsessive-compulsive rituals: immediate and long term effects. Behav Ther 15; 450-472.
9) George MS, Wasserman EM, Williams WA, et al (1995) Daily repetitive transcranial magnetic stimulation (rTMS) improves mood in depression. Neuroreport 6; 1853-1856.
10) Goodman WK (2002) Pharmacotherapy for obsessive-compulsive disorder. In Stein DJ, Hollander E (Eds.) Textbook of Anxiety Disorders. American Psychiatric Publishing, Inc. (樋口輝彦・久保木富房・貝谷久宜，他 (2005) 不安障害．日本評論社, pp.222-236)
11) Greenberg BD, George MS, Martin DJ, et al (1997) Effect of prefrontal repetitive transcranial magnetic stimulation in obsessive compulsive disorder: a preliminary study. Am J Psychiatry 154; 867-869.
12) Hasler G, LaSalle-Ricci VH, Ronquillo JG, et al (2005) Obsessive-compulsive disorder symptom dimensions show specific relationships to psychiatric comorbidity. Psychiatry Res 15; 121-132.

13) Hecht H, Von Zerssen D, Krieg C, et al (1989) Anxiety and depression: comorbidity, psychopathology and social functioning. Compr Psychiatry 30; 420-433.
14) Hoehn-Saric R, Harrison W, Clary C (1997) Obsessive compulsive disorder with comorbid major depression: a comparison of sertlaline and desipramine treatment. Eur Psychopharmacol 7; S180.
15) Husain MM, Lewis SF, Thornton WL (1993) Maintenance ECT for refractory obsessive-compulsive disorder (letter). Am J Psychiatry 150; 1899-1900.
16) Karno M, Golding JM, Sorenson SB, et al (1988) The epidemiology of obsessive-compulsive disorder in five US communities. Arch Gen Psychiatry 45; 1094-1099.
17) Khanna S, Gangadhar BN, Sinha V, et al (1988) Electroconvulsive therapy in obsessive-compulsive disorder. Convulsive Therapy 4; 314-320.
18) Kolada JL, Bland RC, Newman SC (1994) Obsessive compulsive disorder. Acta Psychiatr Scand 376; 24-35.
19) Millet B, Kochman F, Gallarda T, et al (2004) Phenomenological and comorbid features associated in obsessive-compulsive disorder: influence of age of onset. J Affect Disord 79; 241-246.
20) Montgomery S, Zohar J (1999) Obsessive Compulsive Disorder. Martin Dunitz Ltd.
21) Perugi G, Akiskai HS, Pfanner C, et al (1997) The clinical impact of bipolar and unipolar affective comorbidity on obsessive-compulsive disorder. J Affect Disord 46; 15-23.
22) Rasmussen SA, Eisen JL (1988) Clinical and epidemiologic findings of significance to neuropharmacologic trials in OCD. Psychopharmacol Bull 24; 466-470.
23) Rasmussen SA, Eisen JL (1992) Clinical and epidemiologic findings of significance to neuropharmacologic trials in OCD. Psychopharmacol Bull 12; 309-316.
24) Rasmussen SA, Tsuang MT (1986) Clinical characteristics and family history in DSM-III obsessive-compulsive disorder. Am J Psychiatry 143; 317-322.
25) Rudofer MV (2000) ECT in treatment refractory obsessive compulsive disorder. In Goodman WK, Rudorfer MD, Maser JD (Eds.) Obsessive Compulsive Disorder: Contemporary Issues in Treatment. Lawrence Erlbaum, pp.431-455.
26) Tükel R, Polat A, Özdemir Ö, et al (2002) Comorbid conditions in obsessive-compulsive disorder. Compr Psychiatry 43; 204-209.
27) Tükel R, Meteris H, Koyuncu A, et al (2006) The clinical impact of mood disorder comorbidity on obsessive-compulsive disorder. Eur Arch Psychiatry Clin Neurosci 256; 240-245.
28) Wasserman EM (1997) Repetitive transcranial magnetic stimulation: an introduction and overview. CNS Spectrums 2; 21-25.
29) Weissmann M, Bland R, Canino G, et al (1994) The cross national epidemiology of obsessive compulsive disorder. J Clin Psychiatry 55; 5-10.

第4章
女性の社交不安障害とうつ病

小野寺里江

I はじめに

　社交不安障害（social anxiety disorder：SAD）は，1980年にDSM-Ⅲにて社会恐怖という診断名ではじめて診断基準が示された。その後，1994年のDSM-IVからは社会恐怖（社交不安障害）となり，その高い生涯有病率や薬物療法の有効性などから近年注目されるようになっている。また，SADはうつ病をはじめとして，他の不安障害やアルコール依存症を併発しやすいことも知られている。
　ここではSADの診断と治療を中心に述べ，最後にSADにうつ病を併発した事例を挙げたい。

II 診　　断

1．SADの定義および診断基準

　1980年に米国の診断基準であるDSM-Ⅲにおいて社会恐怖（social phobia）の診断が設けられたが，ごくまれに生活を障害するような恐怖症の一種で，全般的な恐怖を示す患者は回避性パーソナリティ障害に分類されることになっていた。しかしその後，米国での大規模な疫学研究により，SADの高い有病率や，日常生活における障害の強さが明らかになった。DSM-IVからは，社会恐怖（社交不安障害）となり，不安障害の下位分類の一つに位置づけされている。
　DSM-IV-TRにおけるSADの診断基準を表1に示す。
　SADの一番の特徴はA基準で示されているように，他人の注視を浴びるような社会的状況または人前で行為をするような状況において，顕著で持続的な恐怖を示すことである。恥ずかしい行動をしてしまう恐れに加えて，不安症状を呈すること自体を恐れることも基準に含まれている。B基準は，恐れている社会的状況への曝露によって，ほとんど必ず動悸，振戦，発汗，胃腸の不快感，下痢，筋肉のこわばり，紅潮などの不安反応が誘発されることであり，重症例ではこれらの症状がパニック発作の基準を満たすことがある。しかしパニック障害のように，突然に生じて，このまま倒れて死んでしまうのではないかと感じる発作とは異な

表1　SADの診断基準（DSM-IV-TR）

A. よく知らない人達の前で他人の注視を浴びるかもしれない社会的状況または行為をするという状況の1つまたはそれ以上に対する顕著で持続的な恐怖。その人は，自分が恥をかかされたり，恥ずかしい思いをしたりするような形で行動（または不安症状を呈したり）することを恐れる。
　注：子供の場合は，よく知っている人とは年齢相応の社会関係をもつ能力があるという証拠が存在し，その不安が，大人との交流だけでなく，同年代の子供との間でも起こるものでなければならない。

B. 恐怖している社会的状況への暴露によって，ほとんど必ず不安反応が誘発され，それは，状況依存性，または状況誘発性のパニック発作の形をとることがある。
　注：子供の場合は，泣く，かんしゃくを起こす，立ちすくむ，またはよく知らない人と交流する状況から遠ざかるという形で，恐怖が表現されることがある。

C. その人は，恐怖が過剰であること，または不合理であることを認識している。
　注：子供の場合，こうした特徴のない場合もある。

D. 恐怖している社会的状況または行為をする状況は回避されているか，またはそうでなければ，強い不安または苦痛を感じながら耐え忍んでいる。

E. 恐怖している社会的状況または行為をする状況の回避，不安を伴う予期，または苦痛のために，その人の正常な毎日の生活習慣，職業上の（学業上の）機能，または社会活動または他者との関係が障害されており，またはその恐怖症があるために著しい苦痛を感じている。

F. 18歳未満の患者の場合，持続期間は少なくとも6カ月である。

G. その恐怖または回避は，物質（例：乱用薬物，投薬）または一般身体疾患の直接的な生理学的作用によるものではなく，他の精神疾患（例：広場恐怖を伴う，または伴わないパニック障害，分離不安障害，身体醜形障害，広汎性発達障害，またはスキゾイドパーソナリティ障害）ではうまく説明されない。

H. 一般身体疾患または他の精神疾患が存在している場合，基準Aの恐怖はそれに関連がない，例えば，恐怖は，吃音，パーキンソン病の振戦，または神経性無食欲症または神経性大食症の異常な食行動を示すことへの恐怖でもない。

＊該当すれば特定せよ：

全般性　恐怖がほとんどの社会的状況に関連している場合（例：会話を始めたり続けたりすること，小さいグループに参加すること，デートすること，目上の人に話をすること，パーティーに参加すること）
注：回避性パーソナリティ障害の追加診断も考慮すること。

り，状況依存性である。その他には，恐怖が過剰であることや不合理であることを認識していること，その社会的状況または行為状況は回避されているが，時には恐怖を感じながら耐え忍んでいることとされ，また回避や恐怖，予期不安のために，日常生活や職業上の機能，社会生活が著しく障害されているか，著しい苦痛を感じている場合のみに診断されるとされている。18歳未満の場合には，症状が少なくとも半年以上持続していなければならないことが加えられている。

SADには「全般性」と「非全般性」の規定があり，恐怖の場面が特定の状況に限らず，多くの場面で起こる場合は全般性とされる。また，特定の一～二つの行為状況（人前で話す，字を書く，食事をするなど）において，症状がみられる場合には，非全般性とされる。全般性では行為状況だけでなく，一般的な社交状況においても恐怖感，不安感，回避行動が強くみられる。

特に全般性のSADは，典型的には10代半ばで発症するとされ，患者にみられる特徴として，批判や否定的な評価，拒絶に対する過敏性，および自己主張の困難，低い自己評価や劣等感が挙げられる。また，試験などの他者による間接的な評価を恐れていることも多い。社会的な適応が困難であるため学校や仕事での成績が上がらず，重症な例では，学校を中退したり，就職をせずに引きこもってしまうこともある。

罹患期間は85％の人が6年程度，残りの20％弱は15年以上継続すると言われ，慢性的に経過する疾患といえる。

2．疫学，コモビディティなどについて

SADについてはさまざまな疫学調査が行われている。1990年に米国で行われたNational Comorbidity Survey Study（NCS）[9]では，SADの生涯有病率は13.3％（男性15.5％，女性11.1％）と非常に高率であった。また，SADにはさまざまな精神疾患が併存するとされ，他の不安障害とSADを併存するケースが56.9％（オッズ比5.8）であり，うつ病になるリスクが41.6％と高く（オッズ比3.7），アルコール依存症では39.6％（オッズ比2.0）となっている[11]。SADが先行し，不安や恐怖を軽減するためにアルコール依存に陥ったり，うつ病などに罹患することが多いと考えられる。SADに他の精神疾患を併発していると，自殺率が高まるとの報告もあり[12]，このことからも深刻な精神障害であるといえる。

SADでは患者自身が「病気である」との認識が薄く，受診率が低いことも特徴の一つである。一般住民の調査で，SADと診断される患者の67％のうち，SADのために受診していた人は3％にすぎなかった。その他の不眠，うつ，あるいはアルコール依存問題のために受診している人が30％で，残りの67％の人はまったく受診していない。SAD患者の婚姻状況については，既婚率は低く，離婚率・未婚率が高いと報告されている[5]。

3．評価スケール

SADの病態の解明とともに評価スケールが作られたが，その中で最も利用されているものにLiebowitz Social Anxiety Scale（LSAS）がある（表2）。

表2 Liebowitz Social Anxiety Scale 日本語版（LSAS-J）（文献[2]から引用）

お願い：この1週間にあなたが感じていた様子に最もよく当てはまる番号を，項目ごとに1つだけ選んで記入してください。項目をとばしたりせずに全部埋めてください。

恐怖感／不安感	回 避
0：全く感じない	0：全く回避しない
1：少しは感じる	1：回避する（確率 1/3 以下）
2：はっきりと感じる	2：回避する（確率 1/2 程度）
3：非常に強く感じる	3：回避する（確率 2/3 以上または 100%）

1. 人前で電話をかける（P）
2. 少人数のグループ活動に参加する（P）
3. 公共の場所で食事をする（P）
4. 人と一緒に公共の場所でお酒（飲み物）を飲む（P）
5. 権威ある人と話をする（P）
6. 観衆の前で何か行為をしたり話をする（P）
7. パーティーに行く（P）
8. 人に姿をみられながら仕事（勉強）する（P）
9. 人に見られながら字を書く（P）
10. あまりよく知らない人に電話をする（S）
11. あまりよく知らない人達と話し合う（S）
12. まったく初対面の人と会う（S）
13. 公衆トイレで用を足す（P）
14. 他の人達が着席して待っている部屋に入っていく（P）
15. 人々の注目を浴びる（S）
16. 会議で意見を言う（P）
17. 試験を受ける（P）
18. あまりよく知らない人に不賛成であると言う（S）
19. あまりよく知らない人と目を合わせる（S）
20. 仲間の前で報告をする（P）
21. 誰かを誘おうとする（P）
22. 店に品物を返品する（S）
23. パーティーを主催する（S）
24. 強引なセールスマンの誘いに抵抗する（S）

P：Performance（行為状況），S：Social Interaction（社交状況）

SAD 患者が症状を呈することが多い行為状況 16 項目と，社交状況 8 項目の計 24 項目からなり，それぞれの項目に対する恐怖感や不安感と，回避行動の程度をそれぞれ 0～3 の 4 段階で評価する．全般性の SAD では 50 点以上になることが多いとされている．

他にはわが国で考案された東大式社会不安尺度（TSAS）があり，場面ごとの不安感，回避行動に加えて，身体的反応と日常生活支障度が含められている．

4．SAD と対人恐怖との関係性について

わが国では従来，社交場面や対人場面で強い緊張感や不安感が生じて日常生活に困難をきたす病態を「対人恐怖」と呼び，多くの研究が行われてきた．DSM-Ⅲ以前はこのような病態について欧米からの報告も少なく，わが国の「恥の文化」と関連した，特有の社会文化的な病態とも考えられてきた．

対人恐怖は，「他人と同席する場面で，不当に強い不安と精神的緊張が生じ，そ

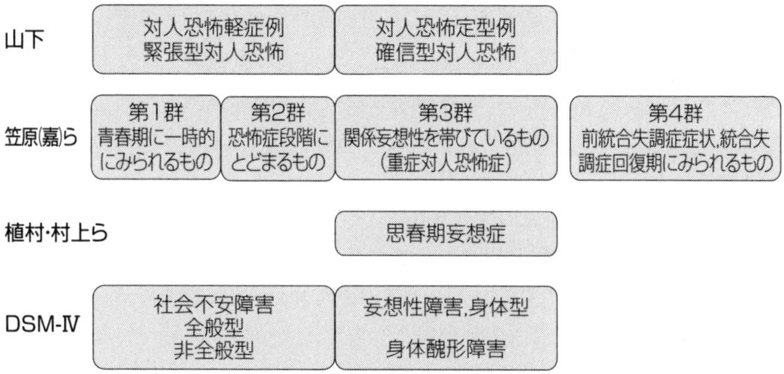

山下	対人恐怖軽症例 緊張型対人恐怖	対人恐怖定型例 確信型対人恐怖		
笠原(嘉)ら	第1群 青春期に一時的にみられるもの	第2群 恐怖症段階にとどまるもの	第3群 関係妄想性を帯びているもの (重症対人恐怖症)	第4群 前統合失調症症状,統合失調症回復期にみられるもの
植村・村上ら		思春期妄想症		
DSM-Ⅳ	社会不安障害 全般型 非全般型	妄想性障害,身体型 身体醜形障害		

図1　対人恐怖の位置づけ[3]

のため他人に軽蔑されるのではないか,他人に不快な感じを与えるのではないか,嫌がられるのではないかと案じ,対人関係からできるだけ身を退こうとする神経症の一型」と定義されてきた[7]。その亜型として,赤面恐怖,視線恐怖,体臭恐怖などが挙げられている。

わが国の対人恐怖とSADとの関係を図1に示す。

対人恐怖とSADには共通性がみられるが,山下[15]による分類での対人恐怖軽症例(緊張型)は,ほぼSADに一致すると考えられる。また,自己臭恐怖,自己視線恐怖,あるいは醜形恐怖などの対人恐怖定型例(確信型)については,DSMによる診断では,妄想性障害,身体醜形障害あるいはschizotypal disorder(統合失調症型障害)の診断カテゴリーに分類されると考えられる。

笠原[8]は対人恐怖を4群に分類し,第1群:平均者の青春期という発達段階において一時的にみられるもの,第2群:純粋に恐怖症段階にとどまるもの,第3群:関係妄想性をはじめから帯びているもの(重症対人恐怖),第4群:前統合失調症症状として,ないしは統合失調症回復期における後症状としてみられるもの,とした。このうちDSMでSADと診断される患者は,2群までを指すと考えられる。

Ⅲ　生物学的研究

SAD患者においても,さまざまな研究が行われ,生物学的機序が明らかになりつつある。

扁桃体は恐怖や不安の形成・発現に最も中心的な役割を果たしている。加えて顔・表情の認知においても,扁桃体は顔から得られた情報を社会的あるいは情動的に関連づけて加工していく上で重要な役割を果たしている。

SAD患者と健常者にさまざまな人の表情の写真を見せて，その時の扁桃体の活動をfMRIにて観察した報告がある。相手が怒っている表情，自分を侮辱しているような表情，恐怖を感じている表情，普通の中立的な表情，の四つの表情をみせたところ，SAD患者の扁桃体では，怒りや軽蔑を表現する表情の際に血流増加の亢進がみられた[13]。

　また，PETによる脳血流の変化を検討した研究では，SAD患者では他人の前で話す負荷により，対照群と比べて不安が増強し，同時に扁桃体の血流増加反応も増強した[14]。そして，SSRIにより改善がみられたSAD患者では，他人の前で話す負荷による扁桃体の血流増加は減少した[6]。

　これらの研究は，SADでは扁桃体は過活動を示し，治療によりSADの症状が改善するとともに，扁桃体の反応性が減弱することを示している。SADのメカニズムとして，扁桃体機能の亢進，線条体や基底核の機能低下，前部帯状回の機能亢進など扁桃体を中心とした不安恐怖回路の機能調節の異常の関与が考えられている。

IV　治　療

　SADは，従来内気で恥ずかしがりやといった性格上の問題と考えられる側面があり，治療の必要性が十分に認識されていない。しかし，SADの有病率は高く，また慢性に経過し，QOLを著しく低下させる。また発症年齢が若いため，引きこもる生活が長期に及ぶと青年期の人格形成に与える影響も大きく，学業上，職業上にも多大な影響がある。不安を和らげるためにアルコール依存に陥ったり，うつ病などを併発することもあるため，早期の介入によって併発する問題を減少させることが可能であると思われる。近年SADに対する治療の有効性が示されており，SADは単なる性格の問題ではなく，治療可能な病態と言うことができる。治療は主に，薬物療法と認知行動療法が検討されている。

1．薬物療法

　薬物療法は現在，選択的セロトニン再取り込み阻害薬（SSRI）が第一選択薬と考えられている[1]。1990年代前半は，ベンゾジアゼピン系抗不安薬，β遮断薬，MAO阻害薬（MAOI）などによる治療が試みられていたが，β遮断薬では有意な結果が得られず，ベンゾジアゼピン系抗不安薬やMAOIには効果はあるものの，有害事象の問題があり，第一選択薬には至っていない。

1）SSRI

　薬物療法においてSSRIは第一選択薬であるが，十分な効果が発現するまでに約12週間を要するといわれている。わが国では，フルボキサミンマレイン酸塩

が2005年に，SAD治療の保険適用を認められた。用量は25～50mg／日より開始し，100～150mg／日を目安に投与する。欧米ではセルトラリンも用いられている。効果が得られた後の服薬中止の基準については，「うつと不安に関する国際コンセンサスグループ」によって，SSRIが有効である場合少なくとも1年間SSRIの治療を続けるべきであるとされている[4]。

2）β遮断薬

声や手の震え，動悸，発汗などの不安に伴う身体症状に対し，限局的な場面で頓服として利用する。

3）ベンゾジアゼピン系抗不安薬

不安の軽減，身体症状の軽減に有効であるが，慢性に使用することで常用量依存の問題が生じる。また，離脱症状により不安が増強し，さらに使用量が増加する危険性もある。このため頓服薬として補助的に利用することが望ましい。

4）三環系抗うつ薬

三環系抗うつ薬のエビデンスはあまり示されていない。初期の研究で，クロミプラミン塩酸塩の有効性が認められたが，有害反応が強く，長期間にわたって十分量を服用することは困難である。

5）抗精神病薬

被害念慮，関係念慮をもつ場合には抗精神病薬が有効である。

6）その他

欧米のガイドラインでは，SNRIのvenlafaxine，あるいはMAOIも用いられている。その他にgamma-aminobutyric acid（GABA）受容体のアゴニストであるガバペンやpregabalinといった新薬が期待されている。

2．認知行動療法（cognitive behavior therapy：CBT）

1960年代後半に，英国のMarksら[10]によって初めて社会恐怖に対する行動療法の有効性が報告された。その後多くの研究が行われ，SADに対してCBTが短期，長期において薬物療法と同等か，それ以上の効果を示すことが多くのエビデンスにより示されている。SADに対するCBTとしては，従来少人数によるグループCBTの有効性が示されているが，最近では個別のCBTの有効性も示唆されている。CBTでは疾患に関する心理教育，恐怖状況に対するエクスポージャー，認知的再体制化，リラクセーショントレーニング，社会的スキル訓練という五つの技法が治療の中心となっている。CBTの利点は薬物を用いずに患者自身が恐怖状況に直面できるようになることとともに，終了後も効果が比較的長期に持続し，再発・再燃の率が非常に低い点である。

Ⅴ　症　例

【36歳　女性】
主訴：何もやる気がしない，死んでしまいたい
既往歴：特記事項なし
家族歴：特記事項なし
生活歴・現病歴：

　同胞2名中第1子長女として出生した。発育発達に特に問題はない。内気で目立つほうではなく，几帳面な性格であった。中学2年頃からは，他人と話をしたり授業中に発言する際に，緊張して顔の紅潮や動悸，声の震えを感じるようになった。中学，高校と部活動には所属せず，限られた友人と過ごしていた。電車やバスでも他人の視線が気になり緊張してしまうため，なるべく下を向いているようにしていた。短期大学を卒業し，中小企業に事務職として就職した。職場で夫と知り合い，24歳で結婚退職した。以後専業主婦となり，26歳で長男を，28歳で次男を出産した。

　長男が小学4年に進級した際に，PTA役員に選出された。役員会でたびたび意見を求められたが，発言しようとすると強く緊張し，動悸や発汗を自覚し，声が震えてうわずってしまうことを気にしていた。他の役員から声が小さいことを注意されたことをきっかけに不安が強まり，皆が自分を嫌っているのではないかと考えるようになった。役員会に出席することが怖くなり，何かと理由をつけて欠席した。しかし，かえって休んだことを悪く思われているのではないかと心配が増した。また外で他の父兄に会うことを恐れ，ほとんど外出することがなくなった。次第に不眠を呈するようになり，気分の落ち込みや意欲低下が強まり，ほとんど家事を行わずに臥床していることが増えた。食事もほとんどとれなくなり，死にたいと話すため，心配した夫に付き添われ精神科を受診した。

　診察では「視線が怖い」「変な人だと思われることが怖い」「知らない人と話すと緊張して胸がばくばくする」と訴え，PTA役員会に話が及ぶと動悸や赤面，発汗がみられた。SADを疑いLiebowitz Social Anxiety Scale（LSAS）を行ったところ，93点と高得点を示した。病歴より大うつ病を併発した全般性のSADと考え，疾患について説明を行うとともにフルボキサミンマレイン酸塩50mg／日より開始した。加えて頓用としてロラゼパム0.5mg，クアゼパム15mgを処方した。副作用に注意しつつ，フルボキサミンマレイン酸塩を100mg／日，150mg／日と増量した。薬物療法と自宅休養にてうつ症状は改善し，自宅での生活はほとんど問題がなくなった。しかしPTA活動の再開には不安が強く（LSAS62点），結局PTA役員を辞めることとなった。

　発症は10代でありながらも，対人緊張の強まる場面を避けて生活し，結婚後も専業主婦であったため特に問題になることはなかったが，PTA役員になったことを契機にSAD症状が顕在化したと考えられる症例である。役員会で発言する際には過度に緊張し，動悸や発汗，声の震えといった不安症状を呈した。そのような症状を気にしていたところに声が小さいと注意されたことで不安感が強まっ

た。その後「皆に嫌われている」との思いが強まり，次第に抑うつ的となり，希死念慮を呈するに至った。SAD，特に全般性の発症は，症例のように10代半ば頃が典型的で，発症年齢が若いことが特徴である。若い頃よりSADの症状を認め，また恐怖を感じる場面を想像しただけでも，動悸や発汗を伴うことなどよりSADに大うつ病を併発しているものと診断された。SADでは患者自身が病気であるとの認識が薄いため，うつ症状や不眠などを主訴に来院することが多い。薬物療法を中心とした治療によりうつ状態は改善し，自宅での生活はほぼ支障なく送れるようになった。しかし社会的活動に対する不安は強く，LSASにおいても依然高値を示している。このため今後はフルボキサミンマレイン酸塩の長期投与による改善を期待するとともに，認知行動療法の適応も検討される必要があると考えられた。

文　献

1) 朝倉　聡, 他（2000）対人恐怖／社会恐怖の薬物療法. 臨床精神医学, 29; 1121-1128.
2) 朝倉　聡, 井上誠士郎, 佐々木幸哉　他（2002）Liebowitz Social Anxiety Scale（LSAS）日本語版の信頼性及び妥当性の検討. 精神医学, 44; 1077-1084.
3) 朝倉　聡・傳田健三・小山　司（2003）社会恐怖（社会不安障害）の診断―Liebowitz Social Anxiety Scale（LSAS）の有用性を含めて―. 精神科治療学, 18; 263-269.
4) Ballenger JC, et al（1998）Consensus statement on social anxiety disorder from the International Consensus Group on Depression and Anxiety. J Clin Psychiatry 59; 54-60.
5) Davidson JR, Hughes DL, George LK, et al（1993）The epidemiology of social phobia findings from the Duke Epidemiological Catchment Area Study. Psychol Med 23; 709-718.
6) Furmark T, Tillfors M, Marteinsdottir I, et al（2002）Common changes in cerebral blood flow in patients with social phobia treated with citalopam or cognitive behavioral therapy. Arch Gen Psychiatry 59; 425-433.
7) 笠原　嘉（1993）対人恐怖.（加藤正明・笠原　嘉・小此木啓吾, 他編）新版 精神医学事典. 弘文堂.
8) 笠原　嘉・藤縄　昭・関口英雄, 他（1972）正視恐怖, 体臭恐怖―主として精神分裂病との境界例について―. 医学書院.
9) Magee WJ, Eaton WW, Wittchen HU, et al（1996）Agoraphobia, simple phobia, and social phobia in the National Comorbidity Survey. Arch Gen Psychiatry 53; 159-168.
10) Marks IM, Gelder MG（1966）Different ages of onset in varieties of phobias. Am J Psychiatry 123; 218-221.
11) 三澤　仁・加藤　温・笠原敏彦（2003）社会不安障害と他の疾患との comorbidity. 精神科治療学, 18; 299-304.
12) Schneier FR, Johnson J, Hornig CD, et al（1992）Social phobia. Comorbidity and morbidity in an epidemiologic sample. Arch Gen Psychiatry 49; 282-288.
13) Stein MB, Goldin PR, Saren J, et al（2002）Increased amygdala activation to angry and contemptuous faces in generalized social phobia. Arch Gen Psychiatry 59; 1027-1034.
14) Tillfors M, et al（2001）Cerebral blood flow in subjects with social phobia during stressful speaking tasks: a PET study. Am J Psychiatry 158; 1220-1226.
15) 山下　格（1977）対人恐怖. 金原出版.

第5章
身体表現性障害とうつ病

村松公美子

I はじめに

　漠然とした多彩な身体的症状や身体的苦痛があるが，それらの症状を説明するのに十分な器質的疾患の裏付けのない機能的な愁訴をもつ患者群は，プライマリケアの日常臨床現場では，ごくありふれて観察される。第一線の臨床家にとっては対応に苦慮し，女性が多いという印象であろう。これら患者群の特性について精神医学では，「心気」「身体化」「身体表現性」などの症状概念，カテゴリーで，病理性を位置づけてきた。近年，身体医学では，Medically Unexplained Illness（以下 MUI）[21] や Functional Somatic Syndrome（以下 FSS）[8,20] という呼称で症候単位として関心が持たれるようになってきた。ここでは，近年の精神医学のみならず身体医学側からの視点も窺いながら，性差，うつ病との関連性について，疫学調査なども踏まえて検討を進める。

II 身体表現性障害と DSM：Overview

　「身体表現性障害（somatoform disorders）」とは，DSM-Ⅲ[2]ではじめて登場した用語である。DSM-Ⅲではそれまでの精神診断分類学の信頼性の低さや臨床単位の非均一性から，操作的診断体系が推し進められることになった。DSM-Ⅲ以前の"心気症""ヒステリー"などの「神経症」概念は，DSM-Ⅲ-TR[3]，DSM-Ⅳ[4]では抹消された。また，DSM-Ⅲ以降は，多軸診断が導入され，「心身症」の用語も消え，第1軸に「一般身体疾患に影響を与える心理的要因」，第3軸に「一般身体疾患」を記述することになった。WHO の ICD-10[35] においても，「心身症」の用語はない。「神経症」や「心身症」が消えた DSM-Ⅲ以降，DSM-Ⅳ，DSM-Ⅳ-TR[5] での「身体表現性障害」という用語は，単一の疾患名ではなく，共通の反応パターンや疾病行動を特徴とする説明不能な種々の身体症状を示すいくつかの疾患を総称した分類カテゴリーであった。ところがこの「身体表現性障害」も今後新たなフレームワークに置き換わろうとしている。

　Kroenke らは DSM-Ⅳで定義される身体化障害（somatization disorder）は，厳格な診断基準のため，プライマリケア領域での軽症の身体表現性障害圏の病態に

ついては, 有用性が少ないことから, 診断基準を緩めた Multisomatoform Disorder を提案した[22]。それ以後も "DSM-Ⅳ somatoform disorders" への批判議論が続いていた[10, 13, 24, 27]。ここ数年, 多くの知見が積み重ねられてきており, 一般地域住民やプライマリケア領域などでは, 軽症の身体表現性障害圏, 気分障害圏, 不安障害圏の病態が, ごくありふれており, これらの病態の重複・併存も多く認めることが明らかとなってきた[9, 15, 18, 23, 32]。

これらの軽症の病態が混在する一般科の実地臨床においては, ディメンジョナル・アプローチが有用であり, 中等度以上の明確な精神症状を呈する精神科臨床でのカテゴリカル診断と区別する必要性が認識されるようになってきた[16, 28]。

DSM-Ⅴワーキンググループは, 現行のカテゴリー分類の限界性から, DSM-Ⅴの改正にむけて, DSM-Ⅳ somatoform disorders を, ディメンジョナルアプローチの視点から, 新しい疾患概念に置き換える大きな方向転換の可能性が高まってきている[11, 14]。現在, 提案されている DSM-Ⅴ案[6]では, DSM-Ⅳ-TR 身体表現性障害（表1参照）の下位分類（身体化障害, 鑑別不能型身体表現性障害, 心気症, 疼痛性障害など）は, ほとんど一つにまとめられ, 新たに Complex Somatic Symptom Disorder[7]が提案されている。

一方, 身体医学領域では, 医学的に説明不能の機能性身体症状を Medically Unexplained Symptoms（以下 MUS）[19, 31]と位置づけ, MUS を表出する疾患群を MUI[21]と呼称した疾患群のフレームワークが登場している。さらに最近は FSS[8]という症候単位としても議論されてきている。身体医学領域と精神医学領域での方向性が, 心身二元論（dualism）から, 包括的な生物―心理―社会学モデル（biopsychosocial model）にシフトしつつある。身体医学サイドでの MUS[19, 31], MUI[21], FSS[3]は, 精神医学サイドでの Complex Somatic Symptom Disorder（DSM-Ⅴ案）[7]とは類似の病態群のフレームワークで, 照射している側面が違うだけであるとも考えられる。最近の「身体表現性障害」についての研究は, DSM-Ⅴ改定を念頭において実証的研究が進められている[12]。また,「身体表現性障害」に関する過去の知見についてもどの診断基準や症状単位をゴールドスタンダードにした研究であるかを把握した上で検討をする必要がある。

Ⅲ 身体表現性障害, 身体化障害, Somatization, 説明のつかない身体症状（MUS）における性差（gender）

DSM-Ⅳ-TR[2]に記載されている身体化障害（Somatization）の生涯有病率は, 非常にばらつきがあり, 女性 0.2 ～ 2.0%, 男性 0.2% 以下で, 性差を認めて

表1. 不定愁訴（MUS）の分類

Ⅰ. 不定愁訴（MUS）として出現する可能性のある身体的病態や身体疾患
  1）身体疾患の前駆段階
    内分泌・代謝疾患，膠原病，悪性腫瘍
  2）更年期や月経前などに伴う一部内分泌系調節障害，

Ⅱ. 不定愁訴（MUS）を呈する主な精神疾患

ICD-10		DSM-Ⅳ-TR	
F45	**身体表現性障害**		**身体表現性障害**
F45.0	身体化障害	300.81	身体化障害
F45.1	鑑別不能型身体表現性障害	300.82	鑑別不能型身体表現性障害
F45.2	心気障害	300.7	心気症
F45.3	身体表現性自律神経機能不全	300.82	特定不能の身体表現性障害
F45.4	持続性身体表現性疼痛障害	300.8x	疼痛性障害
F41	**他の不安障害**		**不安障害**
F41.0	パニック障害	300.01	パニック障害（広場恐怖をともなわない）
F41.1	全般性不安障害	300.02	全般性不安障害
F41.2	混合性不安抑うつ障害	300.00	特定不能の不安障害
F32	**うつ病エピソード**		**気分障害**
F33.0	軽症うつ病エピソード	296.21	大うつ病性障害，単一エピソード，軽症
	（身体性症候群をともなうもの）	311	特定不能のうつ病性障害（小うつ病性障害）
F32.9	他のうつ病エピソード	311	特定不能のうつ病性障害
	（特定不能の「仮面」うつ病の単一エピソード）		

いる。Spitzerら（1996）のPRIME-MD1000 Studyでは，プライマリケア受診者1000人について，PRIME-MD診断を行っているが，Somatoform disorders（Multisomatoform disorder, Somatoform NOS）のいずれにおいても，女性の方が男性に比し有病率が高いことを報告している[32]。

Smithら（2005）は，MUSを持つプライマリケア受診者について，DSM-Ⅳ診断を行っている。somatoform disorder（SD）の厳格な診断基準を満たさなくとも，SDの四つの症状（男性），六つの症状（女性）をもつ患者をDSM somatoform-positive同定し，この基準を満たさない場合をDSM somatoform-negativeと同定した。DSM somatoform-positiveは，女性の方が，男性に比し有意に高かった（オッズ比3.2（95% CI: 1.4-7.5），$p=.007$）を報告している[31]。

Barskyら（2005)は，Patient Health Questionnaire（PHQ）-15を使用して，プライマリケア受診者についてSomatizationを診断評価した。Somatizaion患者における女性比率は，非Somatization患者の女性比率よりも有意に高かった（$p<0.001$）ことを報告している[9]。

しかし，Harris ら（2008）では，Somatizaion 患者と非 Somatization 患者において，明らかな性差は認めていない（p=0.07）[18]。

Leikenes ら（2007）は，ノルウェーの Oslo 市・Lofoten 市における一般地域住民に Composite International Diagonositc Interview（CIDI）を行い，somatoform disorders（SDs）の6カ月間有病率と current multisomatoform disorder（current MSD），somatoform disorder not otherwise specified（SD nos）の時点有病率ついて，年齢，性差，コモビディティの研究を行った。その結果，中年期（35歳～65歳）において，severe current SDs は，女性の方が男性に批し有意に高かった（p<0.001）。しかし青年期（35歳以下），老年期（65歳以上）では，性差を認めなかったことを報告している[23]。

調査の対象やゴールドスタンダードとする"somatoform disorders"の症状単位の違いまた診断評価方法の違いもあるが，女性の方が男性に比し有病率が高い報告が多い。中年期の女性に有病率が高いとするノルウェーでの一般市民調査研究の結果は，日常臨床でよく出会う"身体愁訴に纏われている中年女性たち"を反映している可能性がある。

IV　身体表現性障害とうつ病性障害のコモビディティ

1）本邦プライマリ医療機関における横断調査（表2）[25, 26]

著者らが，新潟県を中心とするプライマリケア医療機関9カ所を受診した患者601名（男　249名，女　352名，平均年齢　58.3 ± 16.5歳）を対象に DSM-IV に準じて作成された PRIME-MD（Primary Care Evaluation of Mental Disorders）日本語版をプライマリケア医が施行し，精神疾患の有病率を検討した。その結果，身体表現性障害は，93人（15.5％）で最も多く認められた。PRIME-MDでは，身体愁訴のうち3項目以上が数年間存在している場合，多発性身体表現性障害（multisomatoform disorder）として診断される。身体表現性障害93人（15.5％）は，多発性身体表現性障害38人（6.3％）と鑑別不能型身体表現性障害（indentified somatoform disorder）21人（3.5％），特定不能の身体表現性障害（somatoform disorder not otherwise specified）34人（5.7％）を合わせたものである。また，気分障害圏75人（12.5％）大うつ病性障害（major depression）30人（5.0％），小うつ病 minor depression 40人（6.7％）気分変調症5人（0.8％）であった。WHO が行った Collaborative Study on Psychological Problem General Health Care Settings: PPGHC Study[27]の結果と比較したものを表2に示す。次に身体表現性障害と気分障害圏の病態との関係をみるために，多重ロジスティックモデル解析[33]を行った結果を表3に示す。小うつ病性障害が，身体表現性障害と強く関係して

表2 プライマリケアにおける精神疾患の有病率 [26, 27, 32]

	PRIME-MD Study	
	新潟(1999) (n=601)	米国(1994) (n=1,000)
1つ以上の精神疾患を有する者	28.1%	39%
気分障害	12.4%	26%
大うつ病	5.0%	12%
小うつ病	6.7%	6%
気分変調症	0.8%	8%
不安障害	8.5%	18%
パニック障害	3.5%	4%
全般性不安障害	0.8%	7%
特定不能の不安障害	4.2%	9%
身体表現性障害	15.5%	14%
多発性身体表現性障害	6.3%	8%
特定不能の身体表現性障害	5.7%	4%
診断不明の身体表現性障害	3.5%	
アルコール依存／乱用	2.2%	5%
摂食障害	0.0%	3%

	PPGHCstudy (ICD-10,1995)	
	参加全センター (n=25,916)	長崎センター (n=1,555)
1つ以上の精神疾患を有する者	21.1%	14.8%
うつ病圏疾患(気分変調症も含む)	10.5%	3.0%
パニック障害	1.1%	0.2%
全般性不安障害	7.9%	5.0%
身体化障害	2.8%	0.1%
心気症	0.8%	0.4%
アルコール関連の障害(依存／乱用)	2.7%	6.2%

表3 身体表現性障害とうつ病のコモビディティ（多重ロジステックモデル） [33]

基準変数：身体表現性障害（n=93）

	多重ロジスティック分析　結果		
説明変数	オッズ比	95%信頼区間	p
年齢	1.260	0.792 – 2.005	0.330
性別	0.997	0.984 – 1.011	0.694
大うつ病性障害（罹患）	0.630	0.184 – 2.152	0.461
小うつ病性障害（罹患）	3.656	1.833 – 7.294	<0.001

いた（オッズ比 3.656, 95％信頼区間 (1.833,7.294)。年齢，性別，大うつ病性障害については有意な関係を認めなかった。

2）海外疫学調査

　Barskyらは，一般医療機関受診者（N=1426）横断調査において，身体化障害，うつ病性障害，パニック障害がオーバーラップして罹患しているコモビディティについて報告している（図1）身体化障害（somatization）患者は，非 somatization

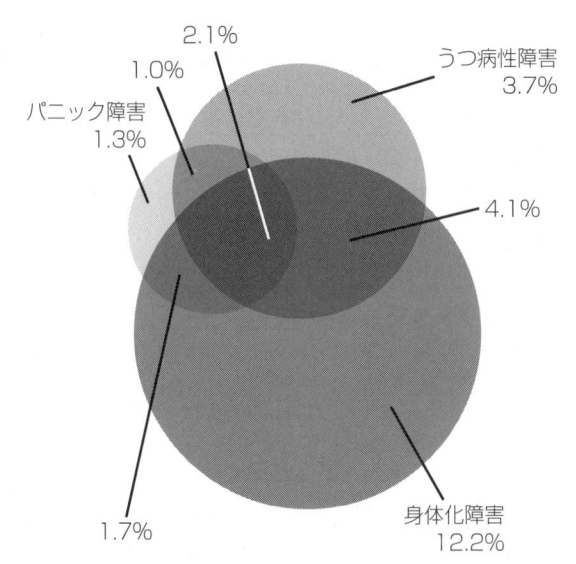

図1 一般医療機関受診者(N=1426)における身体化障害,うつ病性障害,パニック障害の併存率
(文献[9]より改変)

患者に比して,うつ病性障害,パニック障害のコモビディティが3〜7倍高いことを報告している[9]。Harrisらは,一般医療機関受診者(N=1546)横断調査においても,somatizationが非somatization患者に比して,うつ病性障害,パニック障害,不安障害の併存率が有意に高い(いずれも<p.001)していることを報告している[18]。

Leikenesらが行ったノルウェーOslo市・Lofoten市での一般地域住民(N=1247)調査では,身体表現性障害(SDs)の時点有病率において,SDsの45%が不安障害・うつ病性障害を併存しており,非SDsに比して不安障害・うつ病性障害の併存率が高かった(オッズ比4.5, 95% CI:3.1-6.6, $p<0.001$)ことを報告している[23]。

また,Hanelらは一般医療機関受診者(N=1751)横断調査において,somatoform / functional disorder(N=323, 18.4%),単独のうつ病性障害(N=77, 4.4%)単独の不安障害(N=54, 3.3%)であった。身体表現性障害(somatoform / functional disorder)は,うつ病性障害,不安障害の併存を認め,これらの二つの障害の併存する患者(N=131, 7.5%)であり,三つの障害が併存する患者(N=38, 2.2%)で,これらの障害が単独で罹患していることよりもオーバーラップして併存していることが多いことを報告している[17]。

V 女性と不定愁訴：MUS（医学的に説明不能の身体症状）

体がだるい，疲れやすい，手足がしびれる，動悸，息切れ，胃のもたれ，頭重など漠然とした多彩な身体的愁訴があるが，それらの症状を説明するのに十分な器質的疾患の裏付けのない愁訴をもつ患者は，プライマリケア臨床ではありふれている。わが国の第一線診療を担う実地医家たちは，これらの愁訴を「不定愁訴」[1])と呼び対処してきた。「不定愁訴」のフレームワークは，欧米での"MUS（医学的に説明不能の身体症状）"とほぼ類似概念である。さきに述べたように米国精神医学会のDSMの潮流がデイメンジョナルモデルに大きくパラダイムシフトし，MUSを呈する症状単位群をDSM-Vでは，Complex Somatic Symptom Disorder（案）[7])として一括される方向にある。最新の欧米での実証的医学的見地が，わが国の実践的臨床医学概念である「不定愁訴」に近接してきている。

「不定愁訴」の背景となる病態は疾患を表1に示す。「不定愁訴」は，身体的検索で検知されていなくとも，身体疾患の前駆段階や初期症状として出現してきている可能性がある。また，特に女性の場合は，内分泌系の影響を大きく受けるため，更年期や月経前に「不定愁訴」を呈しての受診行動が，内科や産婦人科，整形外科など各診療科の現場でみられる。身体疾患を十分検索し，器質的疾患が存在しない場合は，表1のIIに示す精神疾患が背景にあり，身体症状として表出されている可能性がある。この表に示した疾患の他にも統合失調症や知的障害が基盤にあり身体症状を訴えている場合もあるため臨床上注意を要する。

さきにも引用したSmithらのMUSを持つプライマリケア受診者（n=206，平均年齢47.4歳）について次のように報告している[31])。平均受診回数は，1年間に13.6回で，79.1％が女性であった。60.2％（n=124）がDSM-somatoform-negative（2≦症状＜4）であり，44.7％（n=92）が，不安障害また45.6％（n=94）が，うつ病性障害（大うつ病あるいは小うつ病）の診断がついた。"DSM-IV somatoform disorder"の診断基準を全て満たす患者はわずかに4.4％（n=9）しか認めず，やや診断基準を緩めた身体化障害（abridged somatizaion）も18.9％（n=39）であった。従って，MUS患者（n=206）のうち，DSM-somatoform-posititiveが23.3％（n=48），DSM-somatoform-negativeが76.7％（n=158）であった。後者のMUS患者（DSM-somatoform-negative）は，女性に多く（p=.007），抑うつ，不安の程度も軽度で日常生活機能も障害されていないことが判明した。これらの結果から，Smithらは，女性によくみられ，日常機能障害も軽度であるMUS患者（DSM somatoform-negative）は，現行の"DSM-IV somatoform disorders"診断から見落とされてしまっているが，非常に大きな臨床単位であり，DSM-Vの改正では，

somatoform disordersの大幅な変更の必要性を提言した[31]。このSmithらのMUS患者群は，本邦での「不定愁訴の患者」群に類似し，プライマリケアの第一線の日常臨床において，日頃，実地医家が経験する印象と一致するものと思われる。プライマリケア臨床では，身体表現性障害圏，不安障害圏，気分障害圏の病態がオーバーラップし，混在する他の知見とも一致している。

　一方，身体愁訴と女性のうつ病について，Silversteinは，次のように報告している。全身倦怠感，食欲異常，睡眠障害などの身体症状が主体のうつ病（Somatic Depression）と身体症状を呈さないPure Depressionについて，Epidemiologic Catchment Area (ECA) study[34]から再分析した。その結果，身体症状を呈するSomatic Depressionの有病率は，女性の方が男性よりも有意に高く，痛み，慢性的抑うつ気分を呈することが多く，不安障害を高率に併存していることを報告している[30]。したがって，女性が不定愁訴（すなわちMUS）を呈しているが，器質的疾患の裏づけが得られない場合，まず，うつ病性障害を念頭におき不安障害の併存についても診断・評価を進める必要がある。

Ⅵ　MUIとBiopsychosocial model

　Johnsonは，Medically Unexplained Illness（MUI）は，生物学的，心理学的，認知行動学的，社会学的要因のいずれにおいても，性差の影響を受けていることを詳細に考察している（図2）。現代女性は，少子高齢化，経済不況などの厳しい状況下で常にストレス状況に置かれているといっても過言ではない。

　生物学的，心理学的，認知行動学的，社会学的要因などがそれぞれ複合的に重なり合い，症状現象として表出されたSomatoform Disorders（SDs）あるいはMedically Unexplained Symptoms（MUS）とうつ病圏（Depression）の病態との関係についても，このモデル枠を通して包括的に把握し，適切な治療方針を導くことが望ましいと考えられる。

Ⅶ　おわりに

　「医学的に説明不能の機能性身体症状をもつ患者群」について，性差，うつ病との関連について，疫学調査などから考察を試みた。これらの実証的知見からも「多彩な愁訴を身に纏って彷徨しているゆううつな女性たち」が臨床心理学的映像として浮かび上がる。現行のDSM-Ⅳ-TR「身体表現性障害」カテゴリーは，DSM-Ⅴでは，いずれ消え行く可能性がある。身体医学で関心が持たれているMUIやFSSなどの呼称も今後変遷していく可能性がある。いずれにしても，「機能性身体症状に悩まされる患者群」について，精神医学，身体医学など医学領域のみ

```
         ┌─────────────────┐
         │ Biological      │
         │ 遺伝            │
         │ 感受性          │
         │ 痛覚過敏性      │
         │ 内分泌調節系    │
         │ 中枢神経系      │
         │ 免疫系          │
         └─────────────────┘
```

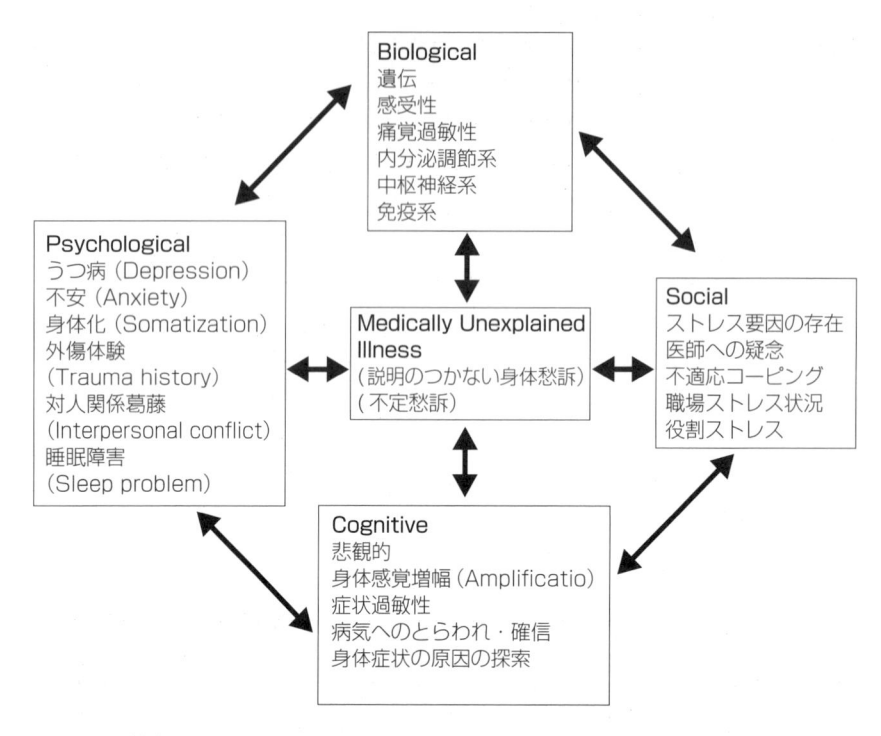

┌──────────────────────┐   ┌──────────────────────┐   ┌──────────────────────┐
│ Psychological   │   │ Medically Unexplained │   │ Social   │
│ うつ病 (Depression) │ ⇔ │ Illness   │ ⇔ │ ストレス要因の存在   │
│ 不安 (Anxiety)   │   │ (説明のつかない身体愁訴)│   │ 医師への疑念   │
│ 身体化 (Somatization)│   │ (不定愁訴)   │   │ 不適応コーピング   │
│ 外傷体験   │   └──────────────────────┘   │ 職場ストレス状況   │
│ (Trauma history)   │   │ 役割ストレス   │
│ 対人関係葛藤   │   └──────────────────────┘
│ (Interpersonal conflict)│
│ 睡眠障害   │
│ (Sleep problem)   │
└──────────────────────┘

```
         ┌─────────────────────────┐
         │ Cognitive               │
         │ 悲観的                  │
         │ 身体感覚増幅 (Amplificatio)│
         │ 症状過敏性              │
         │ 病気へのとらわれ・確信  │
         │ 身体症状の原因の探索    │
         └─────────────────────────┘
```

図2 統合的 Biopsychosocial model：Medically Unexplained Illness に影響を及ぼす要因の相互関係（文献[21]より改変）

ならず，心理学，社会学，倫理学などを含めた多方面からの性差や併存するうつ病などの病態に配慮した包括的アプローチが望まれる。

文　献

1）阿部達夫, 筒井末春（1972）不定愁訴症候群と自律神経失調症, 自律神経失調症（改定第2版）金原出版. pp72-78
2）American Psychiatric Association (1980) Diagnostic and Statistical Manual of Mental Disorders, 3rd Edition, American Psychiatric Association.
3）American Psychiatric Association (1987) Diagnostic and Statistical Manual of Mental Disorders, 3rd Edition, Revised American Psychiatric Association.
4）American Psychiatric Association (1994) Diagnostic and Statistical Manual of Mental Disorders, 4th Edition, American Psychiatric Association.
5）American Psychiatric Association (2000) Diagnostic and Statistical Manual of Mental Disorders, 4th Edition,Text Revision. American Psychiatric Association. (高橋三郎，大野裕，染矢俊幸訳) DSM-Ⅳ-TR 精神疾患の診断・統計マニュアル (2002). 医学書院
6）American Psychiatric Association DSM-5 (2010) Proposed Draft Revisions to DSM

Disorders and Criteria. http://www.dsm5.org/
7) American Psychiatric Association DSM-5 (2010) Complex Somatic Symptom Disorder. Proposed Draft Revisions to DSM Disorders and Criteria. http://www.dsm5.org/
8) Barsky AJ, Borus JF (1999) Functional somatic syndromes. Ann Intern Med 62; 910-921.
9) Barsky AJ, Orav J, Bates DW (2005) Somatizaion increase medical utilization and costs independent of psychiatric and medical comorbidity. Arch Gen Psychiatry 62; 903-910.
10) Creed F, Barsky A (2004) A systematic review of the epidemiology of somatizaion disorder and hypochondriasis. J Psychosom Res 56; 391-408.
11) Creed F (2009) New reach on medially unexplained symptoms -much remains to be donebefore DSM V and ICD-10 can provide a satisfactory new classification. J Psychosom Res 66; 363-377.
12) Creed F (2009) Medically Unexplained Symptoms-blurring the line between "mental" and "Physical" in Somatoform disorders. J Psychosom Res 67; 185-187.
13) DeGuchit V, Fischler B (2002) Somatization a critical review of conceptual and methodological issues. Psychosomatic 43; 1-9.
14) Dimsdale J (2009) The proposed diagnosis of somatic symptoms disorders in DSM- V to replace somatoform disorders in DSM- IV – preliminary report. J Psychosom Res 66; 473-476.
15) Goldberg D (1995) Epidemiology of mental disorders in primary care settings. Epidemiologic Reviews 17; 182-190.
16) Goldberg D, Goodyer I (2005) The Origins and Course of Common Mental Disorders. Taylor and Francis, London.
17) Hanel G, Henningsen P, Herzog W et al (2009) Depression, anxiety, and somatoform disorders: Vague or distinct categoriers in primary care ? Results from a large cross-sectional study. J Psychosom Res 67; 189-197.
18) Harris AM, Orav EJ, Bate DW et al (2008) Somatization increases diability independent of comorbidity. J Gen Intern Med 24; 155-161.
19) Hennnigsen P, Zimmermann T, Sattel H (2003) Medically unexplained physical symtoms, anxiety, and depression: A meta-analytic review. Psychosomatic Medicine 65; 528-533.
20) Henningsen P, Zipfel, Herzog W (2007) Manegement of funcational somatic syndromes. Lancet 369; 946-55.
21) Johnson SK (2007) Medically Unexplained Illness, Gender and Biopsychosocial implications. American Psychological Association
22) Kroenke K, Spitzer RL, Frank V et al (1997) Multisomatoform disorder. Arch Gen Psychiatry 54; 352-358.
23) Leiknes KA, Finset A, Moum T et al (2007) Current somatoform disorders in Norway: prevalence, risk facotors and comorbidity with anxiety, depression and musculskeletal disorders. Soc Psychiatry Pshchitr Epitemiol 42; 698-710.
24) Mayou R, Kirmayer LJ, Simon G (2005) Somatoform disorders: time for a new approach in DSM- V . Am J Psychiatry 162; 847-855.
25) Muramatsu K, Muramatsu K, Kamijima K et al (2000) Mental Disorders in Primary Care Patients in Japan.WPA International Jubilee Congress, June 28th ,2000,Paris.
26) 村松公美子(2004) プライマリケアにおける精神疾患の疫学. EBM ジャーナル, 5; 512-517.
27) Nakane Y, Michitsuji S (1995) Results from Nagasakicentre. Mental Illness in General

Health Care, Edited by Ustun TB, Satorius N. Chichester, John Wiley &Sons. pp.193-209.
28) Noyer Jr R, Stuart S, Watson DB (2008) A Reconceptualization of the Somatoform Disorders. Psychosomatics 49; 14-22.
29) Shape M, Carson A (2001) "Unexplained" somatic symptoms, functional syndromes, and somatization: Do we need a paradigm shift ? Ann Inntern Med 134; 926-930.
30) Silverstein B (2002) Gender Difference in the Prevalence of Somatic Versus Pure Depression: A Replication. Am J Psychiatry 159; 1051-1052
31) Smith RC, Gardner JC, Lyles JS et al (2005) Exploration of DSM-Ⅳ criteria in primary care patients with medically unexplained symptoms. Psychosomatic Medicine 67; 123-129
32) Spitzer RL, Williams JBW, Kroenke K ,et al (1994). Utility of a new procedure for Diagnosing Mental Disorders in Primary Care; the PRIME-MD 1000 study. JAMA 272; 1749-1756.
33) 高木廣文／統計数理研究所 (1998) HALWIN によるデータ解析. 現代数学社.
34) Weissmann MM, Bruce ML, Leaf PJ et al (1991) Affective disorders, in Psychiatric Disorders in America: The Epidemiologic Catchment Area Study . Edited by Robins LN, Regier DA. New York, Free Press, pp.53-80.
35) World Health Organization (1992). The ICD-10 Classification of Mental and Behavioural Disorders ; Clinical descriptions and diagnostic guidelines. Geneva: WHO. (融　道男, 中根允文, 小見山実監訳 (1993) ICD-10 精神および行動の障害——臨床記述と診断ガイドライン. 医学書院)

第6章
境界性パーソナリティ障害とうつ病

岡島由佳

I 境界性パーソナリティ障害

　女性のうつ病を診断，治療していく上で，境界性パーソナリティ障害（borderline personarity disorder：BPD）を合併した症例をしばしば経験する。

　BPDは米国精神医学会による診断基準DSM-IVで示されている10の特定のパーソナリティ障害の一つで，対人関係，自己像，感情の不安定性および著しい衝動性を特徴とする障害である（表1）[2]。なお，国際疾病分類の診断基準ICD-10においては，感情の不安定性と衝動性が重視され，「情緒不安定型パーソナリティ障害（emotional unstable personality disorder）」とし，下位分類として爆発的攻撃性を示すものを「衝動型（impulsive type）」，境界性人格障害の特徴のあるものを「境界型（borderline type）」としている。

　BPDの発症については生育環境要因と生物学的要因の両方が報告されている[8]。生育環境要因についての報告は，母親の養育態度（一貫性の欠如と過干渉）や発達期の性的および身体的虐待との関連との指摘が多い。一方，生物学的特徴も後述する生物学的研究が報告されてきており，また，注意欠陥／多動性障害の診断との関連も指摘されるなど，BPDは生育環境要因と，発達の問題を含む生物学的要因などが複合的に想定される疾患と考えられている。

　BPDは感情障害，不安障害，物質使用障害，摂食障害，PTSD（外傷後ストレス障害）などのI軸疾患を併存しやすいといわれている。複数のI軸診断を長期に併存することがBPD診断の感度と特異度を上げるという報告もある[17]。

　気分障害との関連についていうと，BPD患者における気分障害の合併頻度は，大うつ病性障害6～62％，気分変調症1～14％，双極性I型障害0.3～9％，双極II型障害10～17％，気分循環症0.3～7％などと報告されている。また気分障害患者におけるBPD合併率は大うつ病性障害1.8～25％，気分変調症6～24％，双極性I型障害1～10％，気分循環症13％などと報告されている[10]。

　DSM-IVのBPDの診断基準にも感情の不安定性やいらいら，不安感，慢性の空虚感といった抑うつ関連症状が挙げられていることでもわかるように，BPD患者

表1　DSM-IV における境界性パーソナリティ障害の診断基準[2]

対人関係，自己像，感情の不安定性および著しい衝動性の広範な様式で，成人早期に始まり，種々の状況で明らかになる。以下のうち5つ（またはそれ以上）で示される。
（1）現実に，または想像の中で見捨てられることを避けようとするなりふりにかまわない努力。
（2）理想化とこき下ろしとの両極端を揺れ動くことによって特徴づけられる不安定で激しい対人関係様式。
（3）同一性障害：著明で持続的な不安定な自己像または自己感。
（4）自己を傷つける可能性のある衝動性で，少なくとも2つの領域にわたるもの（例：浪費，性行為，物質乱用，無謀な運転，むちゃ食い）。
（5）自殺の行動，そぶり，脅し，または自傷行為の繰り返し。
（6）顕著な気分反応性による感情不安定性（例：通常は2，3時間持続し，2，3日以上持続することはまれな，エピソード的に起こる強い不快気分，いらいら，または不安）。
（7）慢性的な空虚感。
（8）不適切で激しい怒り，または怒りの制御の困難（例：しばしばかんしゃくを起こす，いつも怒っている，取っ組み合いの喧嘩を繰り返す）。
（9）一過性のストレス関連性の妄想様観念または重篤な解離性症状。

において抑うつ症状はしばしば認められる症状である。医療機関に抑うつ症状を主訴として受診し，初診時にうつ病の診断のもと治療を開始されることも多い。しかし薬物療法への反応性は悪く，その経過は内因性のうつ病とは大きく異なる。衝動的な問題行動によって治療は難渋し，長期化しやすい。激しい対人関係様式に主治医が巻き込まれ，治療が混乱することもある。

【症例1－1】BPDとうつ病の合併

症例A　27歳

診断：大うつ病性障害，境界性パーソナリティ障害

生活歴：両親はAが幼少期に離婚。父親と父方祖母と三人暮らしであった。祖母は厳しい人で過剰な折檻がみられていたという。Aは高校卒業後に就職し，独立した。

　職場は転々としている。対人関係で緊張することが多く，ある期間勤めて，人間関係が多少深まると居心地が悪くなって退職していたとのことである。心許せる友人は少なく，つき合っている男性とはしばしば喧嘩や別れ話が持ち上がり不安定な関係が続いていた。常にむなしい気持ちがあり，「自分が生きている意味がよくわからない」と話す。ずっと「早く死んでしまいたい」という考えがあったという。しばしば気分が不安定になり，リストカットや過食，浪費などの行動化がみられていた。

　医療機関にはかからず経過していたが，職場の人間関係のもつれに巻き込まれたこと，それによって仕事量が変化し，残業が続いたことなどをきっかけに，徐々に抑うつ気分，意欲低下，不眠，不安，焦燥感などを認め，仕事の能率も低下した。希死念慮も強くな

ってきたため，X年Y月，B病院を初診となった。

　初診時は抑うつ気分，不安・焦燥が強く，思考抑制も認めたため十分な生活史を聞くことができないまま，抗うつ薬，抗不安薬による薬物療法が中心となった。SSRI（選択的セロトニン再取り込み阻害薬）にある程度反応したが，抑うつ気分は十分にコントロールされず，寛解には至らなかった。その後も反応性に気分が動揺したり，パニック発作様の不安などもみられた。主治医の言葉には過敏で，主治医の言葉に反応するように予約日をキャンセルすることもあった。治療経過から主治医はAのうつ症状に，パーソナリティの要因が関与していることを疑い始めた。

II　BPDとうつ病

　BPDとうつ病を含む気分障害の関係については，これまで症候学的，家族研究，生物学的，疾患の経過やその併存疾患パターンなどさまざまな研究が行われている。

　症候学的研究ではRogerら[14]はBPDとうつ病の合併症例では，うつ病だけの症例と比較して，自己非難，空虚感，見捨てられる不安，自己破壊性，絶望感が特徴となる抑うつ症状であったと報告している。Westenら[15]の研究でも，BPDとうつ病の抑うつ症状を比較し，BPDの抑うつは空虚感や寂しさ，怒りや恐れ，孤独，自暴自棄といったネガティブな感情，特に同一性の障害や不安定な自己評価，依存性，対人関係に関連する恐れで構成され，うつ病の抑うつとは区別されるとしている。

　家族研究ではBPDの家族は一般に比べうつ病の罹患率が明らかに高いという報告がある一方で，うつ病を合併していないBPDの家族ではうつ病を合併しているBPDの家族に比べ，うつ病罹患率が低いという報告もある[16]。さらにBPDとうつ病の家族の精神疾患の罹患のパターンは似ているという報告もある[13]。

　合併診断の研究では，BPDのI軸合併診断はうつ病だけでなく，他のI軸診断も同様に罹患率が高く，むしろ不安障害や摂食障害などの方が有意に高い合併率が認められているという指摘がある[12]。また他のパーソナリティ障害とBPDとのうつ病合併の比較で，他のパーソナリティ障害でも同様にうつ病の生涯罹患率が高いことや，うつ病とパーソナリティ障害を評価した研究では，回避性パーソナリティ障害と依存性パーソナリティ障害が多く見出されたという。

　Gundersonら[4,6]は，これら合併診断，症候学的検討，家族研究，疾患の経過などの研究を通じて，BPDとうつ病の関係を表すモデルとして，四つの仮説を示して検討を行っている。第一モデルはBPDはより基本的で優勢な病理の様式で，うつの併存の原因となるものであるという考え方である。BPD患者のうつの発症は，

この疾患特有の異常な過敏性や，対人関係上の認知の歪みと関連するという理解である。第二のモデルとして，BPDは一次的なうつ病に付随するもの，その非定型的な表現形式であるというものである。第三のモデルは二つの疾患はおのおの独立したものであるという考え方である。第四のモデルとして，両方の障害は非特異的にオーバーラップする病因論的因子をもっているとする考え方がある。彼らはこのモデルに基づいて，BPDとうつ病との関連を検討している。彼らはこれにより，両者は無関係であるという第三仮説が妥当であると結論づけている。

　生物学的研究では，神経内分泌学的研究，神経化学的研究，画像研究などが行われている。Koenigsbergら[7,10]は総説の中でこれら生物学的研究をまとめて紹介している。それによると，視床下部－脳下垂体－副腎系の反応低下の指標であるデキサメサゾン抑制試験（DST）は，うつ病を合併していないBPD患者とうつ病患者との比較では有意な相違が認められている。またうつ病の患者の副腎皮質の反応低下の所見として，正常対象と比べて血中コルチゾールの低値，グルココルチコイド受容体（GR）の減少が知られているが，（BPDを多く含む）虐待の既往のあるパーソナリティ障害患者は，うつ病と同様にGRは低下していたものの，コルチゾール値が低く，むしろPTSD患者と類似した所見が得られていた。甲状腺ホルモンに関するうつ病での所見，TRH試験（thyrotropin releasing hormone test）における甲状腺刺激ホルモン（TSH）の反応の低下はBPDでは確認されていない。

　また，うつ病のtrait markerとして血小板のモノアミンオキシダーゼ（MAO）活性の上昇が知られているが，BPDではむしろその低下が報告されている。このMAO活性の低下は刺激希求，衝動性，自殺傾向などとの関連が指摘されている。

　アドレナリン系の活動性の指標，血小板のα_2-アドレナリン受容体結合部位の数の研究では，うつ病でのみ上昇が認められた。後シナプス・$\alpha2$-アドレナリン作動活性の指標とされるクロニジンに対する成長ホルモン（GH）分泌の反応は両疾患とも低下がみられている。コリン系に関わる所見として，うつ病とその近縁者でREM潜時の短縮が報告されている。BPDでも大多数の報告でこの所見が認められているが，うつ病を合併しているBPD患者が十分に除外されていない。

　コリン系の機能は，コリン類似物質フィゾスチグミンに対する反応でも評価される。BPDではうつ病と同様に，フィゾスチグミンに対して，正常対象や他のパーソナリティ障害よりも強い抑うつを生じることが報告されている。これらの所見からうつ病とBPDは，コリン系への過剰な反応性を共有していると考えられる。

　尿と髄液での5-HIAA排出の減少などにみられる中枢神経系のセロトニンレベルの低下は，うつ病発症の素地と考えられている。セロトニン分泌を促進し再取

り込みを阻害するfenfluramineに対するプロラクチンの反応によって，セロトニン系の反応を測定することができる。この反応の低下は，うつ病とBPDの両方で認められている。しかしこの反応は，診断よりもむしろ衝動的な行動や自殺傾向と深く関連しているとされる。

うつ病の画像診断では，前頭内側野，帯状束，前頭葉前部膝下部皮質，前頭葉前部側背部皮質の代謝低下，左の前頭葉前部の血流低下と扁桃体の血流増加などが報告されている。BPDでは，それに相応する所見がみられるとする報告がある。fenfluramineに対する反応のfMRIによる研究では，BPDとうつ病にセロトニン系の反応低下の所見が認められているが，それがBPDでは帯状束に，うつ病では側頭葉頭頂葉にみられるといった相違が報告されている。

Ⅲ　BPDと双極性Ⅱ型障害

近年，議論の中心となっているのはBPDと双極性障害，特に双極Ⅱ型障害との関連である。Akiskalら[1]は，気分循環症やアルコール乱用による気分障害，抗うつ薬による反応なども含めたbipolarスペクトラムを提唱している。この概念はsoft bipolarityともよばれ，患者のさまざまな問題行動や気分不安定性を感情障害の一部として見直すアプローチである。ここでは感情不安定性，不安，過敏が目立つ双極性Ⅱ型スペクトラム患者は，BPDととらえられやすいという問題が指摘されている。コホート研究で44％ものBPD患者がbipolarスペクトラムに当てはまったという報告もある[3]。さらに経過の中で生じた二次的な社会心理的問題や，治療薬やアルコール／薬物乱用などの修飾が出てくることもある。

しかし，これに反対する意見として，Henryら[9]は双極性Ⅱ型障害とBPDの感情不安定性と衝動性について検討している。それによると感情不安定性は双極性Ⅱ型障害とBPDでともに認められたが，そのパターンにも違いがあり，衝動性についてはBPDにのみ認められ，BPDは感情障害に含まれるという概念は否定的であるという。

Akiskalらの意見の相違には，気分不安定などの症状をどのように定義するかの違いもあり，現段階では双極性Ⅱ型障害の枠をどの程度広げるかという問題であるようにもみえる。そもそもBPDの診断は養育，愛着をめぐる問題と発達を含む生物学的問題が複合している症候群であり，その病因には異種のものを含み，その中で双極性Ⅱ型障害に近い病態があっても矛盾はないように思われる。

【症例2】BPDと双極性障害の合併
症例C　35歳

診断：双極性Ⅱ型障害　境界性パーソナリティ障害　ベンゾジアゼピン系薬物／アルコール乱用

　生活歴：両親健在，母親とは密着した関係にある。短大を卒業して，見合いで現在の夫と結婚した。

　夫との関係で，口論や喧嘩が多くなり，次第に気分の落ち込みや不眠を自覚し，近医内科で睡眠薬や抗不安薬を処方された。

　もともと気分の波があって意欲低下が強くうつうつとして外にも出られない日々が続いたかと思うと，急に気分が改善し，1週間ほどは元気過ぎるくらいに遊びや家事ができるようになる時があった。思春期の頃よりささいなきっかけで不安が強くなり，「自分はいらない人間なのではないか」と感じていた。こういう時に衝動的に刃物を手に取ることもあるというが，これまでは周囲の人間が止めて大事には至っていなかった。

　気分が不安定になり，夫にもイライラをぶつけて口論となり，そうすると逆に「離婚されてしまうのでは」という不安でさらに悪循環になっていった。睡眠薬や抗不安薬の乱用がみられ，さらにアルコールにも頼るようになった。

　ある時，夫との喧嘩の際に，衝動的に睡眠薬，抗不安薬を過量内服し，D病院救急科に搬送されたことを機に同院精神科を受診した。

　初診医は病歴を聴いて，まずは薬物／アルコール乱用とBPDの併存を考えたが，気分の波については双極性Ⅱ型障害の合併を疑った，そこで，気分調整薬を開始するとともに，薬物／アルコール乱用ついての疾病教育を行った。気分調整薬によって気分不安定性や衝動性をコントロールするとともに，診察では夫とのコミュニケーションについて振り返りを行った。次第に激しい衝動行為や気分の波は落ち着きつつある。

Ⅳ　BPDとうつ病の関連の臨床的意義

　BPDとうつ病の関連を考えるその臨床的意義は，抑うつを主訴に受診した患者について，BPDの合併を的確に診断することで，その患者の治療方針の決定や予後や経過の予測をすることにある。うつ病における自殺企図や自傷行為は，パーソナリティ障害の合併によって危険性が高まることは繰り返し報告されている。

　これらを鑑別するためには，患者の抑うつの内容や経過を詳しく聴くことが重要である。BPDの診断は1回の診察では判断できないことも多い。当初の抑うつ感や焦燥，不眠といった精神症状が落ち着いてから，その状況についての詳しい話や，もともと存在していた精神症状が語られ始めたりすることも多い。治療関係が深まってくると，診察場面で現れてくるその関係性から，BPDの特徴が明らかになることもある。主治医の方から折りにふれて病歴を洗い直したり，生活史を聞きなおすということも大切である。

　治療経過については，Gundersonら[5]がBPDと併存するうつ病についての36

カ月までの長期経過調査を行っている。その結果，BPDの寛解率はうつ病を併発しているかどうかには影響しなかったが，うつ病の寛解率はBPDの併存によって有意に低下した。BPDとうつ病が併存する時，これらは独自の経過を辿り得るが，しばしばうつ病の改善に先立ってBPDの改善が認められたため，うつ病とBPDの合併症例においては，BPDの治療を無視してはいけないと指摘している。

【症例1-2】
　Aの経過をみていく中で，主治医はAの病態にはパーソナリティ要因が関与していることを疑い始めた。そのため改めてこれまでの生活史や病歴を聞いてみると，前述のような生活史，病歴が明らかになった。これらの情報から主治医はAの病態にはBPDの病理も関与していると考えた。Aの当初の抑うつ感は改善してきたものの，不安感や焦燥感は続き，対人関係は緊張感をはらんでいた。しかし，主治医は当初，患者に診断を伝えることを躊躇していた。今後の治療がとてもやっかいな感じがしたし，伝えた時の患者の反応も恐れたからである。引き続き薬物療法を継続していたが，診察場面でAは残存している症状を繰り返し訴えていた。ある日「なかなか治らなくて焦って」と投与中の薬剤を過量服薬することがみられた。救急病院で身体的な処置を受けて，翌日B病院を受診したAは主治医に「うつは薬で治ると本に書いてあったのに，私のうつはなぜ治らないのですか？」と切羽詰まった問いかけをした。ここで主治医は診断を伝えることを決め，BPDの併存を考えていることを伝えると，Aは「自分の問題も入っていたんですね」と納得した。
　その後は薬物療法と併用して，一般診療の中ではあるがAの気分の不安定性，衝動性，対人関係パターンといったBPDとしての症状やその対処法についても少しずつ話し合っている。うつ病のきっかけになった職場の人間関係では，頼りにしていた男性上司に対して父親のイメージを重ねていたことが語られるようになり，Aのうつ病発症の経緯についても理解が深まった。

V　BPDとうつ病の治療

　BPDの薬物療法についてはこれまでにいくつかのRCT（ランダム化比較試験）が行われており，Noseら[11)]はこれまでのRCT研究についてメタ解析を行っている。それによると，抗うつ薬と気分安定薬は情動不安定と怒りに対する効果を認めたとされ，少量の非定型抗精神病薬は衝動性や不安定な人間関係，全般的機能改善において有効であったという結果がでている。

　BPDの薬物療法ではうつ病の治療とオーバーラップする薬物が効果的とされている。しかし，うつ病とBPD治療反応性については上記のように目的とする

症状が異なっている部分も多い。また薬物の選択についてBPDの併存があることで特に注意すべきこともある。

抗うつ薬については三環系抗うつ薬はかえって希死念慮や攻撃性が増悪したという報告もある。また過量服薬の際の危険性を考慮すると避けるべきである。抗精神病薬については，定型抗精神病薬による過鎮静を考慮すると，非定型抗精神病薬から選択していくことが妥当であろう。抗不安薬については，アルプラゾラム投与群で希死念慮や衝動性が有意に増悪したと報告がある。BPDの病理としても依存や乱用に陥りやすいこともあるため，ベンゾジアゼピン系抗不安薬はなるべく投与しないほうがよいと考えられる。

一般的にBPDの薬物療法の効果は，状況依存性で変動する場合も多く，特に患者本人の自覚だけに頼っていると，その評価がころころと変わり，治療が混乱しやすいので注意が必要である。毎回訴える不安や気分変動性に対して，診察ごとに処方薬の種類が増えていくことにもなりかねない。その処方薬による脱抑制によって衝動性や行動化が増え，医原性のBPDを作り出す危険性もあるため注意が必要である。

【症例3】向精神薬過量処方によって衝動性や問題行動が悪化していた例
症例E　25歳
診断：BPD

もともと自己評価は低く，対人関係も依存的で不安が出現しやすい方であったようである。うつ病の診断でF病院に通院を開始したが，抑うつ気分，不安感，焦燥感，不眠が持続したため，抗うつ薬，抗不安薬，睡眠薬，抗精神病薬，気分安定薬などの処方が増えていった。情動の不安定さや衝動性のコントロールの悪さのため，頻回に処方薬の過量服薬がみられ，そのたびに救急病院に搬送された。問題行動の対応に家族は疲弊し，家族関係も悪化した。それがまた患者の不安定さを助長するといった悪循環がみられていた。主治医転勤に伴い，治療中断となった。本人としてもこれを機に向精神薬をやめたいという意志があったようである。不安は増悪したものの，過量服薬の問題行動は減少していった。現在は近医内科にて少量の睡眠薬と抗不安薬の処方を受け，問題行動なくおおむね安定している。家族との関係性の改善，主治医との信頼関係も本人の安定につながっているようである。

文　献

1) Akiskal H (1999) Soft biolarity-a footnote to Kraepelin 100 years later-. 日本精神病理学会第22回大会特別講演．(広瀬徹也翻訳・文責 (2000) 臨床精神病理, 21; 3-11.)
2) American Psychiatric Association (1994) Quick Reference to the Diagnostic Criteria from DSM-IV. (高橋三郎・大野裕・染谷俊幸訳 (1995) 精神疾患の分類と診断の手引．医

学書院)

3) Deltito J, Martin L, Riefkohl J, et al (2001) Do patients with borderline personality disorder belong to the bipolar spectrum? J Affect Disord 67; 221-228.
4) Gunderson JG, Elliott GR (1985) The interface between borderline personality disorder and affective disorder. Am J Psychiatry 142; 277-288.
5) Gunderson JG, Morey LC, Stout RL, et al (2004) Major depression disorder and borderline personality disorder revisited: longitudial interactions. J Clin Psychiatry 65; 1049-1056.
6) Gunderson JG, Phillips KA (1991) A current view of the interface between borderline personality disorder and depression. Am J Psychiatry 148; 967-975.
7) 林　直樹 (2000) Comorbidity 境界性人格障害と気分障害. 臨床精神医学, 29; 1003-1008.
8) 林　直樹 (2006) 境界性パーソナリティ障害とはどういう障害か．(上島国利監修) 精神科臨床ニューアプローチ5　パーソナリティ障害・摂食障害．メジカルビュー社．
9) Henry C, Mitropoulou V, New AS, et al (2001) Affective instability and impulsivity in borderline personality and bipolar II disorders: similarities and differences. J Psychiatr Res 35; 307-312.
10) Koenigsberg HW, Anwunah I, New AS, et al (1999) Relationship between depression and borderline personality disorder. Depress Anxiety 10; 158-167.
11) Nosè M, Cipriani A, Biancosino B, et al (2006) Efficacy of pharmacotherapy against core traits of borderline personality disorder: meta-analysis of randomized controlled trials. Int Clin Psychopharmacol 21; 345-353.
12) Oldham JM, Skodol AE, Kellman HD, et al (1995) Comobidity of Axis I and Axis II Disorders. Am J Psychiatry 152; 571-578.
13) Riso LP, Klein DN, Anderson RL, et al (2000) A family study of outpatients with borderline personality disorder and no history of mood disorder. J Pers Dis 14; 208-217.
14) Rogers JH, Widiger TA, Krupp A (1995) Aspects of depression associated with borderline personality disorder. Am J Psychiatry 152; 268-270.
15) Westen D, Moses MJ, Silk KR, et al (1992) Quality of depressive experience in borderline personality disorder and major depression: when depression is not just depression. J Pers Dis 6; 382-393.
16) White CN, Gunderson JG, Zanarini M, et al (2003) Family studies of borderline personality disorder: a review. Harv Rev Psychiatry 11; 8-19.
17) Zanarini MC, Frankenburg FR, Dubo ED, et al (1998) Axis I comorbidity of borderline personality disorder. Am J Psychiatry 155; 1733-1739.

第Ⅴ部

治　　療

第1章

心理教育（1）
——本人への心理教育

衛藤理砂

I　はじめに

　うつ病は日本における生涯有病率 6.3％，過去 12 カ月有病率 2.1％と報告されている頻度の高い精神疾患である[4]。そのうち，女性患者数は男性患者数の約 2 倍ともいわれている。日本では 1999 年以降，自殺者の増加に伴い国や地域，職域におけるうつ病対策が重視されるようになり，プライマリーケア医における軽症うつ病診療の推進や社会的なうつ病に関する啓発活動などが行われ，徐々にうつ病に対する認識や理解は向上しつつある。

　しかし，過去 12 カ月に大うつ病性障害を経験した人の過去 12 カ月間の相談・受診行動の頻度調査の結果，何らかの医療相談を受診した人は 17.5％，医師を受診した人は 14.8％にとどまった。その理由として，自力で対処できる，ひとりでに改善する，どこに行けばよいかわからない，他人に知られるのが心配，など自身の症状をうつ状態であることを認識していないか，もしくは，受診することに抵抗を感じているためであった[4]。

　また，受診したとしても治療導入の困難さや治療の中断が治療の課題として挙げられる。つまり，患者がうつ病について十分な理解ができていないことにより，薬物療法の導入がしばしば困難な場合や，服薬がなされても患者の自己判断によって早期に薬物療法を中断してしまう場合がみられる。非専門医により治療開始がなされる状況は望ましいことであるが，一方で，病気や薬物療法についての適切な説明が十分になされないと治療中断につながる可能性も懸念される。

　2007 年に製薬メーカーが実施したうつ病・うつ病関連疾患で受診経験がある 1,000 名を対象とした「受診経験のある患者における受診行動」に関するインターネット調査によると，受診経験のある患者の約 4 人に 1 人が治療を中断したことがあると回答しており，そのうち，症状が治まっていなかったにもかかわらず治療を中断したのは 41％であり，理由として，通院するほどの病気・病状ではないと思った，症状がよくならなかった，が多く挙げられており，病気に対する理解不足が原因となっていると考えられた。また，病気の説明が十分になされること

が受診満足度の高さに影響しているという結果も得られており，心理教育の重要性が示唆される。

うつ病治療においては，病期によって薬物療法や療養生活における注意点は異なる。急性期，回復期，寛解期，そして慢性化した場合など，それぞれにおける適切な心理教育を実施することにより，治療の中断者を減らしていくことができると同時に，心理教育自体が症状改善を促す効果もみられる。

本稿では，各うつ病期における患者に対する心理教育の実際について，特に女性にみられやすい問題点をふまえながらまとめる。

II 心理教育の実際

1．急性期

上述したように，うつ病に関する社会的な認知度は高まりつつあるものの，受診率はいまだ低く，受診したとしても治療中断に至るケースは少なくない。これは，多くの患者はうつ病という病気について，また，その治療と症状経過に関する適切な知識や理解が得られていないことも一因であると考えられる。そのため，特に初診時から心理教育を行うことは患者の安心感につながり，ひいては治療の継続や服薬のアドヒアランス上昇につながると考えられる。

この時期の心理教育の内容としては，1978年に笠原[3]が「小精神療法」として提唱している（表1）。

1）うつ病について

実際，診療現場において，患者に生じているさまざまな症状がうつ病に起因するものとして説明付けられることを伝えるだけでも患者は安心する。抑うつや不安といった直接的な気分の変化以外の症状，例えば身体的な症状や集中力・記憶力の低下等がうつ病による症状であることはあまり知られていないこともある。そして安心感を与えると同時に，放置せず治療を必要とする状態であることに対する患者の認識もきちんと得られるよう説明をすることが大切である。

女性の場合には，女性ホルモンバランスの変化に伴ううつ病もある。更年期障害に伴う抑うつ症状，産後うつ病，月経前緊張症などである。気分症状と月経との関連についても十分に聴取し，診断がついた場合には疾患について説明をする。

2）心理的休息のとり方

心理的休息は，うつ病治療において薬物療法と並んで重要であるが，うつ病患者は往々にして休息をとることに対して不安や抵抗を示すことが多い。その上，特に女性においては家事や育児，家庭や地域における人間関係等により，心理的休息をとれるような環境調整を行うこと自体が難しいことが多い。

表1　小精神療法　急性期の7原則　(3)

①単なる怠慢や疲労ではなく医療の対象となってしかるべき気分障害であることを告げる。
②できるだけ早く心理的休息の取れる態勢を整えさせる。
③心身反応として脳に変化が生じているから抗うつ薬を服用するように勧める。その作用機序、副作用も伝える。
④予想される治療の時点をあらかじめ告げる。(3カ月〜6カ月)
⑤治療中、病状に一進一退のあることを予告する。
⑥治療中自殺を実行しないことを誓わせる。
⑦治療終了まで人生に関わる大決断(例えば離婚、転職など)を延期するようアドバイスする。

　男性では配置転換、転勤、退職、昇進といった社会性に関わるものが発症契機となることが多いが、女性では夫婦不和、結婚、子どもの自立、引越しなど家庭や人間関係に関わるものが多くみられる。近年では女性の社会進出が進みライフスタイルも多様になってきたため、女性のうつ病のきっかけにも変化がみられ、家庭に関わるものだけではなく、仕事上の問題やキャリア形成の悩み、仕事と家庭の両立なども増えている。
　仕事に関しては休業を、地域や子どもの学校行事などにおける役職や人間関係に関しては一時距離を置くことを勧める。家事や育児などの環境調整が難しい場合には休息目的で入院を勧めることも一つの方法であろう。入院加療を選択しない場合でも、実家に帰る、夫や親に家事や育児を代わってもらう、ホームヘルパーを導入する、など具体的な対策をともに検討することも重要である。家族の理解もかかせず、家族に対する心理療法も同時に行う必要がある。

3) 薬物療法

　薬物療法に関する知識教育については、下寺ら[8]が表2のようにまとめている。
　抗うつ薬の導入時には、脳内のセロトニンやノルアドレナリンなどの神経伝達物質がうつ病の症状に関与していることをイメージ図(図1)など用いながら説明し、病因が生物学的変化によるものであることを示すことも患者の薬物療法の必要性に対する理解を促す上で有効である。

4) 治療経過

　治療経過についてはおおよその見通しについて話すが、あくまで目安であり、成り行きにまかせるような気持ちで症状の経過をみていくように伝える。患者によっては回復にかかる期間を約3カ月、というと、「3カ月で回復しなくては」と逆にあせりを喚起させることもあるからである。
　診療においてはその都度、少しでも以前と比べてよい変化がないかどうかの確

表2　外来でできる薬物療法の基礎知識（2005年　下寺）

①症状を理解することでうつ病であることをきちんと理解する。
②うつ病は薬物療法が極めて有効であることを知る。
③服薬開始時は特に副作用を感じやすい。
④服薬の効果発現までに通常は1〜2週間かかるため気長く服用する。
⑤調子が悪いときにのみ服用する患者が多いので、規則正しく服用するよう指導する。
⑥抗うつ薬には多くの種類があり、どの薬が患者に合うかは使用しなければわからない。医師は副作用の少ない抗うつ薬から使用するが、三環系抗うつ薬にしか反応しない患者もいる。
⑦いずれよくなる（通常は3カ月以内）が、調子がよくなっても再発予防のため抗うつ薬は続けなければならない。

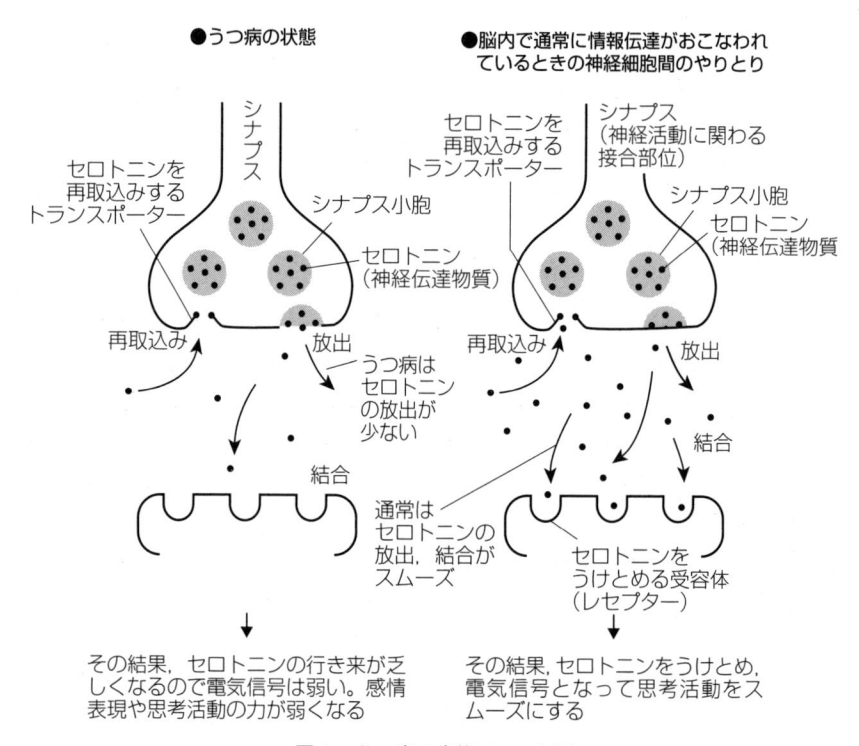

●うつ病の状態　　　　●脳内で通常に情報伝達がおこなわれているときの神経細胞間のやりとり

図1　うつ病の病態イメージ図

認を患者とともに行うことで患者自身も治療効果に気づきやすくなる。その上で、まだ回復不十分な症状や副作用についても十分に聴取し、患者の理解を得ながら薬物調整をしていくことが重要であろう。うつ症状の回復の順序（図2）[3]を示すことにより、残っている症状に対する不安が軽減することもある。

```
水準 ↑
         ┌─────► 面白くない
      ┌──┘ 根気がない
   ┌──┘ 手がつかない
 ┌─┘ うつ気分
┌┘ 不安
┘ 焦燥
                          → 時間
```

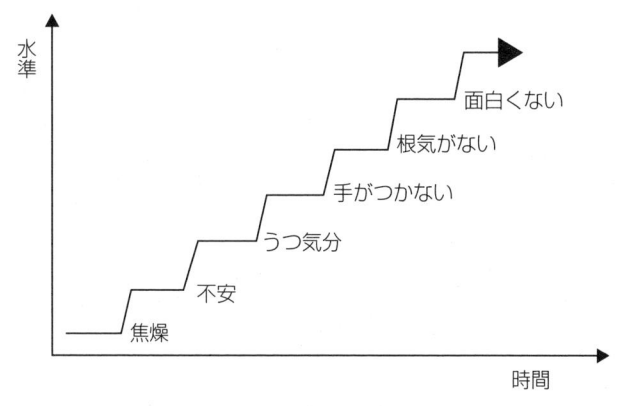

図2　うつ病状の回復の順序

5）その他

急性期の心理教育として重要なこととして，自殺をしない約束をすることや，大きな決断は先延ばしにするようにアドバイスすることも挙げられる。自殺念慮の有無や何か大きな決断をしようとしている状況であるかどうか，などは問診において治療者からあえて問いかけないと患者から自発的には話されないこともある。

2．回復期，再発予防

1）回復期の病態の特徴

回復期の病態の特徴としては，気分の波が大きいことを患者によく説明する必要がある（図3）。また，この時期の患者は社会復帰に対するあせりにより，調子がよい時に活動をしすぎる傾向がある。それによってさらに気分や体調の波を惹起することもあり，7割程度の活動をこころがけるようアドバイスする。

2）社会復帰

症状のうち憂うつ感，不安感が軽減し，おっくう感が主体となった頃より，休息主体の療養指導から生活リズムの改善や活動性の回復にも重点を置いた療養指導へと移行する。例えば，1日30分外出をする，図書館や散歩などに行く，などである。生活リズム表は患者自身の状態を客観的に観察しながら目標設定をしていくことができ有用である。

この時期に課題となってくるのが社会復帰である。職場復帰もその一つであるが，仕事をしていない女性においても，家事や育児を行うことや，家族や地域などの人間関係の中に戻ることもその一つである。社会復帰の際は，段階的に負荷

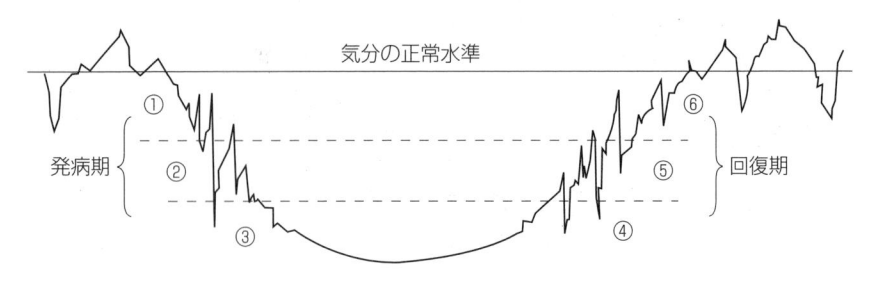

回復期（⑤，⑥）に変動が大きく一時的に軽躁状態となるのがわかる

図3　躁うつ病曲線の変動

を増やしていくようにする。職場においては産業医や上司，人事担当者などと相談しながら進めることが望ましい。家庭・地域生活においては，「心理的休息」の項で前述したような具体的なサポート体制を急になくさず，徐々にできることを増やしていけるような周囲の理解と協力が必要となる。

3）再発予防

通院や薬物療法の継続が必要な場合には，今後の治療の見通しについて繰り返し説明し，中断しないように留意する。

また，うつ病の発症に関与していたと思われる環境・状況や自身の物事の捉え方などについても少しずつ触れるようにする。うつ病患者は自己のうつ病の発症原因を生活習慣，対人関係，生活上のストレス，生物学的変化などとさまざまな原因に帰着させていたという意識調査に関する報告がある[9]。うつ病の心理教育においては，うつ病の原因について認知的，生物的，生活習慣，対人習慣などの側面から包括的に行う必要がある[1]。

しかし，うつ病は何らかの要因なくとも再発することは多くみられる。患者がうつ病体験そのものを「病」として捉えずにいると，再発をした際に「今回は違う」と否認してしまう危険性がある[3]。それによって再発時の治療開始が遅れたり，場合によっては自殺に至ることもある。「病」としての抑うつ症状の再発について，本人にもあらかじめ理解を促しておく。より具体的には，悪くなり始めの頃の症状（例えば寝つきが悪くなる，消化器症状が出現する，など）があれば，そのような兆候が出た際にはすぐに診療において話ができるようにしておく。

3．慢性化した場合

うつ病が慢性化した場合，患者は治療に対する不安・不満や絶望感などを感じ始めることが多い。治療者も患者に対して逆転移としてネガティブな感情をもち

やすくなるため注意を要する。

　この時期の心理教育としては，繰り返し，うつ病は原則回復可能であることを伝え，図2の症状回復の順序についても伝える。最も状態が悪かった時に比べて改善している点について共有することも大切である。症状はあまり急激な変化を呈さないことが多いため，症状のみに焦点を当てず，生活リズムや活動性，生活歴や家族背景などについても話題にし，より病気を広い意味で捉えられるように促す。

　笠原[3]は治療者が安易に「慢性化イコール神経症」仮説に組しない，ということを注意点として挙げている。うつ病の回復にはそもそも時間がかかるものもあり，3～5年の単位で診察をすることにより好転することもある。

Ⅲ　心理教育の効果と現状

　心理教育の効果については，治療の継続率増加，うつ症状の改善などに関する報告がある。

　Sherrill（1999）ら[7]は，心理教育のワークショップがうつ病治療の継続率を高めたと報告している。Rokke（2000）ら[6]は1回1.5時間，10週間にわたる認知行動理論を背景とした心理教育グループにより61％の参加者に臨床上有意な改善を認めたと報告，Honey（2002）ら[2]は産後うつ病患者において心理教育グループに参加した群のほうが一般的なプライマリーケアを行った対象群に比べてうつ症状の改善が有意にみられたと報告している。

　また，Yalom（1995）ら[10]の研究によると，うつ病の女性に対してグループにおける患者間の相互交流がある心理教育的介入を行い，うつ症状の有意な改善が認められた。さらに，Laraら[5]は，この治療要因について研究を行い，Yalomが提唱している集団療法における治療因子のうち，希望をもたらすこと，教訓的指示，カタルシス，普遍化といった要素が関係していると報告している。

Ⅳ　おわりに

　本邦では，心理教育としては外来や入院における医師の診察時に患者個人，あるいは一部家族に対して行われることが主であるが，近年では復職支援のためのリワークプログラムなどの一環として，グループでの心理教育が行われることが増えている。

　本人だけではなく家族に対しても心理教育を行うことによって，患者にとってよりよい治療環境を作る手助けとなると同時に，患者を支える家族自身の心理的負担を軽減させることにも役立つ。さらに，広く一般社会においてうつ病に対す

る偏見が少なくなることも，より早期の受診率の向上や回復後の社会復帰のしやすさにつながると考えられ，地域や職域においてうつ病の理解を促すための啓発活動を継続的に行っていく必要性があるであろう．

文　献

1) 藤沢大介，大野　裕（2006）高齢者のうつ病とサイコエデュケーション．老年精神医学雑誌，17(3); 297-301.
2) Honey KL, Bennett P, Morgan M（2002）A brief psycho-educational group intervention for postnatal depression. Br J Clin Psychol 41; 405-409.
3) 笠原　嘉（2008）気分障害の小精神療法もしくはサイコエデュケーション．精神科，13(3); 178-183.
4) 川上憲人他（2006）こころの健康についての疫学調査に関する研究総合研究報告書．厚生労働省．
5) Lara MA, Navarro C, Acevedo M, et al（2004）A psycho-educational intervention for depressed woman: a qualitative analysis of the process. Psychol Psychother 77; 429-447.
6) Rokke PD, Tomhave JA, Jocic Z（2000）Self-management therapy and educational group therapy for depressed elders. Cognitive Therapy and Research 24(1); 99-119.
7) Sherrill JT, Frank E, Geary M et al（1997）Psychoeducational workshops for elderly patients with recurrent major depression and their families. Psychiatr Serv 48(1); 76-81.
8) 下寺信次（2005）うつ病における薬物療法と心理教育．臨床精神薬理，8; 23-28.
9) Srinivasan J, Cohen NL, Parikh SV（2003）Patient attitudes regarding causes of depression; implication for psychoeducation. Can J Psychiatry 48(7); 493-495.
10) Yalom ID（1995）The Theory and Practice of Group Psychotherapy. New York, Basic Books.

第2章

心理教育（2）
――職場の上司に対する啓発教育

森崎美奈子

Ⅰ　いま産業現場で何が起きているかを知る

　産業界はグローバリゼーション，IT技術革新，マルチプル経済という世界規模の変革の渦にもまれ，情報・流通・経済の動きが一気に加速された。多くの企業が成果主義を導入，徹底したコスト削減，リストラ，海外生産等によって高コスト体質を脱却し業績回復をめざしている。その結果は労働現場のストレスとなり，働く人々の心身へ及ぼす負荷は過去例を見ない状況である。行政はメンタルヘルス施策を積極的に推進しているが，働く人々のメンタルヘルス問題は一向に解決しない現状にある。

　正規雇用の抑制の流れの中で，ワーキングプアも問題になっている。特に女子労働者の雇用は不安定な状況であり，仕事の形態，質・量も大きく変化し，働き方が根底から様変わりし，就労生活への不安が強まっている。

Ⅱ　上司に知ってほしい職場メンタルヘルスの現状と"うつ病対策"

　職場で上司が出会う精神疾患の多くは抑うつ状態・うつ病であるが，「業務による過労や職場のストレスで精神不調（含自殺）に至った」との労災申請や過重労働による健康障害（過労死・過労自殺など）の増加が深刻な社会問題となっている。（財）社会経済生産性本部の調査によると[11]，6割の企業でこの3年間に「心の病」が増加し，年齢別では，「心の病」は30代に集中する傾向がより鮮明になった。さらに「心の病」の増加の背景に職場の変化，具体的には，個人で仕事をする機会が増え，職場のコミュニケーションの機会が減り，職場の助け合いが少なくなったためと報告されてる。「心の病」の増加に職場環境の変化が反映しているのである。

　働く人々の心身の不調が深刻化する中で，特にうつ病従業員への対応が模索されているが，目新しい特別な対策があるわけではない。発生予防，早期対応，治療，回復，職場復帰支援という従来からの流れに変わりはない。上司が日々の労務管理として部下に対する"目配り・気配り・声かけ"を実践することだ。地道

図1 女性はうつになりやすい[5]

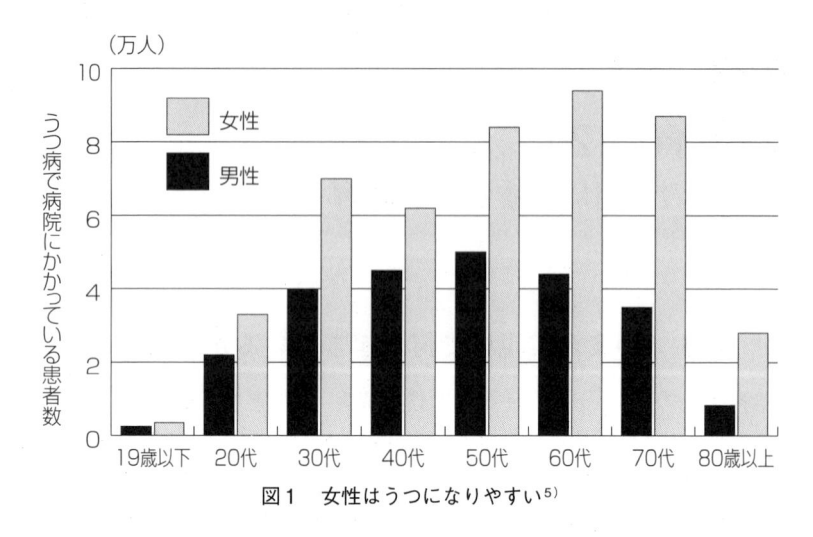

な日常の労務管理が"発生予防，早期対応，治療，回復，職場復帰支援"という流れにつながる。まず，原点に戻って従業員に対する事業者の安全配慮義務（健康配慮義務）を遂行することが"うつ病対策"そのものなのである。労働者サポートシステム・職場メンタルヘルス活動の視点から上司の役割は重要である。なお，厚生労働省の報告では[4]，女性労働者の職場ストレス要因としては職場の人間関係がトップに上がっている（91頁参照）。多くの女性が悩んでいるのは，上司や同僚との人間関係なのである。周囲とのコミュニケーションにも悩んでいる。最近は正規職員ではなく派遣等の立場の違う就業形態が種々あるため，職場での気の使い方は男性の比ではない。なお，女性のうつ病は男性の2倍との報告があるが（図1）[5]，女性労働者特有のストレスやメンタルヘルスに注目した対策はほとんどみられないのが現状である。

　そこで，職場としての女性労働者への対応が望まれている。特に労務管理を担う上司の働きかけが重要である。

1．上司は女性を活性化する企業風土づくりをめざす

　企業の業績の向上にとって従業員の意欲を高め，その能力を引き出すことは重要な課題である。そのため，企業はさまざまな人事・雇用制度の改革に取り組み，従業員の意欲を高める工夫を行っている。厚生労働省「労働経済の分析　平成16年版」によると，業績が向上した企業では従業員の意欲が高まっている割合が高く，業績の向上と従業員の意欲や満足感の間には関係があることがわかる。また，人事制度の変更と業績の向上についても関係があることが示されている。業績が

高い企業は余裕があり，労働者の意欲や満足感を高めるような取り組みを行うことができるということも考えられるが，人事制度の変更が労働者の意欲を高めるものであれば，従業員は職務に積極的に取り組み，結果として従業員本人の能力を引き出し，業績の向上に貢献することになる。そのためには日々の労務管理の中で部下を支援育成する上司の存在が不可欠である。人は組織なしには生きられない，組織は一人ひとりを活かしながら成り立つ。職場の人間関係，特に部下に対する上司の働きかけは重要である[6]。

日本の女性の典型的な就労パターンは，結婚や出産を機にいったん労働市場から離れる。年齢階級別に労働力率をみると，30〜34歳台をボトムとするM字型カーブを描く。

女性の雇用に関して，結婚や出産，育児などを理由に消極的になる企業は少なくないが，一方，結婚や出産で一度は退職したものの，復職したいと考えている女性が多いのも事実である。

しかし，仕事と家事育児の両立の難しさから断念するケースや過去のキャリアを活かせない職務に甘んじている場合も少なくない。それらの女性が不全感から"抑うつ"的な状況になることは容易に推測できる。女性を支援育成するために上司に求められる課題は，男性とは異なる女性たちの生理的・心理的・社会文化的特性を認識することである。上司には女性活用の視点から本来のキャリアを考えて接することが求められ，女性自身にはワーク・ライフ・バランスが求められる。

１）上司への心理教育

職場のストレスに悩む女性が増えている。なかでも多くの女性が悩んでいるのは，上司や同僚との人間関係である。女性の抱えているストレスの一番の原因は周囲とのコミュニケーションである。育児・家事・仕事等の社会的役割は男性よりも多く，周囲からどうみられているかも気になる。また最近は派遣や業務委託等の就業形態がいろいろあり，職場生活でのストレスは男性と異なる。

女性をめぐる職場のストレスには，企業の体制や社会のシステムも大きな影響を及ぼしている。例えば，30歳前後は，転職や結婚・出産などさまざまな問題に直面する時期である。

仕事や人生に真剣に取り組んでいる人ほどストレスがたまりがちだ。組織のルールや仕組みを変えることは簡単ではないが，上司は部下の置かれている立場（公私）を理解するために，コミュニケーションを大切にするように心がけていただきたい。

上司教育に求められることは，①うつ病の正しい理解，②女性従業員の生物・

心理社会的特性の認識，③労務管理と育成の仕方，④コミュニケーションスキルの向上，⑤対人関係の把握のためのツール習得である。

　a）上司は女性の"うつ"の原因を知ろう

　女性従業員の"うつ"の発症要因としては三つの側面があることを認識することが大切である。第一は，社会・心理的な側面である。結婚・妊娠・出産・育児といった心理社会的な環境の変化（ライフイベント）は女性特有のもので，家庭生活と仕事の負荷は男性には実感しにくい側面である。女性の"うつ"は，女性のライフスタイルの多様化とライフイベントについて考えていく必要がある。男女平等の教育を受け，女性の社会進出が進んだ現代社会では，「結婚して専業主婦となり，子どもを産み，育児に専念する」という女性のライフスタイルや標準的な家庭構造は通用し難くなっている一方で，従来型の女性の生き方もまだまだ求められがちである。その狭間で葛藤する女性も多い。

　社会的性差を自由化しようとするジェンダー・フリーも大きな課題なのである。

　第二はホルモンバランスの影響である。男性は女性労働者を「感情的」とか「気分が不安定」と批判的に捉えがちだが，女性の身体はホルモンのバランスに乱れを生じやすく，それが"うつ"になりやすいことに関係している。例えば，排卵後には調子が高まったり，落ち込んだりと気分の変化が激しくなる。生理前になるといらいらしたり，憂うつになったり不安定になる。月経周期や妊娠や出産，更年期など女性特有のホルモンの変化によって女性の一生は大きな影響を受けている。それらは月経前症候群とか産後うつ病，更年期うつ病と呼ばれている。もちろん，個人差はあるが，ホルモンの変化が体調を乱し，精神状態が不安定に陥ることを，上司は理解していただきたい。

　第三は性格的な要因である。上司は部下の性格について認識しておく必要がある。特に女性に限ったことではないが，まじめで几帳面なタイプ，完ぺき主義，融通が利かない，妥協や手抜きがない，プライドが高い，人に気を使う，負けず嫌いなどの性格傾向に留意してほしい。

　"うつ"になりやすい人は職場ではむしろ高い評価を得る人たちである。職場でも家庭でもとてもしっかりした生活を築こうと努力しているのだ。その結果，心は満杯状態になっている場合が多い。風船がパンパンの状態なのである。そのため，職場のちょっとしたストレスにも反応して"うつ"状態に陥ってしまうようである。

　b）上司がつくる"社内のうつ"

　最近，若手社員や女性社員に「職場では元気がなく，憂うつで調子が悪いが，休みの日には，家族や友人と遊びに行ったりして，元気にすごしている」，そん

な症状を示す"社内のうつ"がみられる。この原因は多くの場合，仕事上の裁量権の問題と役割の曖昧さに原因があるようだ。仕事の全体像を知らされないまま仕事を押し付けられて，やる気を失った"社内のうつ"なのである。部下にできる限りの権限を与え，仕事を任せる姿勢を上司が示すことで改善されるようである。役割や担当する業務の目的や期待される業務の成果を上司が具体的に説明することが大切である。"社内のうつ"は上司の労務管理の仕方で，改善できるのだ。上司として，部下の"社内のうつ"が自分に原因があるか否かを自ら問い直してみよう。時には部下に「責任はとるから思う通りにやってみてほしい」と仕事を任せる度量を示す上司になっていただきたい。派遣社員や中途採用者が"社内のうつ"に陥る傾向があるのも，彼らが組織の中での立場・役割が曖昧で，時に社内ルールの埒外に置かれたり，権限を与えられないためである。上司は自分の労務管理の仕方のためかもしれないと振り返りをしていただきたい。

　c）"うつ"の理解とリスナーマインド

　"うつ"を適応障害と考えると，部下の行動が理解できる。つまり，部下は自分が負担に感じるもの，社内にある何かの原因が目の前に現れると，とたんに適応・順応できなくなってしまうと認識していただきたい。例えば，苦手な職務や上司や先輩等の前では緊張し，不安な気分に陥るが，仕事をしていない時や，上司がいない社外では，元気になる。そのために，周囲からは怠け者とかサボっているのでは？　と思われることも少なくない。そのような勤務上での気になる部下に対しては，上司は話をじっくり親身に聴くことによって精神的に援助する姿勢をもっていただきたい。これはリスナーマインドと呼ばれる上司に求められるコミュニケーションスキルである（図2）。部下は自分からはSOSを出しにくい。上司から声かけをしてほしい。相談する相手になるのである。社内に相談相手のない人は，自らを追い込んでしまう。その結果，"うつ"になってしまうことがあるのだ。

　上司は部下と仕事の成果だけでなく，職場生活の状況もじっくりと聴いていただきたい（図3）。すると部下も上司に対して応じてくるようになる。互いのコミュニケーションがよくなれば，相互に信頼関係が生れ，上司がストレスの原因になったり，仕事が理解できないと悩んだり，職場における自己の役割の不全感は改善されていくのである。なお，休日や社外においても落ち込んでいる時は，専門医の診察を受けることが必要である。

　うつ病診断のマニュアルを表1に示したので参考にしてほしい。なお，心配な部下が出た時は一人で抱え込まず産業医・産業保健スタッフと必ず連携を取っていただきたい（図4）。

```
"きく"
Question  ⇐  訊く
Hear      ⇐  聞く：門+耳
Listen    ⇐  聴く：耳+十四+心
```

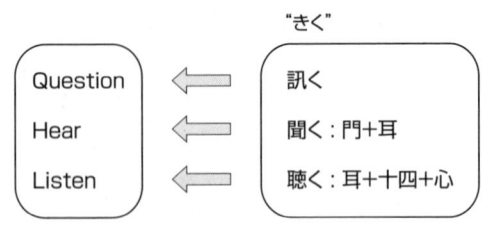

図2-1　コミュニケーションの大切さ：リスナーマインドとは……

- うなずく
- あいずちをうつ
    はい, ええ, うん, ほう, なるほど, へえ, そうですか
- くりかえす（確認のため）
- 言い換える（確認のため）
- まとめる
- 言葉に託されている気持ちをきく

心をひらく聴き方
話しやすい雰囲気
うなづき・ほほえみ・目線
最後まできく（話をさえぎらない）
説教しない
親身にきく
会話を促進する
秘密を守る

図2-2　会話に使われる方法　話を「きく」技法

日常と異なり, 次のような状況が続く場合には要注意
1. 仕事上：ミス,能率の低下etc
2. 勤務態度：欠勤,遅刻,早退が増えるetc
3. 対人関係：孤立, 口数の減少, いらだち, 飲酒による問題etc
4. 原因不明の体調不良：頭痛, 倦怠感, 肩こり, 目の疲れ, 不眠etc

図3-1　部下の心が不健康な状態である可能性のある場合

1. 積極的に話しかけて事情を聞く
2. 必要に応じ同僚等に部下の状況の変化の有無を聞く
3. 健康管理者, 健康管理医, 専門家等と対応を相談する
4. 職場の面接指導等を活用する

図3-2　部下が不健康な状態である可能性のある場合の対応

d）交流分析（transactional analysis：TA）を学ぶ

　部下の育成やサポートに際して上司には対人関係の把握のスキルを習得することが大切である。自分を認識すると同時に他者の理解を深めるためのツールとしては交流分析を学ぶことがよいだろう。

　交流分析は Berne E によって提唱された心理学理論であるが, 私たちの心には子どもの頃の経験によって形作られる P（parent）, A（adult）, C（child）の三つ

表1　うつ病自己診断テスト

1．毎日のように，ほぼ1日中気持ちが沈む	はい	いいえ
2．ほとんどのことに興味を失い，楽しめない	はい	いいえ
どちらか，または両方「はい」の場合		
3．食欲の低下や上昇・体重の急な増減がある	はい	いいえ
4．睡眠の悩みがある	はい	いいえ
5．話し方や動作が鈍い。イライラしたり落ち着きを欠く	はい	いいえ
6．疲れを感じたり，意欲がわかない	はい	いいえ
7．「ダメな人間だ」「迷惑ばかりかけている」と考える	はい	いいえ
8．仕事や私生活で集中や決断が難しいと感じる	はい	いいえ
9．「この世からいなくなりたい」「死ねばよかった」などと考える	はい	いいえ

診断基準
①（1〜2の両方，あるいはどちらか1つ）＋②（3〜9の4つ以上）→専門家の受診
(引用：野村総一郎氏から)

の自我状態があると仮定されている。そして，個人がどのように他者と交流し，自我状態がどのように一連の交流に対して影響を与えるかについて検討され，その結果，交流とストローク，時間の構造，ゲーム，人生脚本といった概念が明らかにされている。交流分析における人間理解の根本は，「人はみな OK な存在である」ということだ。Berne の弟子の Dusay JM はその考えを発展させ，エゴグラムを作り出した。エゴグラムでは，

1. 健康管理者，健康管理担当者等と相談し，専門家への受診・相談を勧奨する。必要に応じ家族と連絡をとり，対応する
2. 職場の面接指導等を活用する
3. 社内の相談窓口を周知しておく
   専門家の活用
   健康管理スタッフの活用

図4　部下が不健康な状態であると思われる場合

子どもの部分と親の部分をそれぞれ二つに分け，合計"五つの私"があるというふうに考えられている。現在は質問紙法を用いることでより客観的なエゴグラムがわかるようになっている。エゴグラムによって，あるがままの自分の姿に気づくことが大切である。各自我状態にはそれぞれ，長所と短所があり，五つの心の領域に分けることができるが[注]，大切なことは，あるがままの自分の姿に気づくということなのである。そして個人や個人間の関係の理解や改善を図るのである。

　交流分析に関しては多くの書籍が出版されている。紙幅の関係から本稿では理論の概略を述べるにとどめるので，是非，直接それらにあたっていただくことをお願いする（文献1，2，3，9）。

注）五つの心とは，①批判的な親の部分（critical parent，以下 CP），②養育的な親の部分（nurturing parent，以下 NP），③大人の部分（adult，以下 A），④自由な子どもの部分（free child，以下 FC），⑤順応した子どもの部分（adapted child，以下 AC）。

文　献

1）芦原　睦（2006）交流分析とエゴグラム．チーム医療．
2）Dusay JM（1977）Egograms: How I See You and You See Me. Harper & Row; 1st edition.（池見酉次郎監訳・新里里春訳（2000）エゴグラム―ひと目でわかる性格の自己診断―．創元社）
3）桂　戴作・杉田峰康・白井幸子（1984）交流分析入門．チーム医療．
4）厚生労働省（2003）平成 14 年労働者健康状況調査．
5）厚生労働省（2003）平成 14 年患者調査．
6）厚生労働省（2004）性雇用管理基本調査結果報告書 平成 15 年度．
7）厚生労働省（2005）労働経済の分析 平成 16 年版．
8）森崎美奈子（2006）企業のメンタルヘルス活動とうつ病対策．医学のあゆみ，219(13); 1011-1016.
9）Stewart I, Joines V（1987）A New Intrduction to Transactional Analysis. Lifespace Pub.（深沢道子監訳（1991）TA TODAY―最新・交流分析入門―．実務教育出版）
10）（財）21 世紀職業財団（2004）女性労働者の処遇等に関する調査．
11）（財）社会経済生産性本部（2006, 2008）産業人メンタルヘルス白書．

第3章

心理教育（3）
——家族への心理教育

上別府圭子・上野里絵

I 心理教育とうつ病をもつ人の家族の感情表出

　心理教育は Anderson ら[1]によって，①知識・情報の共有，②日常的ストレスへの対処技能の増大，③心理的・社会的サポート（どう体験しているか），を基本構造とするとされており，後藤[4]は「慢性疾患に代表されるような継続した問題を抱える人達に対する教育的側面を含んだ一連の援助法」と定義している。心理教育の対象は，患者本人，家族，その他の関係者であるが，ストレス脆弱性モデルを理論的根拠とし，また家族療法の沿革の中で，家族の感情表出（expressed emotion：EE）の研究成果とともに発展をみた。

　気分障害と家族の EE に関する研究を，上原[21]がまとめている（表1）。ほとんどの研究で，症状遷延や再発と，家族（配偶者など）の批判などの high EE との関連が示されている。また患者と配偶者間の葛藤や婚姻満足度と high EE との関連や，家族間での否定的相互関係行動あるいは言語的・非言語的否定的連鎖が報告されている。Hinrichsen ら[7]によると，老年期の大うつ病入院患者の1年転帰として，high EE の成人した子どもがケアしている場合に再発や症状遷延との有意な関連がみられたという。一方，表1に示した Goering ら[2]では，うつ症状の回復には，配偶者の EE そのものではなく，患者自身が配偶者から受けていると感じている批判度や主観的な夫婦関係性評価が関連していた。

　日本の気分障害患者家族における EE 研究では，海外に比べ high EE を示す家族の割合は少なかったが[15]，家族が批判的であったり，過干渉・過保護であったりする場合は，そうでない家族と生活する患者と比して6.2倍，再発しやすい傾向がみられたという[16]。すなわち下寺ら[19]は，high EE 家族の再発への影響は，うつ病患者において統合失調症患者におけるよりも大きかったと結論している（表2）。

II うつ病をもつ人の家族心理教育の効果

　うつ病に関して家族心理教育が有効である可能性として，Holder ら[8]は，表3

表1 感情障害と家族の感情表出（EE）に関する主な文献[21]

	対象	評価法	結　果
病相転帰			
Goeringら (1992)	大うつ病（女性）	CFI, FMSS	退院後6カ月間の改善と家族の批判は関連しない
Ueharaら (1996)	大うつ病	FMSS	外来6カ月治療転帰と家族の批判とが関連する
Hayhurstら (1997)	大うつ病	CFI	残遺症状と配偶者の批判が関連，再発には無関係
植木ら (1998)	大うつ病	FMSS	家族の批判やEOIはうつ病相期間と関係する
再　発			
Vaughn & Leff (1976)	神経症性うつ病	CFI	高EEの9カ月再発リスクは3倍（カットオフ2）高い
Hooleyら (1986)	うつ病	CFI	高EEの9カ月再発リスクは6.5～11.1倍高い
Miklowitzら (1988)	双極性障害	CFI	高EEの9カ月再発リスクは1.7倍（カットオフ6）高い
Priebeら (1989)	双極性障害	CFI	高EEの9カ月再発リスクは2.7倍（カットオフ2）高い
Okashaら (1994)	大うつ病	CFI	高EEの9カ月再発リスクは1.5～2.6倍高い
Miklowitzら (1996)	双極性障害	CFI, FMSS	高EEの1年後再発率は92%と低EE39%に比べ高い
Minoら(2001)	双極性障害	CFI	高EEの9カ月再発リスクは低EEに比べ4.3倍高い
横断的症状など			
Hooleyら (1989)	うつ病	CFI	うつ病夫婦の婚姻満足度や関係性は高EEで不良
Hooleyら (1991)	うつ病	CFI	うつ病配偶者を学生が評価したが再発と関連なし
Florinら (1992)	うつ病	FMSS	うつ病患者の配偶者は正常対照に比して高EE
Mundtら (1996)	大うつ病	FMSS	うつ病夫婦間の葛藤が高EEと関連，病相予後とも関係
Goldsteinら (1996)	双極性障害	CFI, FMSS	患者のEEと家族の否定的相互関係行動が高い関連性
Simoneauら (1998)	双極性障害	CFI	高EE患者家族関係は言語的・非言語的に否定連鎖多い
Tompsonら (2000)	双極性障害	CFI	家族の高い批判は治療者の治療困難意識を高める
Shimoderaら (2002)	双極性障害	CFI, FMSS	気分障害ではEE簡便法と面接評価の一致率高い

CFI: camberwell family interview　　FMSS: five-minute speech sample

表2　家族の感情表出の強さと気分障害の再発転帰[19]

	高EE群（n=7）	低EE群（n=29）
うつ病%	57.1%	79.3%
再発率	85.7%	13.8%
再発群の入院率	66.7%	75.0%
医療費9カ月分の平均値	351742円	152324円

気分障害はうつ病と双極性感情障害とで構成する。うつ病%は気分障害患者にしめるうつ病患者の割合をさす。

表3　感情障害に対する心理教育的家族療法の基礎仮説[8]

①遺伝学的，生物学的脆弱性が感情障害の発症に関与している。
②家族内の諸因子は感情障害に影響を及ぼす。
③感情障害は，患者をめぐるさまざまな状況にこの疾患特異的な問題を引き起こす。
④感情障害患者に対する家族の反応が，感情障害の症状や経過を改善させたり悪化させたりすることがある。
⑤正しい情報は不安を減らし，変化への希望を生み，認知，感情，行動の変化を促進しうる。
⑥介入や情報の提供は患者，家族の要求や反応に敏感でなければならない。
⑦一般的な治療方針，治療戦略は個々の家族の実体に合わせて支持的かつ柔軟に行なわれる必要がある。

のような基礎仮説を示している。また，Haasら[6]は，家族に関わってもらうことが必須である理由として，以下の理由を挙げている（忽滑谷ら[20]による紹介）。すなわち，①家庭環境は，病気の経過，予後に影響を与える，②病気のことを理解している介護者は，より適切に患者に支援できる，③治療のコンプライアンスを高めることができる，④病気の経過を知ることによって，家族の過剰な期待を予防し，より現実的になる，⑤他の患者を抱える家族との交流の場を与えることができる，⑥うつ病患者の家族や介護者が，うつ病になる率が高いことを挙げている。

Rougetら[18]は，双極性障害患者への心理教育的アプローチに関してシステマティック・レヴューを行っている。その中で家族を対象に含んだ心理教育による，以下の効果が紹介されている。すなわち家族心理教育は，家族の，①疾患や，治療，社会資源の活用に関する知識を増やす，②疾患による負担を軽減する，③疾患に関する情報を知れば知るほど，患者が発病したことに関する家系的な責任（財政的，家族的問題）を考えることは減っていく，さらに④患者へのサポートがうまくできるようになり，臨床的によい結果がもたらされる。実際，家族員が心理教育から利益を得ると，患者の再発率は減り，安定期が長くなり，治療へのアドヒアランスがよくなり，症状が減少する。

特にMiklowitzら[12,14]のグループは，双極性障害をもつ患者家族を対象にfamily-focused therapy（FFT）と薬物療法を組み合わせた治療と，あまり集中的でない危機管理介入と薬物療法を組み合わせた治療で，ランダム化比較試験を行った．その結果，2年目の成績で，FFT群で再発率が少なく（35% vs. 54%），安定期間が長かった（73.5 ± 28.8 vs. 53.2 ± 39.6 weeks）．またFFT群の患者の方が，気分障害の症状が減り，2年間の服薬アドヒアランスがよかったという結果を報告している[12]．

単極性障害については，実証的研究の積み重ねが乏しいようであるが，横山[23]はセッションの進め方を具体的に示している．

III　家族心理教育の進め方

Miklowitzら[12,13,14]の実施しているFFTは以下のようである．まず，病歴と家族機能を調査する．この時，過去のエピソードに対する患者自身の認知や，家族の病気に対する理解，EEや実際のコミュニケーション・パターンなどを聴取する．FFTの目的は以下の6点を支援することである（上原による[21]）．①患者と家族が，障害に関連した体験を的確に理解すること，②将来の再発に関係する脆弱性の受容，③適切な薬物療法により病気の症状を自己コントロールすること，④患者の元来の性格や行動パターンと，病気の症状とを区別すること，⑤再発の契機になるストレスに対処できる方法を理解し獲得すること，⑥エピソードの後にお互いによい関係性を回復することの6点である．

1回1時間，全21回のセッション（毎週12回，隔週6回，その後3カ月ごとに3回）である．①まず，最初の7回は，狭義の心理教育である．双極性障害の症状について，ストレス脆弱性モデルに基づく疾患の成り立ちについて，さらには患者の再発を防ぐために家族が行う方略について（例えば，患者が服薬治療を継続するように励ますことや，前駆症状が出た時にすぐに介入できるための計画作りなど）学習する．

②次の7〜10回は，communication enhancement trainingである．4種類のコミュニケーション・スキルについて，セッション内ではロールプレイを行い，セッション間ではリハーサルを通じて習得をめざす．4種類のスキルとは，〈active listening〉相手の言動を明確化する質問や，相手の話を再確認するなど，会話に積極的に参加しながら聴くスキル，〈positive feedback〉相手のどのような言動について，自分がどのように感じたのかを具体的に表現するという肯定的感情表現のスキル，〈negative feedback〉相手の行動が自分にとってどのように感じられるのかを，正確に伝える否定的感情表現のスキル，〈requesting changes in each other's behaviors〉相手を批判するのではなく，相手にどうしてもらえると自分が嬉しいかという形で，肯定的に相手の行動変容を要請するスキルである。

③第3段階の4〜5回は，problem-solving skills training である。参加者は自分の家族に特異的な問題を選び，解決策の案を思いつく限り出し合い，それぞれの提案の長所・短所を話し合い，一つ以上の解決案を選び実行するというトレーニングである。つまり，服薬アドヒアランス，職場や学校への復帰，家族関係や葛藤，家族以外の人間関係などの問題について，具体化，明細化，細分化して，解決を可能に近づける方法，発想の転換や，方法の吟味の仕方，家族間の協力などを体験的に学習する。最後にFFTの目的に立ち返り，終結したり，個人療法につなげたりする。

横山[23]は，1回40分，5回を1クールとし，はじめの4回は隔週で，最後のまとめは8週後に行うという。治療関係の構築，情報収集，情報提供（狭義の心理教育），初発・再発状況の明確化と問題解決，評価とまとめ（肯定的フィードバックと，対処の実行や知識習得の確認）から構成されている。再発予防に焦点化した方法と言ってよいだろう。例えば，負荷が増えても自分では気づきにくい患者の側に，サーモスタット的な役割をしてくれる家族がいると，再発を予防できるという意味のことが記述されている[23]。

Miklowitzら[12,14]の場合，患者の自宅または実家に家族を集めて行ったというから，わが国ですっかり同じ方法の実施は難しい。わが国の場合，数家族合同で，4〜6回で行う「うつ病家族教室」の形式が，実際的と思われる。この時，単極性障害と双極性障害の患者家族を分けて行うのが望ましいと考えられている[11]。

Ⅳ　うつ病をもつ女性の家族心理教育

1．キーパーソンとの関係構築

うつ病をもつ女性（例えば，産後うつ病，更年期うつ病，老年期うつ病）の治療では，多くの場合，夫の協力が必須である。ところが，就労している男性は，仕事を休んで妻の通院に付き添ったり，妻の療養生活を援助しようという発想をなかなかもちにくい。この点が，うつ病をもつ女性の家族心理教育を行う際の，第一関門である。患者を通じて来院を依頼するほか，就労している人が参加しやすい夕刻や土曜日などにうつ病教室を開く，あるいは，患者の面前で直接電話をかけ，必要な心理教育を電話を通じて行うなどの工夫も必要である[5]。夫のほか，産後うつ病では実家の親が付き添ったり，老年期うつ病では成人した子どもがキーパーソンになることがある。いずれも患者への影響力は大きいので，家族心理教育の対象者としてふさわしい。さらに，夫の実家の親や，成人に達しない子ど

もも，誤った認識や不安を高める可能性があるので[22]，医療者から説明をしたり疑問に答える機会をもつことが望ましい．

2．疾患に関する知識や情報の提供

　提供する知識や情報の内容は，本人への心理教育と同じではあるが，ホルモンバランスの変化に伴う身体症状や，ライフサイクル上の不安や喪失感などは，男性には想像しにくいので，科学的根拠を示しながら特に丁寧に説明をする．家内業でない限り，症状が仕事に支障をきたしている側面については，家族からは見えにくいが，家の片付けや掃除，洗濯，買い物や料理など，家事の滞りは家族の目につきやすい．特に，これまでの生活で，患者に家事一切を任せてきたような夫は，自分がやろうという発想をもちにくく，また疾患と考えずに怠けていると思いやすい．多くの女性が訴えるのは，献立を考える苦悩である．食欲がないために献立を思いつかないし，決断力がないためにコレと決められない，「冷蔵庫に残っているコレと，ストックにあるアレを組み合わせて，あのストアの安売りのチラシが朝刊に入っていたから，あそこでアレだけ買ってくれば，コレができる」などという思考ができない．買い物に行くのも億劫である．料理を作る時には例えば，炊飯器をつけてから，ナニの下味とコチラのあく抜きをし，その間に野菜を切りそろえて，コレを沸かしている間に，サラダは盛り付けて冷蔵庫に入れて冷やし，次に何々を火にかけ，ご飯が炊き上がる時に，ちょうど何々が焼きあがって，熱々のお汁と一緒にできあがる，というような一連の段取りや判断・行動を自然にしているのだが，これができなくなる．さらに，嗅覚や味覚が損なわれるので，美味しくできているのかどうかまったく自信がもてない，夫や他の家族の評価が気になり，多大な迷惑をかけていると感じる，など，献立－料理は，うつ病の症状が凝集される仕事なのである．なかなか伝わりにくいこのような辛さについて，十分に説明する．うつ病の回復には休息が必須であるが，自分でも家事が気になったり，家族からも期待されるために，女性は男性以上に家では休息をとりにくい．そのような場合は，入院治療を早めに導入することが望ましいことも説明する．

3．服薬の支援と自殺予防

　家族に是非とも参加してほしい項目に，服薬の支援と自殺予防がある．薬物療法は服薬をきちんとすれば，効果が期待される治療法であるが，患者本人が「薬に頼る」のを潔しとせず，服用をしぶる場合がある．そのような場合，または，自殺が危ぶまれる場合には，家族などが薬を管理する必要がある．自殺の兆候に

ついてはⅥ章に示される。服薬支援も自殺予防も，基本は男性が患者である場合と同様であるが，在宅療養で就労中の夫がキーパーソンである場合，患者が長時間一人になる可能性が高いという点で，特に留意しなければならない。服薬管理の支援方法や，自殺予防の対策について，具体的に話し合っておく。家族・親族のみでなく，地域の友人や，保健センターの保健師への援助要請も検討する。精神科救急や，24時間相談対応の医療機関のリストなどの情報提供をしておく。さらに一度自殺企図が起きた後には，患者，家族，関係者が集まって，繰り返さないための話し合いをもつ。

4．家族のコミュニケーション

EE研究で示されているように，配偶者や成人した大人の批判的コメントは，症状の増悪をもたらしたり再発率を高める。例えば，患者の変化にほとんど関心を寄せていなかった夫が，「1日中，何をやっていたんだ！　片付けもしないで，夕飯もまだできていないのか!!」などと批判することは，患者の苦悩を増す。

図1は，Gotlibら[3]を中村[17]が紹介した抑うつを遷延化させる夫婦・家族モデルである。この「侮辱と非難の増加」に対しては，言われた者がどう感じるかをフィードバックして，発言者に修正を求める。「いつもの行動をとらなくなることの増加」では，日常の挨拶や会話でのちょっとした返事などを，患者も家族もおろそかにしないように伝える。小さなことのように見えるが，その集積で，修復不能な関係性に陥るリスクがある。

「感情を受け止めることの低下」は，一般に男性は反応がわずかなので，患者が心情を吐露した時にどのように受けるかを，治療者がやって見せたり，家族教室などでは，それぞれの家族でどのようにしているかを出し合い，ロールプレイをしてみるのもよい。「自尊心を支持することの低下」では，特に妻が，夫からの肯定的支持的な行動（非言語的メッセージ）に鈍感になりやすいので，これを取り上げて理解を促す[17]。FFTの第二段階に相当するようなコミュニケーション・トレーニングを取り入れることが望ましい。家族の「凝集性」を高めることが，家族心理教育の大事な目的の一つと言える。

5．育児・介護役割を担っている女性，一人暮らし，高齢者世帯の場合

一人暮らしの女性がうつ病を患った時の留意点は，男性の場合と同じであるが，早めに入院治療を導入したり，親族や友人，保健センターの保健師などに療養生活への協力を要請する。産後うつ病の場合や，子育て中の女性がうつ病を患った時には，その症状から子どもへのネグレクトや，身体的精神的虐待も生じやすい。

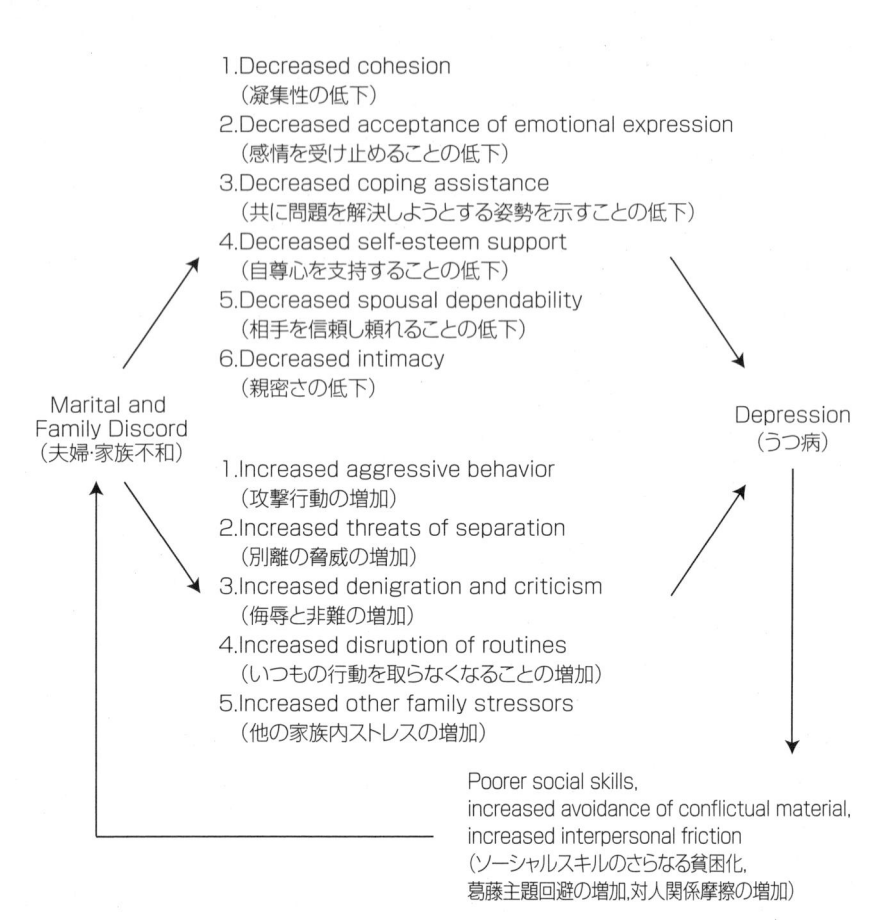

```
Marital and            1.Decreased cohesion
Family Discord           （凝集性の低下）
（夫婦・家族不和）       2.Decreased acceptance of emotional expression
                         （感情を受け止めることの低下）
                       3.Decreased coping assistance
                         （共に問題を解決しようとする姿勢を示すことの低下）
                       4.Decreased self-esteem support
                         （自尊心を支持することの低下）
                       5.Decreased spousal dependability
                         （相手を信頼し頼れることの低下）
                       6.Decreased intimacy                        Depression
                         （親密さの低下）                          （うつ病）

                       1.Increased aggressive behavior
                         （攻撃行動の増加）
                       2.Increased threats of separation
                         （別離の脅威の増加）
                       3.Increased denigration and criticism
                         （侮辱と非難の増加）
                       4.Increased disruption of routines
                         （いつもの行動を取らなくなることの増加）
                       5.Increased other family stressors
                         （他の家族内ストレスの増加）

                       Poorer social skills,
                       increased avoidance of conflictual material,
                       increased interpersonal friction
                       （ソーシャルスキルのさらなる貧困化,
                       葛藤主題回避の増加,対人関係摩擦の増加）
```

図1　抑うつを遷延化させる夫婦・家族モデル[3,17]

心中のリスクもある。したがって，親族と精神科だけでフォローするのではなく，子ども家庭支援センター，児童相談所，保健センター[10]などにも相談し，乳児院[9]や保育所の活用も選択肢に加える。介護者役割を担っていた女性や，高齢者のみの世帯で女性がうつ病を患った時にも，虐待や心中のリスクの他に，共倒れのリスクがある。親族や，被介護者の主治医，ケアマネージャー，訪問看護ステーション，保健センターとの連携も視野に入れる。

V　おわりに

うつ病をもつ人の家族心理教育の実証研究や進め方，および女性がうつ病を患った際の留意点を述べた。ここで述べたように，女性がうつ病を患った場合，そ

れまで家族の中でケア役割を担ってきている分，家族全体への影響が大きい。さらに，キーパーソンであるはずの夫がケア役割に不馴れであるのが，特徴と言える。家族をきちんとアセスメントした上で，キーパーソンを育てつつ，家族の凝集性を高めるような介入を行う。精神科や医療領域のみででではなく，保健・福祉（・学校・職場）などとも連携をとり，家族全体を支援するスタンスで，家族心理教育を行うことが肝要である。

文　献

1) Anderson CM, Hogarty CE, et al（鈴木浩二・鈴木和子監訳（1988）分裂病と家族（上・下）．金剛出版）
2) Goering PN, Lancee WJ, Freeman SJ (1992) Marital support and recovery from depression. Br J Psychiatry 160; 76-82.
3) Gotlib I, Beach S (1995) A marital/family discord model of depression: implications for therapeutic intervention. In Jacobson N, Gurman A (Eds.) Clinical Handbook of Couple Therapy. Guilford, pp.411-436.
4) 後藤雅博編著（1998）家族教室のすすめ方―心理教育的アプローチの実際―．金剛出版．
5) 後藤雅博・唐津尚子・下寺信次，他（2006）うつ病と家族療法（座談会）．家族療法研究, 23(2); 104-128.
6) Haas GL, Docherty J (1988) Family intervention in affective illness: a review of research. In Clarkin JF, Haas GL, Glick ID (Eds.) Affective Disorders and the Family: Assessment and Treatment. Guilford.
7) Hinrichsen GA, Pollack S (1997) Expressed emotion and the course of late-life depression. J Abnormal Psychology 106; 336-340.
8) Holder D, Anderson C (1990) Psychoeducational family intervention for depressed patient and their families. In Keitner GI (Ed.) Depression and Families. American Psychiatric Press.
9) Kamibeppu K, Ono K, Go T (2002) Postnatal depression with consequent difficulties in child rearing: intervention through psychotherapy and support systems. Japanese J Child Adolescent Psychiatry 43(Supplement); 122-136.
10) 上別府圭子・山下　洋・栗原佳代子，他（2007）地域保健スタッフの母子精神保健活動を支援する研修の評価．小児保健研究，66(2); 299-306.
11) 馬渕麻由子・池淵恵美（2006）双極性障害の心理療法・心理教育．臨床精神医学, 35(10); 1457-1460.
12) Miklowitz DJ, George EL, Richards JA, et al (2003) A randomized study of family-focused psychoeducation and pharmacotherapy in the outpatient management of bipolar disorder. Arch Gen Psychiatry 60; 904-912.
13) Miklowitz DJ, Goldstein MJ (1997) Bipolar Disorder: A Family-Focused Treatment Approach. Guilford.
14) Miklowitz DJ, Simoneau TL, George EL, et al (2000) Family-focused treatment of bipolar disorder: 1-year effects of a psychoeducational program in conjunction with pharmacotherapy. Biol Psychiatry 48; 582-592.
15) Mino Y, Inoue S, Shimodera S, et al (2000) Evaluation of expressed emotion (EE) status

in mood disorders in Japan: inter-rater reliability and characteristics of EE. Psychiatry Research 94; 221-227.
16) Mino Y, Shimodera S, Inoue S, et al (2001) Expressed emotion of families and the course of mood disorders: a cohort study in Japan. J Affect Disord 63; 43-49.
17) 中村伸一 (2006) うつ病の夫婦療法. 家族療法研究, 23(2); 97-100.
18) Rouget BW, Aubry J-M (2007) Efficacy of psychoeducational approaches on bipolar disorders: a review of the literature. J Affect Disord 98; 11-27.
19) 下寺信次・三野善央・井上新平 (2005) うつ病における薬物療法と心理教育. 臨床精神薬理, 8; 23-28.
20) 忽滑谷和孝・高梨菓子・笠原洋勇, 他 (1997) うつ病のサイコエデュケーション. 臨床精神医学, 26; 449-455.
21) 上原 徹 (2001) 感情障害と心理教育. 臨床精神医学, 30(5); 467-476.
22) Ueno R, Kamibeppu K (2008) Narratives by Japanese mothers with chronic mental illness in the Tokyo metropolitan area: their feelings toward their children and perceptions of their children's feelings. J Nerv Mental Disease 116(7); 522-530.
23) 横山知行 (1998) うつ病の心理教育的家族面接. (後藤雅博編著) 家族教室のすすめ方—心理教育的アプローチの実際—. 金剛出版, pp.42-52.

第4章
薬物療法（1）
——薬物療法と性差

尾鷲登志美

I　はじめに

　うつ病の薬物療法は，抗うつ薬が中心である。選択的セロトニン再取り込み阻害薬（selective serotonin reuptake inhibitor：SSRI），選択的セロトニン・ノルアドレナリン再取り込み阻害薬（serotonin-noradrenalin reuptake inhibitor：SNRI），四環系抗うつ薬，三環系抗うつ薬等から主剤を選択し，効果と副作用とのバランスをみながら十分量にまで増量した後，症状が軽快した後も減量せずに6～9カ月以上薬物療法を継続するのが一般的である。

　症状やうつ病有病率，不安障害等の併存率のみならず，生物学的要素，薬物動態にも性差があることから，薬物療法の治療反応性における性差については，従来から検討されてきた[31]。男性より女性の方に抗うつ薬および抗不安薬の処方割合が多いというデータ[28]があるが，本稿では，抗うつ薬を中心とした薬物療法の反応性に性差があるか（女性に特に有効な薬物療法があるのか），文献的な検討を試みた。

II　薬物動態・生物学的性差が薬物療法に与える影響の可能性

　薬物動態の性差については，薬物の吸収，投与された製剤中の薬物が体循環血液中に到達する割合（生物学的利用率），薬物の分布，代謝，排出が関係する可能性がある。しかし，薬剤の治験は，通常男性健常者で施行されるため，性差について明確なデータに乏しいのが実情である。

　男女を決定的に分けるのは性ホルモンであるが，性ホルモンが中枢神経系と関与すること（特にエストロゲンとセロトニンとの相互作用）が知られている[17,26]。まだ一定した報告には至っていないものの，一部で抗うつ薬に対する反応性に性差や閉経が関与するのは，性ホルモン（特にエストロゲン）の影響が大きいのではないかということが推察されている[20,27]。次章「ホルモン補充療法の適用」を参照されたい。

　脳由来神経成長因子（brain-derived neurotrophic factor：BDNF）と抗うつ薬

効果との関係を検討した研究では,女性においてはうつ病患者(91名)のほうが健常者(65名)に比べて血清BDNFが低く(p<0.01),男性でこれらの所見は認められなかった。さらに,抗うつ薬服用によるBDNFの増加は,特に女性に多く認められた。これらから,血清BDNFの低値が特にうつ病女性にとって重要な役割を担うことが示唆された[16]。BDNFは抗うつ薬の作用機序とも密接な関わりがあるため,今後の研究が待たれる。

Ⅲ 抗うつ薬治療反応性の性差

現段階では,短期間における薬効,プラセボ反応の性差はないという報告[6, 9, 30]と,性差を報告する研究とが混在している。

1. 三環系抗うつ薬

三環系抗うつ薬(特にイミプラミン塩酸塩)に対する反応性は,男性より女性の方が悪いという報告がある。例えば,再発性大うつ病性障害[10]や,慢性うつ病[19]において,イミプラミン塩酸塩に対する治療反応は,女性よりも男性の方が良好であった。三環系抗うつ薬のイミプラミン塩酸塩に対する反応を評価した35研究のメタ解析によると,イミプラミン塩酸塩に治療反応したのは男性62%に対し,女性では51%であった(p<.001)[12]。

しかし,三環系抗うつ薬に対する治療反応性に性差はない,という報告のほうが,概して多いようである[7, 15, 24, 29, 30, 32]。

2. 三環系抗うつ薬と他の抗うつ薬との比較

三環系抗うつ薬もしくはモノアミン酸化酵素阻害剤(monoamine oxidase inhibitor:MAOI),fluoxetine,プラセボを用いていた患者1,746名を対象とした後方視的な調査では,女性のほうがMAOIに対して良好な治療反応を示していた[25]。また,パニック発作を併存するうつ病患者において,女性では三環系抗うつ薬よりMAOIにおいて治療反応が良好であったという(逆に,男性では三環系抗うつ薬のほうが治療反応が良好であった)[8]。

慢性うつ病[19],非メランコリーうつ病[3]の女性では,三環系抗うつ薬のイミプラミン塩酸塩よりSSRIのセルトラリンに対する治療反応率が高かったという報告がある。一方,慢性うつ病もしくは二重うつ病(気分変調性障害+うつ病エピソード)患者554名を対象としたイミプラミン塩酸塩もしくはSSRIのセルトラリンを用いた12週の二重盲検試験では,月経前に症状増悪する女性では,そうでない女性に比して,症状が悪化する割合が高かった(12.0%対7.3%,p<.05)

ものの，イミプラミン塩酸塩とセルトラリンによる結果に相違はなかった[13]。また，入院患者292名（女性196名）を対象に，三環系抗うつ薬のクロミプラミン塩酸塩（150mg／日）とSSRI：citalopram（40mg／日），パロキセチン塩酸塩水和物（30mg／日），およびMAOIであるmoclobemide（400mg／日）とを5週間比較した試験でも，治療反応性に性差を認めなかった[15]。クロミプラミン塩酸塩血漿濃度は男性より女性のほうが高かったが，血漿薬物濃度と治療転帰との間に関連は見出されなかった[15]。

以上から，三環系以外の抗うつ薬のほうが女性における治療反応性が高い可能性はあるものの，明らかな見解には至っていない。

3．新規抗うつ薬（SSRI，SNRI）

気分変調性障害における治療では，SSRIであるセルトラリンに対する治療反応は男性より女性のほうがよかったという報告がある[8,14]。

急性期にfluoxetine治療で反応した大うつ病性患者292名をfluoxetine継続群とプラセボ群に分けた52週の二重盲検試験では，再発リスクが男性よりも女性の方で有意に高かったという[22]。

新規抗うつ薬（SSRI：fluoxetine，パロキセチン塩酸塩水和物，セルトラリン，citalopram，escitalopram，SNRI：venlafaxine）を対象とした無作為プラセボ比較試験15件（うつ病患者323名）によると，SSRIに対する治療反応性が男性よりも女性の方が良好で，SNRIでもその傾向が認められた。しかし，これらの治療反応性における性差は，女性にSSRIもしくはSNRIの使用を推奨するほどに大きくはなかった[18]。

2,045名の大うつ病性障害患者を対象としたメタ解析において，SSRI（fluoxetine，パロキセチン塩酸塩水和物，フルボキサミンマレイン酸塩）およびvenlafaxineの治療反応（反応率，寛解率，抑うつ気分）における性差は認められなかった[9]。

本邦の大うつ病患者における臨床研究では，SSRIのフルボキサミンマレイン酸塩（66名，最大200mg/日）およびSNRIのミルナシプラン塩酸塩（59名，最大100mg/日）が比較検討されたところ，44歳未満の女性では，フルボキサミンマレイン酸塩治療におけるうつ病治療効果が出やすかったが，ミルナシプラン塩酸塩において性差は認められなかった[23]。

SSRIであるcitalopramと選択的ノルアドレナリン再取り込み阻害薬であるreboxetineとを比較検討した，18〜40歳のうつ病患者86名（女性48名）を対象とした8週間の二重盲検試験では，女性ではcitalopram治療群のほうがreboxetine

治療群よりも治療反応が良好であったが，男性においてそのような所見は得られなかった[4]）。

二重盲検プラセボ無作為試験7件のメタ解析によると，SNRIのデュロキセチン塩酸塩群（40〜120 mg／日；男性318名；女性578名）において9週におけるデュロキセチン塩酸塩の治療反応性には性差を認めなかった[21]）。

以上から，SSRIとSNRIを比較した場合には，閉経前の女性では，男性に比較してSSRIに対する反応性が良好である可能性が示唆される。しかし，男女間の相違は大きくはないようである。

Ⅳ　augmentationの性差

1960年代に甲状腺剤T3（l-triiodothyronine）によるaugmentation（増強）が見出されたが，男性よりも女性のほうが奏効していたというメタ解析の報告がある[2]）一方，SSRIに甲状腺剤を付加した場合に性差は見出されなかった[1]）。

炭酸リチウム付加に関する治療転帰については，性差は見出されていない[5]）。

Ⅴ　副作用の性差

抗うつ薬（クロミプラミン塩酸塩，citalopram，パロキセチン塩酸塩水和物，moclobemide）治療における脱落率および副作用に性差は見出せなかった[15]）。

Ⅵ　おわりに

抗うつ薬に対する治療反応性の性差については，結論に至るほど十分なデータが得られなかった。大規模研究やメタ解析では，抗うつ薬における治療反応性に性差は見出されない傾向が強いようである。エストロゲン下（＝閉経前の女性）には，SSRI[11]）というよりは，セロトニン作動性薬が有用である可能性もあるが，年齢や，不安障害，月経前不快気分障害／月経前症候群といった併存障害，随伴症状等が転帰に影響しているのかもしれない。長期転帰についての報告はまだ少なく，今後のさらなる検討が必要である。

文　献

1) Abraham G, Milev R, Stuart Lawson J (2006) T3 augmentation of SSRI resistant depression. J Affect Disord 91; 211-215.
2) Altshuler LL, Bauer M, Frye MA, et al (2001) Does thyroid supplementation accelerate tricyclic antidepressant response? A review and meta-analysis of the literature. Am J Psychiatry 158; 1617-1622.
3) Baca E, Garcia-Garcia M, Porras-Chavarino A (2004) Gender differences in treatment response to sertraline versus imipramine in patients with nonmelancholic depressive

disorders. Prog Neuropsychopharmacol Biol Psychiatry 28; 57-65.
4) Berlanga C, Flores-Ramos M (2006) Different gender response to serotonergic and noradrenergic antidepressants. A comparative study of the efficacy of citalopram and reboxetine. J Affect Disord 95; 119-123.
5) Bschor T, Adli M, Baethge C, et al (2002) Lithium augmentation increases the ACTH and cortisol response in the combined DEX/CRH test in unipolar major depression. Neuropsychopharmacology 27; 470-478.
6) Casper RC, Tollefson GD, Nilsson ME (2001) No gender differences in placebo responses of patients with major depressive disorder. Biol Psychiatry 49; 158-160.
7) Croughan JL, Secuna SK, Katz MM, et al (1988) Sociodemographic and prior clinical course characteristics associated with treatment response in depressed patients. J Psychiatry Res 22; 227-237.
8) Davidson J, Pelton S (1986) Forms of atypical depression and their response to antidepressant drugs. Psychiatry Res 17; 87-95.
9) Entsuah AR, Huang H, Thase ME (2001) Response and remission rates in different subpopulations with major depressive disorder administered venlafaxine, selective serotonin reuptake inhibitors, or placebo. J Clin Psychiatry 62; 869-877.
10) Frank E, Carpenter LL, Kupfer DJ (1988) Sex differences in recurrent depression: are there any that are significant? Am J Psychiatry 145; 41-45.
11) Gorman JM (2006) Gender differences in depression and response to psychotropic medication. Gend Med 3; 93-109.
12) Hamilton JA, Grant M, Jensvold MF (1996) Sex and treatment of depression: when does it matter? In Jensvold MF, Halbreich U, Hamilton JA (Eds.) Psychopharmacology and Woman: Sex, Gender, and Hormones. Washington, DC, American Psychiatric Press, 1006; 241-257.
13) Harvey AT, Silkey BS, Kornstein SG, et al (2007) Acute worsening of chronic depression during a double-blind, randomized clinical trial of antidepressant efficacy: differences by sex and menopausal status. J Clin Psychiatry 68; 951-958.
14) Haykal R, Akiskal HS (1999) The long-term outcome of dysthymia in private practice: clinical features, temperament, and the art of management. J Clin Psychiatry 60; 508-518.
15) Hildebrandt MG, Steyerberg EW, Stage KB (2003) Are gender differences important for the clinical effects of antidepressants? Am J Psychiatry 160; 1643-1650.
16) Huang TL, Lee CT, Liu YL (in press) Serum brain-derived neurotrophic factor levels in patients with major depression: Effects of antidepressants. J Psychiatr Res.
17) Joffe H, Cohen LS (1998) Estrogen, serotonin, and mood disturbance: where is the therapeutic bridge? Biol Psychiatry 44; 798-811.
18) Khan A, Brodhead AE, Schwartz KA, et al (2005) Sex differences in antidepressant response in recent antidepressant clinical trials. J Clin Psychopharmacol 25; 318-324.
19) Kornstein SG, Schatzberg AF, Thase ME, et al (2000) Gender differences in treatment response to sertraline versus imipramine in chronic depression. Am J Psychiatry 157; 1445-1452.
20) Kornstein SG, Sloan DM, Thase ME (2002) Gender-specific differences in depression and treatment response. Psychopharmacol Bull 36(Suppl 3); 99-112.
21) Kornstein SG, Wohlreich MM, Mallinckrodt CH, et al (2006) Duloxetine efficacy for

major depressive disorder in male vs. female patients: data from 7 randomized, double-blind, placebo-controlled trials. J Clin Psychiatry 67; 761-770.
22) McGrath PJ, Stewart JW, Quitkin FM, et al (2006) Predictors of relapse in a prospective study of fluoxetine treatment of major depression. Am J Psychiatry 163; 1542-1548.
23) Naito S, Sato K, Yoshida K, et al (2007) Gender differences in the clinical effects of fluvoxamine and milnacipran in Japanese major depressive patients. Psychiatry Clin Neurosci 61; 421-427.
24) Paykel ES, Hollyman JA, Freeling P, et al (1988) Predictors of therapeutic benefit from amitriptyline in mild depression: a general practice placebo-controlled trial. J Affect Disord 14; 83-95.
25) Quitkin FM, Stewart JW, McGrath PJ, et al (2002) Are there differences between women's and men's antidepressant responses? Am J Psychiatry 159; 1848-1854.
26) Rubinow DR, Schmidt PJ, Roca CA (1998) Estrogen-serotonin interactions: implications for affective regulation. Biol Psychiatry 44; 839-850.
27) Schneider LS, Small GW, Clary CM (2001) Estrogen replacement therapy and antidepressant response to sertraline in older depressed women. Am J Geriatr Psychiatry 9; 393-399.
28) Simoni-Wastila L (1998) Gender and psychotropic drug use. Med Care 36; 88-94.
29) Sotsky SM, Glass DR, Shea MT, et al (1991) Patient predictors of response to psychotherapy and pharmacotherapy: findings in the NIMH treatment of depression collaborative research program. Am J Psychiatry 148; 997-1008.
30) Wohlfarth T, Storosum JG, Elferink AJ, et al (2004) Response to tricyclic antidepressants: independent of gender? Am J Psychiatry 161; 370-372.
31) Yonkers KA, Brawman-Mintzer O (2002) The pharmacologic treatment of depression: is gender a critical factor? J Clin Psychiatry 63; 610-615.
32) Zlotnik C, Shea MT, Pilkonis PA, et al (1996) Gender, type of treatment, dysfunctional attitudes, social support, life events, and depressive symptoms over naturalistic follow-up. Am J Psychiatry 153; 1021-1027.

第5章

薬物療法（2）
——妊娠を考えている時期と妊娠期の薬物療法

尾鷲登志美

I　妊娠と薬物療法について

　女性における薬物治療において，特別な配慮が求められる時期が，妊娠を考慮している時期と妊娠期であることは疑いない。妊娠期のうつ病有病率は10～16％といわれ，薬物療法をただ回避すればよいというわけでもない。

　妊娠中の薬物療法については，児における①催奇形性，②新生児毒性，離脱症状，③長期にわたる神経行動学的後遺症のリスク，および，妊婦自身の④うつ病コントロール，⑤離脱（退薬）症状，について考慮するべきである。

1．催奇形性

　一般に，薬剤による催奇形性が心配されるのは，妊娠初期：2～4カ月の期間である（妊娠月数は，最終月経開始日を0週0日とみなす）。受精から18日以前（つまり妊娠1カ月：最終月経開始日から27日間）は，薬剤の影響は胎児に残らない（all or none の法則）[14]。薬剤の影響があれば，着床しなかったり，流産するからである。妊娠を考えている女性は薬剤に対する催奇形性の恐怖のあまりに，自己判断で服薬中断や人工流産を行う場合もあるが，行動に移す前に速やかに専門家（精神科，産婦人科，薬剤師）に相談する必要がある。基礎体温を記録して妊娠が早くわかるように工夫すれば，妊娠が判明してから服薬を中止しても支障はない。逆に，最終月経開始日から28～50日の間は，特に中枢神経系や心臓などに影響を与える可能性があるため，要注意である。うつ病に使用する可能性のある薬物療法で，特に催奇形性に注意したいのは，気分安定薬である。

　服薬の中断によって，離脱（退薬）症候が出現する場合があるため，妊娠を考えている時期には薬物療法も計画的に施行するのが安全である。

2．新生児毒性，離脱症状

　母体が妊娠後期に連続使用していた薬物が新生児に与える場合は新生児毒性，出生後には母体から児に供給されなくなることによって生じる症状は離脱症状で

ある。抗うつ薬, 抗不安薬, 睡眠薬で生じやすい。新生児毒性としては筋緊張の低下や呼吸抑制, 離脱症状には振戦, けいれん, 過敏性などがある。

3. 神経行動学的後遺症のリスク

神経学的影響は, 出生直後では十分にわからないことが多いため, 妊娠時の薬物療法が児に与える影響については, 長期間にわたる評価が必要となる。三環系抗うつ薬およびSSRIが児に行動影響を与えなかったという予備的研究がある[9,11]。

4. 治療上の有益性とは

一般に, 薬剤の添付文書には,
①投与しないこと（＝禁忌）
②投与しないことが望ましい
③治療上の有益性が危険性を上まわると判断される場合にのみ投与すること
④減量または休薬すること
⑤大量投与を避けること
⑥長期投与を避けること
のいずれかが記載されている。実際には妊娠時の臨床データは少ないことが多く,「治療上の有益性が危険性を上まわると判断される場合にのみ投与すること」という薬剤が多い。

「治療上の有益性」とは何か。特に再発性うつ病や, 重症例, 自殺企図の既往があるような症例では, 薬物療法の治療上の有益性が考えられるだろう。うつ病の既往がある場合には, 薬物療法の中断によって再発のリスクが高まり, 特に妊娠時に薬物療法を中断した女性では, 再発率が高い[4]。また, 妊娠期のうつ病が, 出生時低体重（2500g以下）と早産（最終月経から37週未満の出産）の要因となることが指摘されている。

もちろん, 薬剤性のリスクを可能な限り回避するに越したことはない。比較的軽症のうつ病の女性の場合には, 薬物療法を用いずに, 精神療法単独での治療が推奨されるだろう。産後うつ病の既往がある場合には, 分娩後ただちに抗うつ薬を用いた薬物療法の開始が推奨されている。

II 妊娠中に薬物療法が及ぼす影響

倫理的な問題から, 妊娠中の薬物の影響に対する二重盲検試験はほとんどなく, 自然転帰や後方視的コホート, 後方視研究による見解が多い。

1. 抗うつ薬

　妊娠時の薬物療法についての情報は，最も歴史のある三環系抗うつ薬と，近年処方割合が急増したSSRIについて得やすい。

　三環系抗うつ薬に関したメタ解析（妊娠初期の暴露414症例を含む）によると，離脱症状は生じていたものの，三環系抗うつ薬と催奇形性との間に有意な関係は認められなかった[1]。スウェーデンの出生登録に基づく調査では，妊娠初期にSSRIを使用した母親から出生した新生児4,291人中，先天異常が認められたのは2.9%，妊娠初期にSSRIのパロキセチン塩酸塩水和物を使用した708例における先天異常の発現率は3.4%で，SSRIを使用しなかった母親で予想される先天異常の発現率3.5%とほぼ同様であったという[5]。1993年から2004年に妊娠し，妊娠初期（月経28日前より112日後の間）にSSRIを使用した妊婦から生まれた児9,849名と，SSRI曝露がなかった児5,860名の出生時異常を比較した研究では，交絡因子候補で調整したオッズ比によると，SSRI暴露による先天異常の有意なリスク上昇を認めなかった[8]。

　三環系抗うつ薬治療群46名，SSRIのfluoxetine治療群40名と未服薬の健常対象者36名を比較した前方視的試験によると，抗うつ薬治療群は健常群に比して，出生児のIQや言語発達，行動に影響を与えることはなかった[11]。妊娠中にSSRI暴露群（22名）と未服薬健常群（14名）を比較検討した研究においても，出生児が4～5歳時のうつ症状や不安などの内在化行動は，妊娠時SSRI暴露の有無では相違なかった[9]。

　しかし一方では，抗うつ薬の安全性に対する警報を示唆する報告もみられている。

　3,567名（抗うつ薬服薬1,534名，未服薬2,033名）の女性を対象としたメタ解析では，抗うつ薬服薬と自然流産との関連が認められた[6]。妊娠初期に抗うつ薬を服薬していた女性3,581名を対象とした後方視的研究では，パロキセチン塩酸塩水和物使用者では，他の抗うつ薬に比較して先天異常が多く認められたという[13]。デンマークの一般住民対象のコホート研究では，150,908人中994名が妊娠中にSSRI使用歴があり，SSRI使用は先天異常，心血管系異常と関係していた[17]。豪州も妊娠初期のSSRI投与による心血管系異常の増加を注意喚起している[2]。近年発表された，妊娠初期にSSRIを使用した6,481名および出生児6,555名における調査では，SSRI全体としての催奇形性は認めなかったが，パロキセチン塩酸塩水和物の使用と出生児の心房中隔欠損症との関係は認められたという[7]。別の研究でも，SSRI全体では先天異常リスクの上昇させなかったものの，パロキセチン塩酸塩水和物とセルトラリンでは有意なリスク上昇を認め，パロキセチン塩酸塩水和物曝

露と内反足（オッズ比 5.8，2.6-12.8），神経管欠損症（オッズ比 3.3，1.1-10.4）ならびにセルトラリン暴露と肛門閉鎖症（オッズ比 4.4，1.2-16.4），四肢減形成（オッズ比 3.9，1.1-13.5）との関連が報じられている[8]。

催奇形性の他には，SSRI 内服者では早産が多く[12,16,17]，出生児の出生時体重が少ない傾向にあったという報告や[16]，妊娠 20 週以降での SSRI 使用によって新生児遷延性肺高血圧症が約 6 倍生じやすいという報告がある[3]。また，SSRI を使用していた場合，新生児において呼吸抑制[12]や振戦，けいれん，筋緊張の低下，過敏性などが報告されている[10,15]。

これらの報告から，妊娠中の女性における SSRI 使用は，治療による有益性がなければ控えた方がよいだろう。

ただし，うつ病女性が妊娠を機に抗うつ薬の使用を中止すると，治療を継続していた場合に比して，妊娠期間中のうつ病再発リスクが高まることにも留意したい。Cohen ら[4]の研究によれば，妊娠期間中薬物療法を継続した 82 名では 21 名（26％）が再発したのに対し，抗うつ薬を中断した 65 名では 44 名（68％）が再発した。また，児の行動には，妊娠時の子宮内 SSRI 暴露の有無より，むしろ母親のうつや不安症状が影響していたという報告もある[9]。

2007 年現在のところ妊娠時に禁忌となっている抗うつ薬はない。しかし，SSRI のフルボキサミンマレイン酸塩，四環系抗うつ薬のマプロチリン塩酸塩，三環系抗うつ薬のイミプラミン塩酸塩およびクロミプラミン塩酸塩は，妊娠時「投与しないことが望ましい」と添付文書に明示されているので，可能であれば他剤へ変更しておくほうがよいかもしれない（表 1）。SSRI のパロキセチン塩酸塩水和物に関しては，添付文書上「治療上の有益性が危険性を上回ると判断される場合にのみ本剤の投与を開始すること」という表示ではあるものの，これらの海外報告を受けて「本剤投与中に妊娠が判明した場合には，投与継続が治療上妥当と判断される場合以外は，投与を中止するか，代替治療を実施すること」という但し書きが 2006 年に付加された。

2．抗不安薬・睡眠薬

ベンゾジアゼピン系薬物の多くは，「妊婦（3 カ月以内）又は妊娠している可能性のある婦人には治療上の有益性が危険性を上まわると判断される場合にのみ投与すること」と記載されている。妊娠動物（マウス）にロラゼパムを大量投与した実験で，胎児に口蓋裂および眼瞼裂を認めたとの報告があり，疫学研究において，妊娠初期の使用によって，口唇・口蓋裂の発症リスクが極めて少ないながらも指摘されているからである。

表1 妊婦への抗うつ薬投与の可否について（添付文書より）

抗うつ薬の分類	一般名	
SNRI	ミルナシプラン塩酸塩	△
SSRI	セルトラリン パロキセチン塩酸塩水和物	△
	フルボキサミンマレイン酸塩	投与しないことが望ましい。妊娠判明時は投与中止が望ましい。
その他	塩酸トラゾドン スルピリド	△
四環系	マレイン酸セチプチリン ミアンセリン塩酸塩	△
	マプロプチリン塩酸塩	投与しないことが望ましい
三環系抗うつ薬（第二世代）	塩酸ドスレピン 塩酸ロフェプラミン アモキサピン	△
三環系抗うつ薬（第一世代）	塩酸ノルトリプチリン マレイン酸トリミプラミン 塩酸アミトリプチリン	△
	クロミプラミン塩酸塩 **イミプラミン塩酸塩**	投与しないことが望ましい

△治療上の有益性が危険性を上回る場合
SSRI：選択的セロトニン再取り込み阻害薬，SNRI：選択的セロトニン・ノルアドレナリン再取り込み阻害薬

　妊娠後期にも，「治療上の有益性が危険性を上まわると判断される場合にのみ投与すること」とある。新生児に哺乳困難，筋緊張低下，嗜眠，黄疸の増強等の症状や，中断・離脱症状を考えられる神経過敏，振戦，過緊張等が生じることがジアゼパム，ニトラゼパムで報告されている。
　また，ベンゾジアゼピン系以外の睡眠薬のペントバルビタール塩（ラボナ®）は，類薬であるフェノバルビタールで催奇形作用が報告されているため，妊婦または妊娠している可能性のある婦人には，治療上の有益性が危険性を上まわると判断される場合にのみ投与する。また，出産後新生児に退薬症候（多動，振戦，反射亢進，過緊張等）が生じることがあり，分娩前に連用しないことが望ましい。
　ブロモバレリル尿素（ブロバリン®）では，胎児障害の可能性があるため「妊婦又は妊娠している可能性のある婦人には投与しないことが望ましい」とあるので，禁忌ではないものの，使用を控えたほうがよい。トリクロホスナトリウム（トリ

クロリール®）もまた，妊婦または妊娠している可能性のある婦人には投与しないことが望ましい，と明示されている．

抗ヒスタミン薬である塩酸ヒドロキシジン（アタラックス®,アタラックスP®）も抗不安薬として処方される場合があるが，口蓋裂等の先天異常の報告があるため，妊娠時には禁忌である．本薬剤は，数年前までは妊娠時に禁忌ではなかったため，注意されたい（古い教科書では，「妊娠時に使用できる薬剤」として紹介されている）．

3．気分安定薬

気分安定薬は，他の薬剤が副作用等で使用できない場合や，増強療法としてうつ病患者に処方される場合がある．気分安定薬は催奇形性が高いため，少なくとも妊娠2〜4カ月の間は減量，単剤化，中止が望ましい．

炭酸リチウムは妊婦への投与が禁忌である．Ebstein奇形が炭酸リチウム服用者では0.1〜0.2％と，一般人口の30〜40倍の頻度で発症した報告がある[18]．妊娠を考慮している時期から，計画的に炭酸リチウムを漸減中止するべきである．

バルプロ酸ナトリウムとカルバマゼピンは，てんかんが合併している場合を除いて，漸減中止するほうがよい．妊娠初期のバルプロ酸ナトリウム使用によって，出生児に二分脊椎等の神経管欠損症が5〜9％に生じるという報告や，心室中隔欠損等の心奇形や多指症，口蓋裂等の外表奇形等の先天異常の報告がある．また，特有の顔貌（前頭部突出，両眼離開，鼻根偏平，浅く長い人中溝，薄い口唇等）を呈することが知られており，妊婦には原則禁忌である（投与しないことを原則とするが,特に必要とする場合には慎重に投与する）．カルバマゼピンでも神経管欠損が0.5〜1％で生じ，バルプロ酸ナトリウムと併用した場合には先天異常の発生頻度が上昇したという報告がある．どうしてもこれらの薬剤投与が必要な場合には，できる限り単剤を最小必要用量にとどめ，4mg／日（参考：一般妊娠希望女性では0.4mg／日）の葉酸補充が推奨される．

気分安定薬なしでは情動の安定が得られないなど重症の場合には，妊娠時に使用可能な抗精神病薬や鎮静作用を有する抗うつ薬や抗不安薬など，他剤への切り替えを考慮する．

4．抗精神病薬

うつ病治療において，精神病性特徴を伴う場合や，焦燥が強い場合，また，増強療法として抗精神病薬を抗うつ薬に併用する場合がある．

ブチロフェノン系抗精神病薬のハロペリドールはアザラシ肢症などの先天異常

表 2　妊娠時注意するべき向精神薬：添付文書より

向精神薬の分類	禁　　忌	投与しないことが望ましい	治療上の有益性が危険を上回ると判断される場合にのみ投与
抗うつ薬		フルボキサミンマレイン酸塩（ルボックス®） マプロチリン塩酸塩（ルジオミール®） クロミプラミン塩酸塩（アナフラニール®） イミプラミン塩酸塩（トフラニール®）	左4剤以外
抗不安薬・睡眠薬	炭酸ヒドロキシジン（アタラックス®）	ブロモバレリル尿素（ブロバリン®） トリクロホスナトリウム（トリクロリール®）	ほぼすべてのベンゾジアゼピン系 （添付文書に明示されていない場合もあるが、運用は避けたほうがよい）
気分安定薬	炭酸リチウム（リーマス®） バルプロ酸ナトリウム（デパケン®）		カルバマゼピン（テグレトール®）
抗精神病薬	ハロペリドール（セレネース®） チミペロン（トロペロン®） 塩酸モサプラミン（クレミン®）	塩酸モペロン（ルバトレン®） 塩酸フロロピピ（ミド）（プロピタン®） スピペロン（スピロピタン®） 塩酸クロルプロマジン（コントミン®） レボメプロマジン（レボトミン®） フルフェナジン（フルメジン®） ペルフェナジン（PZC®） カルピプラミン（デフェクトン®） 塩酸クロカプラミン（クロフェクトン®） オキシペルチン（ホーリット®）	リスペリドン（リスパダール®） オランザピン（ジプレキサ®） ペロスピロン（ルーラン®） フマル酸クエチアピン（セロクエル®） アリピプラゾール（エビリファイ®） プロチペンジル（ロナセン®） ピモジド（オーラップ®） 塩酸スルトプリド（バルネチール®） スルピリド（ドグマチール®） ネモナプリド（エミレース®）
中枢神経刺激薬		塩酸メチルフェニデート（リタリン®，コンサータ®） ペモリン（ベタナミン®）	

一般名（商品名の例）

の報告や，口蓋裂，脳奇形等の催奇形性および着床数の減少，胎児吸収の増加，流産率の上昇が動物実験で報告されており，妊婦への投与は禁忌である。チミペロンも，類似化合物ハロペリドールでの催奇形性招来があるという理由で，妊婦への投与が禁忌である。ハロペリドールおよびチミペロン以外のすべてのブチロフェノン系抗精神病薬（塩酸モペロン，塩酸フロロピパミド，スピペロン）は，妊娠時投与しないことが望ましい。イミノベンジル系抗精神病薬の塩酸モサプラミンは，動物で催奇形性が認められたため妊娠時は投与禁忌である。

フェノチアジン系抗精神病薬の塩酸クロルプロマジンでは新生児における肢奇形や先天性心血管系異常，振戦の報告が，レボメプロマジンでは動物実験において胎児死亡や流産，早産が報告されている。フルフェナジンでは動物実験において催奇形性や胎児死亡等の胎児毒性が，ペルフェナジンでは動物実験で口蓋裂の増加が報告されている。そのため，これらの従来型抗精神病薬は，「妊婦へ投与しないことが望ましい」と明記されている。

新規抗精神病薬（リスペリドン，オランザピン，フマル酸クエチアピン，ペロスピロン，アリピプラゾール，ブロナンセリン）やピモジドでは，妊婦への使用は治療上の有益性が危険性を上回ると判断される場合にのみ投与可能である。

5．中枢神経刺激薬

塩酸メチルフェニデート（リタリン®，コンサータ®）は，動物実験において大量投与により催奇形性（二分脊椎）が報告されており，妊娠時投与しないことが望ましい。ペモリン（ベタナミン®）もまた，投与しないことが望ましい。

以上をまとめたのが表2（2009年時点のオンライン添付文書情報に基づく）である。妊娠時の禁忌薬，および，投与しないことが望ましい薬剤については把握しておきたい。

文　献

1) Altshuler LL, Cohen LS, Szuba MP, et al (1996) Pharmacologic management of psychiatric illness in pregnancy: dilemmas and guidelines. Am J Psychiatry 153; 592-606.
2) Australian Government, Department of Health and Ageing Therapeutic Goods Administration (2005) Safeguarding public health & safety in Australia by regulating medicines, medical devices, blood & tissues. Information for health professionals concerning use of SSRI antidepressants in pregnant women. http://www.tga.health.gov.au/alerts/ssri-hp.htm
3) Chambers CD, Hernandez-Diaz S, Van Marter LJ, et al (2006) Selective serotonin-reuptake inhibitors and risk of persistent pulmonary hypertension of the newborn. N Engl J Med 354; 579-587.

4）Cohen LS, Altshuler LL, Harlow BL, et al（2006）Relapse of major depression during pregnancy in women who maintain or discontinue antidepressant treatment. JAMA 295; 499-507.
5）Hallberg P, Sjoblom V（2005）The use of selective serotonin reuptake inhibitors during pregnancy and breast-feeding: a review and clinical aspects. J Clin Psychopharmacol 25; 59-73.
6）Hemels ME, Einarson A, Koren G, et al（2005）Antidepressant use during pregnancy and the rates of spontaneous abortions: a meta-analysis. Ann Pharmacother 39; 803-809.
7）Källén BA, Otterblad Olausson P（2007）Maternal use of selective serotonin re-uptake inhibitors in early pregnancy and infant congenital malformations. Birth Defects Res A Clin Mol Teratol 79; 301-308.
8）Louik C, Lin AE, Werler MM, et al（2007）First-trimester use of selective serotonin-reuptake inhibitors and the risk of birth defects. N Engl J Med 356; 2675-2683.
9）Misri S, Reebye P, Kendrick K, et al（2006）Internalizing behaviors in 4-year-old children exposed in utero to psychotropic medications. Am J Psychiatry. 163; 1026-1032.
10）Moses-Kolko EL, Bogen D, Perel J, et al（2005）Neonatal signs after late in utero exposure to serotonin reuptake inhibitors: literature review and implications for clinical applications. JAMA 293; 2372-2383.
11）Nulman I, Rovet J, Stewart DE, et al（2002）Child development following exposure to tricyclic antidepressants or fluoxetine throughout fetal life: a prospective, controlled study. Am J Psychiatry 159; 1889-1895.
12）Oberlander TF, Warburton W, Misri S, et al（2006）Neonatal outcomes after prenatal exposure to selective serotonin reuptake inhibitor antidepressants and maternal depression using population-based linked health data. Arch Gen Psychiatry 63; 898-906.
13）PAXIL® Prescribing Information. http://us.gsk.com/products/assets/us_paxil.pdf.
14）佐藤孝道（2004）妊娠・出産・授乳期における薬物療法の基本的留意点．臨床精神薬理，7; 1867-1874.
15）Sanz EJ, De-las-Cuevas C, Kiuru A, et al（2005）Selective serotonin reuptake inhibitors in pregnant women and neonatal withdrawal syndrome: a database analysis. Lancet 365; 482-487.
16）Simon GE, Sunningham ML, Davis RL（2002）Outcomes of prenatal antidepressant exposure. Am J Psychiatry 159; 2055-2061.
17）Wogelius P, Norgaard M, Munk EM, et al（2005）Maternal use of selective serotonin reuptake inhibitors and risk of adverse pregnancy outcomes. Abstracts of the 21st icpe Pharmacoepidemiology and drug safety 14; S72.
18）Yonkers KA, Wisner KL, Stowe Z, et al（2004）Management of bipolar disorder during pregnancy and the postpartum period. Am J Psychiatry 161; 608-620.

第6章

薬物療法（3）
――ホルモン療法の適用

相良洋子

I 女性の抑うつ症状に対するホルモン療法の位置づけ

　男女を問わず，抑うつ症状に対して抗うつ薬が有効であることは異論のないところであろう。しかし，女性の場合，特に月経周期に関連しておこる抑うつ症状の場合は，ホルモン療法の効果が期待できる場合がある。ホルモン療法の効果は抗うつ薬を凌ぐとまでは言い難く，その作用機序にも不明な点が多いが，治療の選択肢の幅が広がるという意味では重要であり，また抑うつ症状の成り立ちを考える上でも興味深い。

　本稿では，月経前症候群（PMS）と更年期の抑うつ症状を取り上げ，これらの症候群に対するホルモン療法の現状について解説する。

II 月経前症候群（PMS）

1. PMSの概念

　PMSは，「黄体期に繰り返し出現する心身の不快な症状で日常生活に支障をきたすほど重症なもの」とまとめることができる。American Collage of Obstetrics & Gynecology[1]では表1のような診断基準を提案しており，またアメリカ精神医学会は，PMSの中でも精神症状を主とする重症例を月経前不快気分障害（PMDD）と呼び，研究的診断基準（案）を作成している（第Ⅱ部第1章参照）。

　月経前に体調の変化を感じる女性は多いが，日常生活に支障を来たすほどの重症例は20～30％程度，またPMDDに相当する女性は数％程度と推測されている。特にPMDDの場合は，症状によって仕事や人間関係といった患者の社会的機能が障害されるため，問題は深刻である。

2. PMSのホルモン療法

　最近ではPMSの治療は表2のように考えられている[1, 6, 10, 12]。PMSに対するホルモン療法としては，古くから黄体ホルモン補充療法が，主に英国を中心に行われていたが，最近では黄体ホルモンはプラセボ群と差がない[15]という評価が主

表1　月経前症候群の診断基準[1]

1) 過去3回の月経周期において，月経開始前5日間に，下記の身体症状または精神症状の少なくとも1つが存在したこと

精神症状	身体症状
抑うつ気分	乳房痛
抑制しがたい怒りの感情	腹部膨満感
いらいら	頭痛
不安感	手足のむくみ
混乱した気分	
ひきこもり	

2) 上記の症状は，月経開始4日以内に消失し，少なくとも月経周期13日目までは再燃しないこと
3) 症状は，薬物療法やホルモン注射，薬物またはアルコールの使用によるものではないこと
4) 2周期の前向的記録により，症状の出現が確認されること
5) 症状による社会的・経済的機能の障害が確認されること

表2　月経前症候群に対する治療[1, 6, 10, 12, 注1]

(1) 非薬物療法	○食事療法 ○エアロビック・エクササイズ ○栄養補助食品 　・カルシウム　1000-1200mg／日 　・マグネシウム　200-400mg／日 　・ビタミンE　400IU／日 　・L-トリプトファン　100mg／日 ○ストレス・マネージメント ○支持的精神療法 ○認知行動療法				
(2) 薬物療法	○向精神薬	・SSRIs	Fluoxetine※	10-20mg／日	毎日／黄体期
			セルトラリン	50-150mg／日	毎日／黄体期
			パロキセチン塩酸塩水和物	10-30mg／日	毎日／黄体期
			Citalopram※	5-20mg／日	毎日／黄体期
			フルボキサミンマレイン酸塩	25-50mg／日	毎日／黄体期
		・その他	アルプラゾラム	0.25-1.0mg／日	黄体期
			Buspirone※	25-30mg／日	黄体期
			クロミプラミン塩酸塩	25-75mg／日	
	○ホルモン療法	・排卵抑制	経口避妊薬		
			GnRHアゴニスト (varies by product)		
	○その他	・水分貯留	スピロノラクトン	50-100mg／日	黄体期
		・漢方薬			

※本邦では未発売

流であり，単独でPMSの治療に用いられることはほとんどなくなっている。

現在PMSの治療として行われているホルモン療法は，排卵抑制を目的としたもので，経口避妊薬とゴナドトロピン放出ホルモンアゴニスト（gonadotropin-releasing hormone agonist：GnRHa）による方法である（これらのホルモン療法は日本でも用いられているが，いずれもPMSに対する保険適用はない）。

3．経口避妊薬

経口避妊薬は，合成のエストロゲン剤とゲスターゲン剤を含む合剤で，現在用いられている低用量経口避妊薬（低用量ピル）は3週間の薬剤服用期間と1週間の休薬期間を反復することにより排卵を抑制する。経口避妊薬による排卵抑制は，PMSや月経困難症などの月経随伴症状を軽減する効果があり，PMSに対して欧米でも日本でも繁用されている。Grahamら[5]は経口避妊薬はPMSの身体症状（乳房痛，腹部膨満感など）には有効だが，精神症状（イライラ，抑うつ気分など）には有意な効果はないと報告している。しかし実際には精神症状に対しても有効な場合が少なくない。

経口避妊薬は，時に乳房痛や腹部膨満感，抑うつ気分，イライラ感などPMS様の症状を惹起または悪化させることがある。これはエストロゲン作用による水分貯留傾向とゲスターゲン剤による男性ホルモン作用によるものと推測されている（現在経口避妊薬に用いられているゲスターゲン剤の多くは男性ホルモン誘導体である）。この問題に対して最近欧米では，アルドステロン拮抗薬であるスピロノラクトンの誘導体で，抗男性ホルモン作用と抗ミネラルコルチコイド作用を合わせもつ新しいゲスターゲン剤drospirenoneを含有する経口避妊薬が開発され，PMSに対する効果が確認されつつある[10]。

4．GnRHa

GnRHaは，GnRHのアミノ酸残基を置換することにより受容体への親和性を増加させた薬剤で，長期に使用することにより脳下垂体の脱感作がおこり，ゴナドトロピンの低下とそれに続く卵巣機能抑制の結果，持続的な低エストロゲン状態をつくることができる（偽閉経療法）。エストロゲン依存性疾患である子宮内膜症や子宮筋腫の治療に用いられており，点鼻薬と注射薬の形で投与することができる。卵巣機能を抑制することから月経周期に伴うPMSの症状にも有効であり，他の治療法が無効または不十分な場合に治療の選択肢となる。

しかし，低エストロゲン状態は更年期障害様症状（のぼせ，肩こり，不眠，抑うつ気分など）を惹起することがあり，また長期に用いると骨量の減少や高脂血

症による心血管系への副作用が問題になる。子宮内膜症や子宮筋腫に対して用いる場合は通常6カ月が目安になるが，PMSに対する治療は長期になる場合が多く，これらの副作用を予防するためにGnRHaに少量の卵巣ホルモンを併用するadd-back療法が推奨されている。併用する卵巣ホルモン剤の投与方法は更年期障害に用いられるホルモン療法（後述）をはじめいくつかの方法があるが，いずれもGnRHaの効果を阻害しないことが示されている[16]。

Ⅲ　更年期障害

1．更年期障害の概念

　更年期障害は「更年期にみられる多種多様の症状で器質的変化に相応しない症状の中で日常生活に支障を来たす病態」（日本産科婦人科学会）とされており，エストロゲンの消退という内分泌学的要因に環境要因や個人の性格要因などが絡み合って複雑な様相を呈する。

　症状は，のぼせや発汗などの血管運動神経症状を中心とする自律神経失調症状と，抑うつや不安などの精神症状，およびその他の不定愁訴の3種類に大きく分けられるが，更年期外来を訪れる女性の4割程度に感情障害や不安障害がみられたという報告もあり[13]，更年期障害を取り扱う上で精神症状は重要である。

2．ホルモン療法の位置づけ

　更年期以降に行われるホルモン療法は，卵巣から分泌されていたホルモン（特にエストロゲン）を補うことにより，卵巣機能の消退によっておこる更年期以降の問題を治療あるいは予防しようとするもので，20世紀の間に蓄積された多くの研究報告により，更年期障害の治療をはじめ，骨粗鬆症や動脈硬化性疾患の予防，さらにアルツハイマー病の予防などに効果があり，更年期以降の女性の健康維持に重要な役割を果たすものと期待されていた。しかし2002年に米国国立衛生研究所（NIH）がホルモン療法の副作用が予想を上回るものであったとの理由で臨床試験を中止した[14]ことをきっかけに，その適応や使用方法について，世界的な規模での見直しが行われた。その結果，リスク・ベネフィットについてのより詳細な知見が加わり，現在ホルモン療法は新しい時代を迎えようとしている。本邦においても2009年7月日本産科婦人科学会と日本更年期医学会が共同でホルモン補充療法ガイドラインを発表し[7]，さらに有用性の高いホルモン療法の普及を目指している。

　一方，更年期女性の抑うつ症状については，ホルモンとの関連を示す報告が少なくない。Zweifelら[18]は1970～90年代の26論文を対象にメタ分析を行った結

表3 閉経周辺期女性のうつ病に対する治療指針[2]

病　態	第一選択	その他の治療
軽症うつ病		
既往歴／家族歴（−）	（コンセンサスなし）	ホルモン補充療法（HRT） エストロゲン補充療法（ERT） 抗うつ薬 上記のいずれか＋精神療法
大うつ病の既往	抗うつ薬 抗うつ薬＋HRT／ERT 上記のいずれか＋精神療法	HRT
重症うつ病		
既往歴／家族歴（−）	抗うつ薬 抗うつ薬＋HRT／ERT 上記のいずれか＋精神療法	
大うつ病の既往	抗うつ薬 抗うつ薬＋HRT／ERT 上記のいずれか＋精神療法	

果，ホルモン療法は更年期女性の抑うつ症状の軽減に有効であったと報告しているし，今世紀に入ってからも，大うつ病をはじめとする更年期女性の感情障害にホルモン補充療法が有効であったという報告は相次いでいる[9,11]。また最近では，更年期に差しかかること（月経不順やホルモンの変化が出現すること）自体がうつ病を発症する独立したリスク因子である可能性を示す疫学調査の結果も報告されている[3,4]。

しかしながら治療におけるホルモン療法の位置づけは，抗うつ薬を凌ぐとは言いがたい。2001年に発表されたエキスパートコンセンサスガイドラインでは，閉経周辺期女性のうつ病に対するホルモン療法は，うつ病の既往歴のない軽症例に対するセカンドラインとして，またうつ病の既往歴のある女性やより重症例には抗うつ薬との併用で用いることが推奨されているが（表3）[2]，NIHのConference Statementでは，卵巣ホルモンの変化がうつ病その他の精神症状の原因になっていることを示すエビデンスは限られており，エストロゲンによって症状が改善するのはごく一部にすぎないと述べられている[8]。本邦においても，更年期女性の抑うつ症状に対するホルモン療法の有効性についてはさまざまな議論があるが，前述のホルモン補充療法ガイドラインでは更年期のうつ病に対するホルモン補充療法の効果についてはまだコンセンサスが得られていないとされている。

したがって，更年期女性の抑うつ症状に対して，ホルモン療法と抗うつ薬のどちらを用いるかは難しい選択である。現在のところ，症状や検査所見からこの両者を使い分ける基準はないが，筆者は，病前性格に特徴がなく，更年期に入った

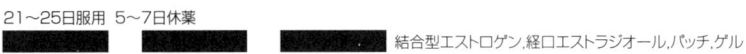

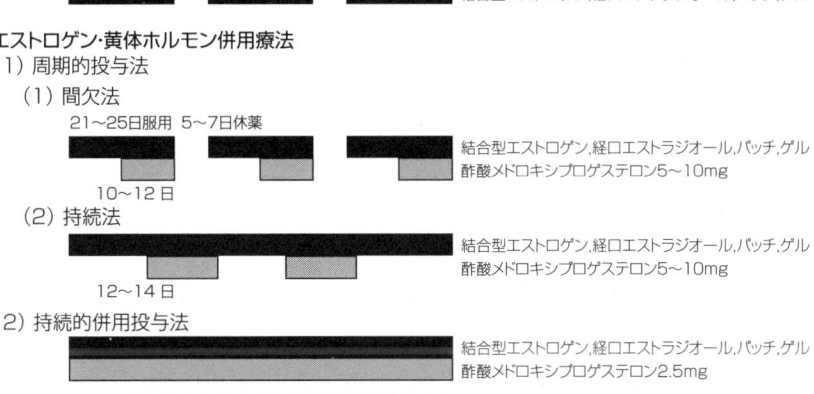

エストロゲン単独療法
 1) 持続的投与法
　　　　　　　　　　　　　　　　　　　　結合型エストロゲン,経口エストラジオール,パッチ,ゲル
 2) 間欠的投与法
　　　21～25日服用　5～7日休薬
　　　　　　　　　　　　　　　　　　　　結合型エストロゲン,経口エストラジオール,パッチ,ゲル

エストロゲン・黄体ホルモン併用療法
 1) 周期的投与法
　 (1) 間欠法
　　　21～25日服用　5～7日休薬
　　　　　　　　　　　　　　　　　　　　結合型エストロゲン,経口エストラジオール,パッチ,ゲル
　　　　　10～12日　　　　　　　　　　　酢酸メドロキシプロゲステロン5～10mg
　 (2) 持続法
　　　　　　　　　　　　　　　　　　　　結合型エストロゲン,経口エストラジオール,パッチ,ゲル
　　　　　12～14日　　　　　　　　　　　酢酸メドロキシプロゲステロン5～10mg
 2) 持続的併用投与法
　　　　　　　　　　　　　　　　　　　　結合型エストロゲン,経口エストラジオール,パッチ,ゲル
　　　　　　　　　　　　　　　　　　　　酢酸メドロキシプロゲステロン2.5mg
　　　　　　　　　　　　　　　　　　　　経口および経皮エストラジオール・黄体ホルモン配合剤

特徴　1) エストロゲン単独療法では，黄体ホルモンによる不安や抑うつなどの問題が回避できる
　　　2) エストロゲン・黄体ホルモン併用療法での周期的投与法では定期的な出血がみられる
　　　3) エストロゲン・黄体ホルモン併用療法での周期的投与法では，持続的投与法に比べて大脳血流量が増加し，脳機能に好影響を与える
　　　4) エストロゲン・黄体ホルモン併用療法での持続的投与は投与初期に不正出血がみられるが，継続することによって減少する

注　　1) 経口および経皮エストラジオール・黄体ホルモン配合剤の周期的投与法については，エストロゲン製剤との組み合わせに関して検討中である（2009年2月現在）

図1　ホルモン療法の投与 [7, 注2]

という以外に発症のきっかけとなる出来事がなく，のぼせや発汗などの血管運動神経症状を伴う，比較的軽度の抑うつ症状にはホルモン療法が有効であるような印象をもっている。実際には，どちらかの薬剤を一定期間（2～3カ月）使用してその効果を見ながら治療していくことになる。

3．ホルモン療法の実際

更年期以降の女性に行われるホルモン療法の投与方法を図1[7]に示す。ホルモン療法の主役はエストロゲン剤であるが，これを単独で用いると子宮内膜がんのリスクが上昇するため，子宮のある女性には黄体ホルモン剤を併用する。投与法の違いによる効果の差は十分明らかになっていない。エストロゲン剤には，内服

表4 ホルモン療法の禁忌症例と慎重投与例[7]

[禁忌症例]
・重度の活動性肝疾患
・現在の乳がんとその既往
・現在の子宮内膜がん，低悪性度子宮内膜間質肉腫
・原因不明の不正性器出血
・妊娠が疑われる場合
・急性血栓性静脈炎または血栓塞栓症とその既往
・冠動脈疾患既往者
・脳卒中既往者

[慎重投与ないしは条件つきで投与が可能な症例]
・子宮内膜がんの既往
・卵巣がんの既往者
・肥満者
・60歳以上の新規投与
・血栓症のリスクを有する症例
・慢性肝疾患
・胆嚢炎および胆石症の既往者
・重症の家族性高トリグリセリド血症
・コントロール不良な糖尿病
・コントロール不良な高血圧
・子宮筋腫，子宮内膜症，子宮腺筋症の既往者
・片頭痛
・てんかん
・急性ポルフィリン血症

薬（商品名：プレマリン®，ジュリナ®,エストリオール®），貼付剤（商品名：エストラーナ®，フェミエスト®），クリーム（商品名：ディビゲル®，ルエストロジェル®［保険適応外］）などがあり，黄体ホルモン剤としては酢酸メドロキシプロゲステロン（商品名：プロベラ®，プロゲストン®，ヒスロン®など）が用いられる．経皮吸収型の薬剤の方が肝臓に与える副作用が少ない．ホルモン療法の禁忌症例を表4[7]に示す．

　更年期女性の抑うつ症状にホルモン療法を行う場合，効果判定には1～3カ月必要である．またホルモン療法のみで効果が不十分な場合は，SSRIなどの抗うつ薬を併用することもよく行われる．治療を終了する目安は特にないが，症状が消失してから十分な期間の後，投与量を漸減していくのがよいと思われる．

注1）非薬物療法は必ずしもエビデンスがあるわけではないが，軽症例では生活習慣の改善も有効である．PMDDには薬物療法が考慮される場合が多く，欧米ではSSRIが第一選択

薬として用いられている。ホルモン療法としては，経口避妊薬と GnRHa による排卵抑制が主なものである。

注2）"子宮摘出後の症例にはエストロゲン剤単独で投与するが，子宮のある症例には子宮内膜がん予防のために" 黄体ホルモン剤を併用する。黄体ホルモン剤を周期的に併用する場合は，投与後に消退出血がみられるが，持続的に併用する場合は半年から1年程度不規則な出血があり，その後出血がみられなくなることが多い。

文　献

1) ACOG Practice Bulletin (2001) Premenstrual syndrome. Internatinal Journal of Gynecolgy & Obstetrics 73; 183-191.
2) Altshuler LL, Cohen LS, Moline ML, et al (2001) The Expert Consensus Guideline Series; Treatment of Depression in Women. A postgraduate medicine special report. The McGraw-Hill Companies.（大野裕訳 (2002) エキスパートコンセンサスガイドラインシリーズ　女性のうつ病治療 2001，アルタ出版.）
3) Cohen LS, Soares CN, Vitonis AF, et al (2006) Risk for new oncet of depression during the menopausal transition. Arch Gen Psychiatry 63; 385-390.
4) Freeman EW, Sammuel MD, Lin H, et al (2006) Association of hormone and menopausal status with depressed mood in women with no history of depression. Arch Gen Psychiatry 63; 375-382.
5) Graham CA, Sherwin BB (1992) A prospective treatment study of premenstrual symptoms using a triphasic oral contraceptive. Journal of Psychosomatic Research 36; 257-266.
6) Kessel B (2000) Premenstrual syndrome-advances in diagnosis and treatment. Current Reproductive Endocrinology 27; 625-639.
7) 日本産科婦人科学会・日本更年期医学会編集／監修 (2009) ホルモン補充療法ガイドライン 2009 年版.
8) NIH State-of-the-Science Panel (2005) National Institute of Health State-of-the-Science Conference Statement: management of menopause-related symptoms. Ann Intern Med 142; 1003-1013.
9) 大蔵健義・濱田佳伸・矢追正幸，他 (2004) 閉経後女性のうつ病と更年期障害に対するエストロゲン補充療法 (ERT)，選択セロトニン再取り込み阻害薬 (SSRI) 療法，および ERT + SSRI 併用療法の治療効果に関する臨床的研究．日更年医誌，12; 34-41.
10) Rapkin A (2003) A review of the treatment of premenstrual syndrome and premenstrual dyspholic disorder. Psychoneuroendocrinology 28; 39-53.
11) Soares CN, Almeida OP, Joffe H, et al (2001) Efficacy of estradiol for the treatment of depressive disorders in perimenopausal women. Arch Gen Psychiatry 58; 529-534.
12) Steiner M (2000) Premenstrual syndrome and premenstrual dyspholic disorder: guidelines for management. J Psychiatry Neurosci 25; 459-468.
13) 後山尚久 (2001) ホルモン補充療法の治療効果；精神・心理機能．Pharma Medica 19; 23-34.
14) Writing Group for the Women's Health Initiative Investigator (2002) Risk and benefit of estrogen plus progestin in healthy post-menopausal women. JAMA 288; 321-333.
15) Wyatt K, Dimmock P, Jones P, et al (2001) Efficacy of progesterone and progestogens

in management of premenstrual syndrome: systematic review. BMJ 323; 776-780.
16) Wyatt K, Dimmock P, Ismail K, et al (2004) The effectiveness of GnRHa with and without 'add-back' therapy in treating premenstrual syndrome: a meta analysis. Br J Obstet Gynecol 111; 585-593.
17) Zweifel JE, O'Brien WH (1997) A meta-analysis of the effect of hormone replacement therapy upon depressed mood. Psychoneuroendocrinology 22; 189-212.

第7章

薬物療法（4）
——薬物療法と精神療法の併用

岡島由佳

I 薬物療法と精神療法の併用療法についてのエビデンス

　現在，うつ病治療の中心になっているのは抗うつ薬による薬物療法である。新薬の開発も盛んであるし，効果的な薬物療法の実践を目的にアルゴリズムやガイドラインなども数多く開発されている。しかし薬物療法単独の効果には限界があることは，臨床医であれば日々の診療の中で実感されているところである。

　一方，精神療法とは必要な訓練と教育を受けた職業的専門家と患者との間で心理的な相互交流を介して進められる治療をいう。一般精神療法と特殊精神療法に大別できる。一般精神療法とは，精神療法の"人と人との心理的な相互交流を介して進められる治療"に共通する普遍的な治療的要素をもつものを意味している。これに対して，特殊精神療法とは特定の治療理論や技法に基づいた治療である。うつ病に対する特殊精神療法としては，認知行動療法，対人関係療法，精神分析的精神療法などが挙げられている。これらの精神療法について，特に認知行動療法や対人関係療法の効果についてはいくつもの実証研究がなされている。個々の精神療法の詳細，効果については各項目に譲るが，特に認知療法や対人関係療法では軽症〜中等症のうつ病に対して薬物療法と同等の効果が期待できるという報告もある。しかし，この結果に否定的な研究結果もあり，ここでも単独の効果は限定的であることも指摘されている。

　薬物療法と精神療法の併用については，各々の単独療法よりも効果が高いことや，併用療法における再発率の低下などが指摘されており，これまでにも多くの総論やガイドラインでも推奨されている。またその有効性についても，RCT，メタ解析などで検証されている。特にいわれているのは，認知行動療法，対人関係療法といった精神療法が大うつ病性障害に対する抗うつ薬への増強効果をもつこと，自殺率の防止，患者の社会機能やQOLの向上，再発率の低下を示すなどである。日本でもこれらの効果と医療経済性を考慮した上で，その適応を探ろうという流れが起きている。

　Kellerら[3]は662名の慢性うつ病患者を対象に，精神療法（認知行動分析シス

テム療法）と薬物療法（nefazodone）をそれぞれ単独もしくは併用で行ない，それぞれの反応率を検討した。その結果，精神療法，薬物療法それぞれの反応率が52％，55％であったのに対し，併用療法の反応率は85％であった。

Pampallonaら[5]は，Kellerらの報告をはじめ，16研究932名が対象となる系統的レビューで，精神療法（認知療法，対人関係療法，精神分析的精神療法，夫婦療法，社会技能訓練，問題解決療法，認知療法と行動療法の統合療法，認知療法と対人関係療法の統合療法を含む）と薬物療法の併用療法と薬物療法のみ単独治療とを比較して，抗うつ薬のアドヒアランスの違いを中心に報告している。全体の評価では併用療法では単独治療に比べ明らかな改善がみられた。また，12週以上行なわれた研究については，併用療法は薬物療法単独に比較して明らかなアドヒアランスの向上（脱落率の低下）が認められた。

Cuijperら[1]は3,178名のうつ病成人患者が対象となるメタ解析を行い，精神療法と薬物療法の効果の違いについて検討している。彼らは認知療法，対人関係療法，精神分析的精神療法などの精神療法の効果を検討した832研究をメタ解析したが，気分変調症については精神療法に比べ，薬物療法が効果的であった。また，大うつ病に対してSSRI（選択的セロトニン再取り込み阻害薬）による薬物療法の方が精神療法に比べより効果的であった。一方で精神療法は薬物療法に比べて脱落率が低かったことを報告している。

以上，薬物療法と精神療法を併用することによって，各々の単独治療では期待できない効果を生むことが示唆されている。

併用療法がなぜ各々の単独療法より効果的であるかについてはまだ充分に解明されていないが，その理由として大野[4]は，①それぞれの治療の効果が相加的ないしは相乗的に作用して効果を上げる，②精神療法が薬物療法の受け入れや忍容性を向上させ治療のアドヒアランスを高める，③使用する薬剤にもよるが，薬物療法が集中力を改善し，苦痛や緊張を和らげ，思考の歪みを多少なりとも改善することによって，精神療法を受け入れやすくする，④認知行動療法などの精神療法が長期間に渡って再発予防に効果を示すことから維持療法が効果的に行える，などの可能性を挙げている。

II 薬物療法の精神療法的要素

薬物療法を継続していく上で薬物療法が期待する効果を示すためにはアドヒアランスの維持は重要であるが，多くのうつ病患者で抗うつ薬のアドヒアランスは不十分であるといわれている。抗うつ薬のアドヒアランスは単極性，双極性ともに約半数の患者で不十分という報告もある。併用療法の効果研究において，精神

療法の併用で服薬アドヒアランスが向上するというデータ結果は興味深い。これは服薬という行為に精神療法（前述の一般精神療法）的な要素が含まれており，医師が薬物療法を施行していく上で，「服薬」に伴う精神療法的な意味合いを理解しておく必要があることを示している。

　薬物療法のアドヒアランスが低下する因子として「薬物の副作用が出現」「効果が出なかったから（薬物療法の効果の発現の遅れ）」「精神疾患に対する偏見」「周囲の人に服薬をしないよう忠告された」といったことが挙げられている。この背景には，患者の薬物療法に対するさまざまな思いが存在する。通常，患者は薬物療法について患者独自のイメージをもっていることが多い。このイメージによって薬物療法は受け入れられやすくなったり，拒否されやすくなったりする。薬物療法に対して抵抗感を示す場合には，副作用に対して過剰な恐怖感を感じていたり，「精神的な問題なんだから精神力で治さなくては」「薬に頼るなんて情けない」といった患者本人の他者へ頼れない気持ちや，それでも医療（薬）に頼らざるを得ないのかといった挫折の気持ちを反映していたりすることもある。「心の病に薬が効くのだろうか」と精神疾患に対する誤解があったり，薬物療法に対して懐疑的になっている場合もある。

　逆に「薬物療法ですべてが解決できるのではないか」「すべてを薬でコントロールしたい」という万能的な期待感（その裏側に自分自身で解決すること，症状をコントロールすることへのあきらめ，無力感）をもつこともある。このような場合にははじめは薬に対して受け入れがよく，服薬アドヒアランスも良好である。しかし現実の薬物療法で期待している効果が実感できない時には，逆に自分の受けている治療や主治医に対しても不信感が生まれ，服薬や治療の中断につながる。もっといい治療があるのではないかとドクターショッピングを繰り返し，患者の本来の治療が進まないこともある。

　このような関係性の中で薬は主治医からの「贈り物」となったり，「役に立たないもの」「自分に害なすもの」となったりもする。

　アドヒアランスを高め，薬物療法の効果を上げるためには，薬物療法を担当する医師も，患者の薬に対するこれらの気持ちを考慮しつつ，心理教育や，インフォームドコンセントなど，治療関係を確立するためのアプローチを行うことが必要であろう。また患者にとっての薬の「意味」を感じ取っておくことは，治療上有用である。

Ⅲ　併用療法に伴う心の動き[2]

　前述のように，併用療法の有効性は多くの研究結果で支持されているが，これ

をこのまま一般診療に当てはめることには限界がある。RCT などの研究は短期間で定められた契約のもとで実施されるため，実際の臨床現場で併用療法を導入するのとでは事情が異なる。ここには患者と主治医双方の気持ちが反映してくる。臨床現場で併用療法の導入を決定する時は，患者が併用療法の導入をどのように受け取っているのか，どのように理解しているのかを考慮することが必要であろう。

　日本では，薬物療法は主治医である医師が，精神療法は別の治療者（通常はコ・メディカル）が行うスプリット治療（split treatment）が行われることが多い。

　例えば，患者側から精神療法の併用の希望が出た場合には，患者の中に「主治医はちっとも話を聞いてくれない」「自分の問題に対して主治医はどのように考えているのだろうか」「このまま漫然と薬を出されていて，薬漬けになるのではないか」といった主治医や薬物療法に対する不満や不安があり，そのために併用療法を希望しているかもしれない。このような気持ちを考慮しないまま，患者の希望を受け入れ，精神療法を導入すれば，患者は精神療法に主治医や薬物療法への不満のはけ口を求め，精神療法の治療者には「何でも聴いてもらえて答えを出してくれる」といった過剰な期待や依存を抱くかもしれない。一方で主治医に対しては「わかってもらえないダメな主治医」としての気持ちを強め，（ダメな主治医からの贈り物である）薬物療法には否定的になって，効果より副作用に敏感になったり，アドヒアランスの低下を招いてしまう可能性もある。本来は治療の両輪であるべき薬物療法と精神療法が，精神療法（およびその治療者）では過剰な期待を，薬物療法（および施行者である主治医）には否定的な気持ちを抱くことによって，アンバランスなものとなり，治療自体がうまくいかなくなることもある。

　これは精神療法の経過中に，患者が薬物療法を希望した場合にも同様である。患者は精神療法の中で自分自身の内面を考えることに苦痛を感じているかもしれない，また，治療者に対して「話を聴くだけで何もしてくれない」と感じて，薬物療法に直接的な"手当て"を求めているかもしれない。

　このため患者から併用療法の希望があった場合には，すぐに導入を決定せずに，患者がその提案に込めている，現在の治療に対する気持ちや，併用療法への期待などを聴いてみることが大切であるし，患者にとっては主治医とこのような気持ちを話し合えるということ，それ自体が治療的な意味合いをもつ。

　主治医から併用療法を提案する場合には，患者が併用療法の提案を「主治医は自分を見捨てたのではないか」「やっかいな患者である私を精神療法に押しつけようとしているのではないか」と感じる可能性もある。実際，たとえそれが客観的にみて妥当な判断であっても，精神療法を提案する主治医自身の気持ちの中に，

患者の抱えている問題や病状に対して,「自分では手に負えない」と感じる気持ちが隠れているかもしれない。主治医のこのような気持ちが患者自身の「(自分の問題や症状に対する) 手に負えない気持ち」や「無力感」と呼応すると,治療の中で患者自身が自分の問題を解決しようという意欲,治癒への希望をもつチャンスが失われる可能性もある。

スプリット治療の場合,薬物療法を施行する主治医が精神療法の併用を含めた治療のマネージメント医になることが一般的である。併用療法導入時にはマネージメント医としても,患者および主治医自身のこれらの気持ちを吟味しておくことが重要であろう。

Ⅳ 併用療法の医療経済性

ある治療の効果を評価するための方法として,その医学的効果を実証する他にも,その治療における医療経済性を考慮する検討方法がある。これは限られた医療費の中で効果的な医療を目指すという意味合いが含まれる。医療費の抑制傾向にある現在の日本経済において,ある治療が根づいていくためには重要な検討課題であるといえよう。このような医療経済面を評価するためには,費用対効果研究が用いられる。費用対効果研究とは,いくつかの治療法の費用と効果の両方を計測し,その結果を検討する経済評価の一手法である。イギリスなどではこれら費用対効果研究が積極的に医療政策に反映される[6]。

うつ病の治療において諸外国では異なる抗うつ薬間および,抗うつ薬と認知行動療法単独との間などで費用対効果研究が行われている。薬物療法単独と精神療法との併用療法との費用対効果については,Simonら[8]が急性期治療において検討し,中等症,重症どちらのうつ病に対しても,認知行動療法併用療法を実施する方が抗うつ薬療法単独よりも効果が高いが費用も高いことが示されている。しかし,費用対効果の点においては,重症うつ病に関しては,併用療法は十分に費用対効果的であると結論づけている。しかしこの結果をそのまま日本に当てはめることはできない。薬剤や治療技術に関わる費用は,各国の医療制度に大きく依存するため,同じ薬剤や医療技術であっても,国によって大きく異なる。日本では精神科分野でのこの手の研究はほとんど行われていないが,近年,佐渡ら[7]によって,日本におけるうつ病患者に対する薬物療法群と併用療法群における費用対効果が検討されている。ここでも併用療法が薬物療法単独群に比べ費用も効果も高いが,社会的な立場から見た場合,追加的な直接費用は生産損失の改善によって完全に相殺されるため,費用対効果的で優位な治療法であることが示唆されている。ただしこの研究では臨床データについては,本邦におけるエビデンスが

乏しいため，諸外国のデータを採用している。

　現在の日本の臨床現場では，薬物療法と精神療法の併用療法のニーズに十分に応えていくための，時間／マンパワー（および技術の習得）／経済性（診療報酬）は決して十分とはいえない。精神療法はその時間やマンパワーのかかり方と比較して保険による診療報酬は低く，クリニックなどでは精神療法は自費診療で行われていることが多い。これらの研究がさらに医療制度などに反映してくるには，今後，他の精神療法における検討やさらに長期的予後などの検討が必要であろう。

　しかし本来，精神科の診療において，精神療法的なアプローチ自体は特殊な治療として扱うべきではないのではないか。薬物療法の中にでさえ精神療法的な意味合いが含まれるように，たとえ短時間の一般診療の中でも，治療者と患者とのコミュニケーションが存在すれば，そのやり取りを精神療法的に考えることができる。主治医がこのやり取りをどのように意識するかによって，そのコミュニケーションは患者にとって治療的に働きかけると思われる。そういう意味では一般診療の中での精神療法的アプローチについて，私たち主治医が意識し，トレーニングをしていくことが重要であろう。

文　献

1) Cuijper P, Dekker J, Hollon SD, et al (2009) Adding psychotherapy to pharmacotherapy in the treatment of depressive disorders in adults: a meta-analysis. J Clin Psychiatry 70; 1219-1229.
2) 平島奈津子（2007）精神療法と薬物療法の併用．こころのりんしょう a-la carte, 26; 418-422.
3) Keller MB, McCullough JP, Klein DN (2000) A comparison of nefazodone, the cognitive behavioral-analysis system of psychotherapy, and their combination for the treatment of chronic depression. N Engl J Med 342; 1462-1470.
4) 大野　裕（2009）うつ病性障害における薬物療法と認知療法．精神療法，35; 29-37.
5) Pampallona S, Bollini P, Tibaldi G, et al (2004) Combined pharmacotherapy and psychological treatment for depression, a systematic review. Arch Gen Psychiatry 61; 714-719.
6) 佐渡充洋（2009）うつ病治療の費用対効果．精神科，15; 357-363.
7) 佐渡充洋・大野　裕・藤澤大介，他（2007）うつ病患者に対する薬物療法群と併用療法群（薬物療法＋認知行動療法）における費用対効果研究．精神神経学雑誌，特別；S143.
8) Simon J, Pilling S, Burbeck R, et al (2006) Treatment option in moderate and severe depression: decision analysis supporting a clinical guideline. Br J Psychiatry 189; 494-501.

第8章

精神療法・心理療法（1）
―― 支持的心理療法

宮川香織

I　支持的とは？

　支持的心理療法の「支持」とは何と尋ねると，精神科医のほとんどが曖昧な返事をする。苦慮の末の説明には「共感的」「受容的」「寄り添う」などの表現が申し合わせたように並ぶにちがいないのだが，医師たちが患者にてんでの対応をしておきながら口を揃えて「今回は支持的にやってみました」と言えるところをみると，先の表現は「侵襲の少ないことを適当にしようじゃないか」という以上の意味はないのだろう。「支持的心理療法」というものに確かな定義があると主張するには，精神科医が何を支持できたとき治療的な行いをしたというに足る「支持」をしたことになるかという点をはっきりさせておいた方がよさそうである。

　そこで，ここでは「支持的心理療法」の「支持」を，患者の自我機能の「比較的健全な部分」を支持することとして話を進めるつもりである。このことは，何でもただ無条件に受け入れる（共感・了解する）のでなく，現実とのよい関係を構築するに役立つ自我の働きの部分を受け入れ，そうでない部分を受け入れないことを指している。あるいは，使える自我機能を（その部分は大抵問題が起こっている時は発育不全でうまく動いていない場合が多い）十分に働くように支え育てることを指している。「支持」が「治療的」であるためには，思いのほか，選択的で教育的な構えとバランス感覚が治療者に必要であると思うのだ。そして今回はそのような支持的心理療法の「女性のうつ」への使い方について考えてみたい。

II　女性のうつ・男性のうつ

　男女平等であっても男と女には身体面以外にもさまざまな差異が存在する。異性の行動原理は時としてかなりわかりづらい。群れ方や仲間との心理的距離の取り方も男女ではかなり違う。小学生の女の子は仲の良い同士で結束の堅いグループを形成し，トイレから更衣室，帰宅途中のクレープ屋まで，ずっと行動をともにする（この場合しばしば，馴染みのクレープ屋にはグループ以外の子と行って

はいけないという掟がある)。一方，同じように群れても男の子は緩く結束して，用途によって仲間や所属グループを使い分けることを少年期からごく自然にできるようだ。野球仲間は必ずしも皆友達というわけではない。彼らにとってはグループに所属し自らになんらかの価値を付与することに意義があり，「誰それと私」の個人的関係の比重は多くの場合それよりも少し軽いように思われる。それに対し女は「誰それと私」の関係の複数形として，まるで家族のようにグループを把握しがちである。要するに男は社会集団を構造的階層的な姿で捉え，女は機能的交流的な姿で捉えるということである。集団のヒエラルキー理解と帰属感の認識においては男が長じている。おそらくどの文化においても男の子は仲間遊びができるようになった年代から「一人」すなわち，「社会的存在の一単位」として動けるよう訓練されているからだろう。ただ，そのせいか男は役職や職務に容易に同一化してしまいがちで個人対個人の駆け引きの機微に鈍感になりやすい。一方で，悪い意味でも良い意味でも馴れ合う術に長けている女は眼前の対人関係の機能的戦略において長けているのだが，個人的な情を優先して組織機構を無視したり職域やルールをないがしろにしやすいところがある。

　さて。うつ病になった成人男女を外来で見ていると，「うつ」にも男女のありようの差を感じることがある。男女とも外来に現れる時に自己の存在価値についての確信がダメージを受けているのは変わりないが，価値の背景にあるテーマが違う印象がある。男性は社会的ポジションに関わる自己価値においてダメージを受け立ち上がれなくなっていることが多く，女性は誰かとの個人的関係に関わる価値においてダメージを受けへばっていることが多い。言い換えれば男は集団の中のランクによって，女は自分が誰かにとってどれほど重要な存在であるかないかによって，己の価値を確信し自尊心をはぐくむ傾向があるようだ。もちろん，数多くの例外もあるのだろうが，それぞれのテーマに障る出来事がしばしばうつのきっかけになるのは否定できないように思われる。この「何をもって己の櫓を支えるか」の違いはどのようなところからくるのだろうか？　男が，「〇〇長」になりたがり，女たちから見てまったくくだらないと思う肩書きを名詞に書き連ねたがることと関係があるのだろうか。女が出産と育児を担い，「わが子」に，はたの男たちが気味悪く思うほど入れ込んでいくことと関係があるのだろうか。

　なにはさておき，精神科医としては，傷つきのテーマ，自尊心の在処にみられる男女の違いに対し心理療法的アプローチはどうやり方を変えるべきかなどということにどうしても興味がそそられる。

　だがそれに触れる前に実際の女性のケースをみてみたほうがいいだろう。

Ⅲ　ケースにみる女性の「うつ」

1.【症例】A子：「失われた子ども」

　A子は東京都内在住の40代主婦である。会社員の夫との間に大学生の長男がいる。夫は静かで喋らない人だが妻の家の切り盛りには信頼を置いている。息子は幼いとき小児喘息をもっていて心配させられたが今は健康に問題ない。A子と気質も似ており活動的で人受けもよく，家庭を明るくしてくれるムードメーカーでもある。その息子が高卒後，志望した関西の大学に進学を決めて一人暮らしをすることとなった。その時もA子は「子育てから解放されて大助かり」と友達に話し喜んでいたくらいである。

　息子が家を出て1年半後，隣県に住む夫の母親が末期がんであることがわかり東京の大学病院に入院となった。入院に関わる手続きと見舞い通いで大忙しの上に，夫の姉二人は手を貸してくれないくせに文句だけ言うので何かとやりにくい。夫は長男だが末っ子なので姉たちにはものが言えない。A子は溜まったストレスは関西にいる息子との電話で晴らしていた。息子は「おばちゃんたちの言うことは気にするな」「母さんが一番やってるんだから」といつも慰めてくれていた。入院が半年以上に及び自宅に姑を引き取って介護をと考え始めた矢先，突如の急変で姑が死去。その時点でまた義姉たちとの間に葬式のこと，姑の持ち家のこと，遺産のことを巡って一悶着起こったが，A子夫婦が大きく譲ってなんとか義姉たちをなだめることができた。良いタイミングで実家にかけつけて来た長男も心強く支えてくれ，いろいろあったが葬儀も無事に終えることができた。

　心労の多かった母への配慮からか息子は1カ月実家に滞在してくれ，その後関西に戻っていった。ちなみに戻る前夜，あらたまって「自分の一存で大阪での就職を決めたよ」と両親に報告。「これからは余計な世話を親にかけないようにするから」と宣言した。その時は夫とともに息子が一人前になったことをおおいに喜んだのだったが，ふたたび夫婦二人きりになって数日して，A子は急激にうつ的になった。家事に手がつかなくなりぼんやりすることが多くなった。息子の小さい時のことばかり思い出し「もっとああしてやればよかった」「こうしてやればよかった」と今さらながらに夫に嘆くようになった。夫は「立派に成長したから十分じゃないか」となだめるが「まだあの子は大人じゃない」と不機嫌になる。また同じ頃より，関西地区の気象・災害情報がテレビに流れると異様に心配し落ち着かなくなるようになった。「何かあれば連絡がある」と夫が言うと，「冷たい」と憤慨する。結局「大丈夫か」「食べているか？」「病気になってはいないか」とことあるごとに息子に電話をするようになった。息子が出ないとコールバックするまで留守電に何回でもかける。優しい息子も我慢ができなくなり「むやみに電話をかけてくれるな」と母に抗議したところ，それをきっかけにA子は寝込んでまったく動けなくなってしまった。

　空の巣症候群という言葉もあるくらいで，子どもの巣立ちが母親にとっての大

きなダメージとなることがある。A子は，介護問題，夫の親族とのトラブルによく耐えたにもかかわらず，ふと愛息子の巣立ちを実感したことで制御しがたい不安や焦燥に襲われ動けなくなってしまった。A子と息子は決して見た目にべたべたした関係ではなかったが，A子にとっての息子は，

・小児喘息で幼少期より人一倍注意をかける必要があった
・無口な夫より積極的で快活なA子自身によく似ていた

ことなどにより，思い入れ，同一化しやすい相手であったようである。そのことでかえって，姑の葬儀が終了した後の突然の自立宣言がくるまで（大学進学のための下宿くらいでは）A子は，息子と自分がいずれ別々の人生を歩むだろうことをほとんど実感しないでいられたのだろう。愛する息子がいつ失われたことになるかは，どうやら当人の「実感」のタイミングによるようである。それに実際，息子は失われてなどいない。失われたのは母親の助けをたくさん要する幼い頃の息子との関係の方なのである。それを失いたくないA子は，「子どもの現在が今よりももっと良い具合でない責任」をかぶるという奇妙なやり方で息子の昔を今につなぎとめようとしているように見える。子の人生の全責任を背負った錯覚をもてるところに，まさにその母の存在価値を今まで支えてきた支柱があったということである。しかし，関わりの一瞬一瞬の必要に求められ「母」として充実して動かされていた良き時代は子どもの成長によって終わってしまい，その後残るのは，献身的な母にとってはもの足らぬ「名誉職としての見守る母」と「成長した子ども」との関係だったということである。

さて，まったく違う立場の若い女性のケースを次に紹介してみようと思う。一つ目の女性のうつと見比べて，別のもののようでありながらいくらか似たところがあることがわかっていただければと思うからである。

2.【症例】B子：「あなたについて行く」

B子は，学校を出て21歳で静岡県より上京し学習教材販売会社に事務として就職した女性である。この職場で知り合ったのが5歳年上の先輩C子である。C子は頭の回転が速く如才がない上，面倒見がよく同性にも異性にも人気があった。励ましながらバックアップしてくれるC子との仕事は楽しく，自分も彼女のようになりたいとB子は密かに憧れていた。B子が入社して2年後，そのC子が結婚退職し，夫と起業して都内に小さな輸入販売会社を始めた。会社設立にあたりC子はB子をふくめ数名の社内の知り合いに誘いの声をかけていった。「スキルアップになるわよ」という勧誘の言葉にB子の心は動き，結局1年遅れで退職してC子のもとに移ることとなった。そこが東南アジアの雑貨や家具を扱っていることにも興味があったし，何よりもC子に必要とされたことが

嬉しかった。しかし移ってみると，やりくりはＣ子の夫のＤ男がしており取引先への対応に忙しいＣ子と顔を合わせることはほとんどない状態だった。たまに会っても事業を継続させるのに必死なＣ子はピリピリしていて前のようにうち解けて話せる状態ではなかった。加えて仕事は大変な上，期待したほど面白くはない。それでもＢ子は，Ｃ子に託された責任を全うせんと必死に頑張った。

　転職半年後頃，Ｂ子は胃の不調を感じはじめた。しばしば嘔気に襲われ，食欲が落ちて１年で体重は８ｋｇ減少し，酷い頭痛に悩まされるようになった。それも薬でしのいで半年は我慢した。会社は軌道に乗りつつありこの先楽になる予感はあった。それにもかかわらず胃腸症状と頭痛は改善の兆しをみせず，それどころか酷くなった。さらに夜寝付けなくなり，その結果朝，起きられずしばしば会社に遅刻するようになった。Ｃ子は心配してくれたが，Ｂ子自身はなんだか自分が失望されているように感じていた。だからいつ解雇されるかと怯えながら仕事をし，集中力が落ちミスが増え，ミスするたび落胆したり動揺したりして，会社にいるだけでへとへとになった。そしてついにある朝どう頑張っても布団から起きあがれず出社できなくなったのである。

　こちらのＢ子は起業したばかりの会社に移るという思い切った決断をした事務職の女性である。この転職は自分もああなりたいと憧れる先輩との繋がりに引かれてなされていた。ところが，繋がりをつてに飛び込んでみたものの，新しい職場では二人の関係は一変し，むしろ以前の繋がりを失う結果となってしまっている。Ｂ子がもう少し計算高く仕事について考えるタイプだったら立場や待遇がどう変化するかの算段をつけて転職を決めていたかもしれない。だが仕事そのものについてよく考えなかったＢ子はＣ子との絆を見失うと血流を絶やされた組織のようにしぼんでいってしまった。もう少し続けてこのケースのその後を見てみよう。

　出勤できなくなった娘のもとに駆けつけてきた母親は，痩せと衰弱の激しさに驚き，説得してＤ総合病院に受診させた。身体精査では何もなかったが疲弊した様子を見て取った内科医はすぐＢ子を精神科に紹介した。診察した精神科医師は，Ｂ子がうつ病であり，一人で東京にいるより実家に戻って休養するのが一番と提案したが，本人は「長期休んだら辞めさせられる」と強く恐れ東京を離れたがらない。「このまま動けなければ東京にいても辞めさせられることになるよ」と言って聞かせても帰郷を納得しないので，仕方なく抗うつ薬投与を開始し２週間休養の診断書で，母の監視のもと東京で様子を見ることになった。翌日，診断書を母から受け取ったＣ子が，親切心から「完全に治るまで出社してはいけない」とメールで指示するとしぶしぶ休むことを納得したＢ子だったが，今度はその晩から泣いてばかりいるようになり，「ついに見捨てられた」「私はいらない人

間だ」と繰り返し嘆くようになった。さらに，目を離した隙に洗面所のカミソリで手首を切ろうとするなどしたために，あくる朝，精神科再受診となった。パジャマ姿のまま連れてこられ，前日以上にぐったりしているB子の様子を見て，担当医は会社やC子から早急に距離をとって休養させることが必要と判断し，そのむねを母親に話した。医師は急いで実家のある静岡県のE医療機関に紹介状を書き，すでに抵抗する気もなくしたB子を連れてなるべく早く実家へ戻るようにと勧めたのである。

　B子は前の会社でC子からの安定したバックアップを受けていた時は聡明で実務においても有能と評価された娘さんである。しかし，ここのくだりだけを読むと，身の程知らずで社会的に未熟な女性である印象さえ受ける。自分が疲弊し十分に働けない状態であることにさえ気づけず会社にしがみついている様子は，もらえるはずのないお土産を待っている小さい子どものように見え可哀想でさえある。

3．二つのケースに見る「絆型うつ」

　A子は子どものために充実して動けた時代に固執して，大きくなった長男に無力な赤ん坊にするのと同じような心配を続けている。本当はまだまだやってあげたい彼女の現在の気持ちが，「足りなかった」「やり残した」に転じて表明されているのだ。一方B子は，以前の会社でのように先輩から評価され有用な人材として認めてもらいたいばかりに職場でボロボロになるまで頑張り続けていた。C子の目が気になる，C子に見捨てられるといけないから休養することはできない。かといって無理矢理C子と引き離されれば，我を失うほどの大きな「喪失感」を抱いてしまう。A子，B子の特定の人間との絆への一途さは，過去の関係への，もうほとんど「嗜癖」のような様相を呈している。二人のうつの共通点は，自分にとって重要な人物との絆の更新に適応できなかったこと，そして，すでに失われた古い関係性に固執し，空回りして自己価値の確認の手だてを失ったことである。「自分の存在価値」を支える構造は強固で揺るぎないものであればあるほど良いので，誰かとの繋がりに命綱を託すような生き方は，安全ではないし，正直なところそれはあまり利口なやりかたではない。人間関係は絶えず変化するもので，たとえ相手を占有する手だてをとってもその占有によって関係はまた別の姿に更新されてしまうような，いわば生ものである。だから絆に関わる彼女らの傷つきに対する精神療法的介入を考えた時，すでに失われた絆を取り戻す手伝いをするのは，もともとそれが保持しかねる幻想の絆であるだけにまず不可能であるし，かといって早急に代わりの絆を調達して与えることも，それがまた姿を変えたり消え去ったりする可能性を考えるとあまり建設的な手だてではない。そこで

結論としては，女性の「絆型のうつ」への現実的サポートは，「自己価値の」支え構造自体を強化する働きかけ，ということになるのだと思う。それを支持的心理療法の仕事として，具体的にはどのようなものになるかについて紹介したケースの治療経過を例に考えてみよう。

Ⅳ 「私の価値」を読み出す新しい方法をつくる「支持」

1．【症例】Ａ子の経過

　Ａ子が夫に伴われてＦ病院の精神科外来を訪れた時，衣服に気もまわらず化粧もせずの状態で放心したような表情をしていて何を尋ねても「息子が心配」「本当に後悔ばかりです」「いっそ死なせてください」と答えるばかりであった。とりあえず，本人が何をどう納得したかは定かではないが，担当医からは夫に診断と治療の説明がなされ，抗うつ薬の処方が開始された。薬は開始３週間頃より効果が現れ，言動は落ち着き食欲・睡眠リズムは安定した。だが気力ははかばかしく持ち上がらず魂が抜けたような状態が続いた。服薬１カ月半になると，自発語も増え，笑顔も見え隠れするが，やはり「生きる縁」を失ったような印象で，必要に迫られると家事が少しできるという状態であった。会話が増えると同時に，子育てについての後悔の念が再び口にされ，「ああしてやれば」「息子が可哀想」が繰り返され，夫や担当医がとりなしても慰めにもならないようだった。

　思いあぐねた担当医は，それまで子育ての話題を避けていたのをやめ，「そんなに母として自信がないなら『母親業』の進み具合の基準を設けましょうか」と申し出たところ，これにはめずらしくＡ子が食いついた。そこで，担当医は机の上に30cm 物差しを取り出し端と端をつまんで「これが普通の大人同士の心の距離です」と言った。それから物差しを置いて片手で０cm を指さして「これが赤ちゃんとお母さんの距離」，15cmを指さして，「うっとうしがる割に親からお小遣いや援助はしっかりとろうとする思春期の子どもとお母さんの距離」と説明し，「残りの15cmを子どもに振りまわされずにスムーズにひき下がるのが『母親業』です」と言った。さらに「Ａさんは急激に突き放しすぎたので混乱してしまった（実際は息子が急激に離れたのではあるが）」「残り15cmをゆっくり突き放して，息子さんを大人の男にすること」「急いでもダメ，止まっていてもダメ。程よい速度で退ければ『母親業』がうまくいっている証です」「うまくいけば老後を子どもに煩わされず過ごせます」などと繰り返した。何かと過去の後悔を嘆こうとするＡ子の話しぶりにめげずに，「母親業」が今何cmくらい進んだか，ここで何cm近づいたか遠のいたかの話題をふる担当医に，最初は苛立ちを表していたＡ子だったが，「息子からご機嫌伺いの電話が来たから，母さんのことなどかまわず自分の勉強きちんとなさいと言ってやりましたよ。これで３cm 儲け！」などと報告するようになり，それに対し担当医が「少し焦ったかな，離れすぎてないかな」と応じると笑顔がみられるようになった。そのうち，妻を気遣う夫と二人で温泉旅行に行くなどみられ，さらに，思春期

の子どもの犯罪報道などを見て，「うちはまだいい方に思えた」「子育ては結果オーライですよね。私はまあまあかな」などと言うようになった。診療を始めて1年後，息子がおずおずとガールフレンドを実家に連れて来たら，その彼女に向かい「美男子ではないけれど品質は保証します。引き取って早く私を楽にしてちょうだいね」などと冗談を言えるA子の様子を見て，息子は赤面しながら驚き，夫は珍しく声をあげて笑ったという。

2．【症例】B子の経過

　E病院の精神科医は，B子に継続して抗うつ薬を処方した。会社との間に物理的距離ができたのも功を奏し，実家に戻って2カ月あまりたつとB子の自責感と焦燥感はおさまり，睡眠状態も改善された。だが気持ちの上でのダメージは大きく，B子は自分のことを「社会的役立たず」であるとみなしているようだった。東京から逃げ帰ってきた「敗北者」だと皆が見ているように感じ，同窓生や親戚にも会いたがらない。家の中に篭りがちであったが，根がまめであるため，母親の家事の手伝いはかいがいしくするようになった。「何もしないでいると，ますます役立たずな気がするのよ」と家族に言う。担当医はそれをもれ聞いて，B子に，「体力回復のリハビリのため日に6000歩，万歩計をつけて歩くように」という課題を与えた。近所の人と顔を合わせることを嫌っていたB子は多少の難色を示したが，課題を放置することも性分でできず，毎日夕方決まったコースを散歩するようになった。万歩計の歩数は励みになり，ほどなくコンスタントに6000歩以上をクリアできるようになった。

　頬に赤みが差し動作が軽くなったB子の様子を見て，次に担当医は「頭のリハビリをするためにパソコン教室に行ってみてはどうか？」と勧めた。ちょうど母親が近所で初心者向けの教室を見つけ行こうかどうか迷っていたところだったので，母子二人で行くことにした。B子は仕事柄，一応PCを使えるので，初心者の母親に教え教えしながらの勉強になった。教室を見回しても年長者ばかりであり，若者は頼りにされるので予想外に楽しく通うことができた。ある日ふと講師から「資格をとってみてはどうか」という話が出て，久しぶりに興味が湧いてきた。指導してくれそうなスクールのパンフレットを取り寄せ，3カ月くらい通って検定試験を受けてみたいと担当医に相談してみた。担当医は，「無理しすぎなければいい。仕事の自信に繋がるでしょう」と許可してくれた。そこで療養を延長しB子は経験者向けの教室に通い始めた。今度は年齢の近い女性たちと一緒だが，出会った女性は皆，それぞれに仕事に対する意識やニーズが違いとても刺激になった。「自分にとっての仕事」はどんなものであるかについて改めてB子は考えさせられたようであった。気がつけば，勉強に夢中になり，近頃では東京の会社やC子のことをほとんど忘れていた。

3．支持のツボどころ

　うつ病患者は急性期を抜けて気力が戻ってきたように思える時でも，その気力の使い方を忘れてしまったように見えることがある。言われたことはできるが，「好きなようにする」ことはできない。自分で目標を立て行為を作れない。世界から自分を生かす意味を読み出すことができない。まるで意識はあっても魂が抜けてしまったかのようである。そんなわけだから，担当医がそろそろ少し患者を動かそうかなと思っても，患者の側から何かが出てくるのをただじっと待つだけではうまくはいかないことが多い。昔の健康であった時の「できる」→「嬉しい」→「やる気になる」の歯車が再度回転し始めない限り，行為は途切れてしまい患者は何かができることの証を自分や周囲に示すことができない。それに，挑戦した行動への評価がささやかでも患者自身に意味や価値を付与してくれないことにはさらなる元気は出てこない。行為の歯車の始動と元気にしてくれる意味の獲得という２点それぞれにおいて患者をリハビリさせる必要が出てくるのだ。

　まず，最初の方，行為の歯車を回し始めるには，それなりの作為が必要である。歯車が調子づくまでは，できるだけ治療者に管理された安全な小世界で勝率の高い挑戦から始められた方がよいのは当然のことである。そこで，治療者が「価値と評価の階層において簡潔に構造化された世界」を患者に与え，そこでたやすい課題をクリアし評価を得ていくという体験が準備されることが望ましい。つまり，患者は何かをやれることに再び「味をしめる」必要がある。ところで，うつ病者を励ましたり駆り立てたりは教科書的には禁忌なので，この「ミニ挑戦」導入に眉をひそめるむきもあろうが，急性期を過ぎた後，少なからぬうつ病患者は閑職に追いやられたり失職したりの社会の路肩を歩む辛い体験に見舞われることもある。「休め」だけで乗り切れるものではない。無責任な促しでなく背中を押しつつ身を支えるリハビリを処方する必要は，男女かかわらずあると考えるのだがどうだろう。

　ちなみに，先ほど言った「価値と評価の階層において簡潔に構造化された世界」をより詳しく説明すると，それは医師が患者のために作り出し，課題と一緒に患者に与える簡潔な価値体系の世界である。それはどのような世界かというと……，

- 手が届く簡単な課題が中心にあり
- 課題が要求する価値は明快である
- 治療者によって価値の階層が決定されており
- 評価は数値や距離や回数などにはっきりと現れる
- できたことがそのまま評価となり
- それは患者自身や治療者によってモニタリングでき

● 課題への専心を妨げる競争はほとんどない

　症例で話そう。例えばB子の万歩計6000歩課題である。その背景にある世界では努力の結果は数値になり数値はそのまま評価になる。競争はないがライバルは「昨日の自分」である。なぜそれをしなければいけないかは担当医が請け合って患者はすればいいことになっている。このように課題自体は簡単で価値基準が決められており進歩と評価が簡単にイメージできる世界で,「できる」→「その気になる」を再び回し始める。B子は万歩計世界をクリアしたので，次には初心者パソコン教室の世界が与えられる。それもものにした暁には本人がしたいことを自分で決められるようになっていた。行われたのは目的意識や動機を呼び覚ます支持である。そして患者を動けるようにするには動けることを確信させる空気をもった世界が必要なのである。実はこの程度は患者を鍛えるためどの精神科医もそんなに意識せずにやっていることである。そして大抵，個人的関係と行為の結びつきが強い女性の方が「医師－患者関係」を背景にこの挑戦を頑張れることが多い。それに対し男性は「そんなことをしてなんになるのか？（自分の社会的立場と関係があるのか？）」と抵抗することが少なからずあり，導入に余計な一手間がいることが多い。

　さて，二つ目の必要。自己価値の再読み出しにあたって，以前も言ったように取り戻す自己評価は女性の場合「誰それとの関係」の筋からでは，絆の儚さが露呈した後ではあまり発展的意味がない。そこで「誰かに役立つ私」を「○○ができる私」にすり替え,「能力」や「価値」を特定の人からの評価に由来するものでなく，自分の持ちものとして患者側に取り戻していく必要が出てくる。先のA子では，担当医は個人の意地を『母親業』（育ててから突き放していくを正道とする技術）をこなす意地へとすり替えようとしている。関係の問題をスキルの問題と交換したのだ。B子においても先輩に評価された能力を，担当医はスキルに解体し本人の努力で習得しなおすようしむけているのである。

　A子，B子，どちらの担当医も，絆の破綻でダメージを受けた患者から，他者を通じて与えられるのでない価値の感覚を引き出そうとしているのがわかっていただけると思う。それは症例の女性にとっては，新しい「自己価値」発見に繋がる。さらに「価値」が関係から引きはがされ，個人の力として再解釈されるようになると，それは社会的役柄やポジションを通じて自己価値を見出すことにも繋がっていく。つまり「男性が得意とするようなやり方」で女性特有の弱点を補正していくということにもなるのである。追加の命綱を手に入れ安泰を得，行為と価値の機構を再起動することにもなる。

　仮にもし「男のやり方」「女のやり方」というものがはっきり別れてあったとし

ても，楽しく強く生き延びるために「相手方のやり方」を使ってはいけないという決まりはないはずなのである。

V 女性のうつの支持的心理療法のまとめ

- 女性は（すべてとはいえないが）誰か特定の人物との個人的関係から自己価値を確認する傾向がある。
- 女性のうつは，誰か特定の人物との個人的関係に由来する自己価値（ある人から必要とされている，評価されているなど）にダメージを受けた状態であることが多い。
- そのような状態に対し，患者の中に別の自己価値の読み出し方を支え育てる働きかけとして，うつの急性期が過ぎたあたりで支持的心理療法が使える可能性がある。
- そのような場合の支持的心理療法は二つの作業から成っている。
  ①「価値と評価の階層において簡潔に構造化された世界」を患者に与える作業
  ②患者の中の「誰かに役立つ私」を「○○ができる私」にすり替えていく作業
- これら二つの作業を行うことは，社会的ポジションからも自己価値を見出せるようになるための訓練を女性にするようなものである。
- 特定の誰かからだけ自分の価値や評価を手に入れるのではなく，社会の一単位として何かができるということで価値や評価を実感できれば，さらにその女性の適応と社会的発達を支持したことになるだろう。

第9章

精神療法・心理療法（2）
―― 認知行動療法

伊藤絵美

I　はじめに

　本章のテーマは「女性のうつ病に対する認知行動療法」ということになろうが，これはかなり複合的なテーマであり，いちどきに論じるには筆者の手に余る。そこで本章では，まず「認知行動療法」について紹介し，その上で「うつ病に対する認知行動療法」について解説する。最後にうつ病の女性患者を対象とした認知行動療法の事例を提示し，考察を加える。

II　認知行動療法とは

1．認知行動療法の考え方と基本モデル

　認知行動療法（cognitive behavioral therapy：以下 CBT）は，精神疾患などの問題を抱える患者に対して実施される，教育的な心理療法であり，その大目的は，患者の自助力を回復したり促進したりすることである。特に認知療法と言うと，Beck の開発した「認知再構成法」という技法が連想されがちだが[1]，実際の CBT では認知だけでなく行動にも焦点を当て，さまざまな技法を個々の患者や病態に合わせて選択し，その患者にカスタマイズした「治療パッケージ」として適用する。CBT の最大の特徴は，従来の「傾聴・受容・支持」を中心とする心理療法とは異なり，治療者と患者がチームを組み，問題解決を図るための話し合いや実践を積極的に行う点にある[5]。そのためには面接室でただ話をするだけでなく，話の内容をツールを用いて整理したり，実生活で種々の課題をホームワークとして練習してもらったりするなど，さまざまな「作業」を行うことが不可欠であり，そのような作業を通じて，患者自身が CBT の理論を学び，スキルを身につけることが重視される。

　CBT ではまず，治療者と患者が協力して，患者の抱える問題の全体像を，CBT のモデルに基づいて具体的に理解することから始められる。CBT で標準的に用いられる基本モデルを図1に示す。

　このモデルのポイントは，相互作用を二重に見るということである。すなわち，

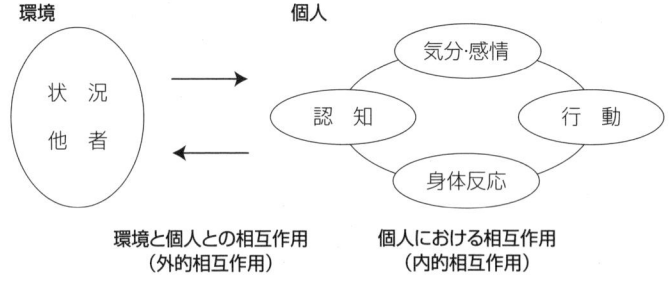

図1 認知行動療法の基本モデル

環境と個人との相互作用（外的相互作用）と，個人の内部で生じている相互作用（内的相互作用）の両方を循環的に捉え，問題の全体像をダイナミックに理解するのである。また理解されたことは必ず紙などのツールに書き出し（これを「外在化」という），視覚的にも把握できるようにする。また外在化することで理解の共有を図る。このようなプロセスを「アセスメント」と呼ぶが，CBT の効果を上げるためには，まずはアセスメントをしっかりと実施し，患者と共有することが不可欠である[5]。アセスメントの結果，患者の症状や問題は，モデルの各要素が悪循環的に相互作用し，その悪循環が維持されている結果であることが具体的に把握される。そこで，自分自身で工夫したり選択したりすることが可能な「認知」と「行動」を突破口にして（「環境」「気分・感情」「身体反応」は意図的にコントロールすることが非常に難しい），悪循環から脱出するための作戦を練る。「認知行動療法」と呼ぶのは，このように，認知と行動に介入して悪循環の解消を狙うためである。

2．認知行動療法の進め方

標準的な CBT の進め方を図2に示す。

CBT では図2のように，導入から終結までの全体の流れを段階的に進めていく。ケースによって終結までのセッション数は異なるが，筆者の経験では，15回〜30回ぐらいである程度の成果を得て，終結となる場合が多い。ただし大事なのは回数ではなく，「自分たちは今，全体の流れのどの地点にいるのか」ということ（立ち位置）を，治療者と患者が常に共有することである。そして各段階での課題をまっとうし，次の段階に着実に進んでいくことである。なお図2の右端の「自己治療」とは，治療者との CBT が終結した後も，患者が自分のために CBT を実施し，再発予防に努める必要があることを示したものである。うつ病の CBT もほぼ図2の流れに沿って実施することができるが，うつ病の場合，後述するよ

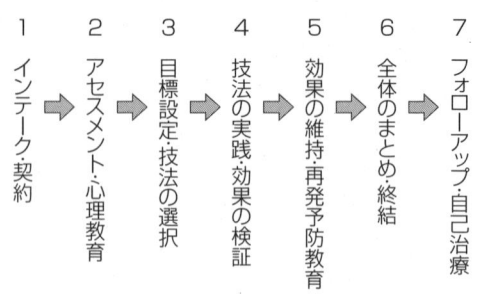

1 インテーク・契約 → 2 アセスメント・心理教育 → 3 目標設定・技法の選択 → 4 技法の実践・効果の検証 → 5 効果の維持・再発予防教育 → 6 全体のまとめ・終結 → 7 フォローアップ・自己治療

図2　認知行動療法の進め方

うに再発予防が特に重要であり，この「自己治療」を最初から視野に入れてCBTを導入するとよいだろう。

3．認知行動療法においてよく用いられる技法

アセスメントをひととおり終えたら，治療者は必要に応じて患者に心理教育を行い，その上で，具体的な治療目標を患者と話し合って設定する。次に目標達成に役立ちそうな技法を治療者が提案し，どの技法にチャレンジするのかを患者と相談して決める（図2の3）。

CBTで用いられる技法にはさまざまなものがあるが，よく用いられるものだけをざっと挙げると，「認知再構成法」「問題解決法」「曝露法（エクスポージャー）」「曝露反応妨害法」「呼吸コントロール」「リラクセーション法」「マインドフルネス」「セルフモニタリング」「行動活性化」「コミュニケーションスキル訓練」「ロールプレイ」「ブレインストーミング」「イメージ技法」などがある。CBTというと，とかく技法が注目されがちだが，技法はあくまでも目標を達成するための手段にすぎない。上に述べたように，ケース全体の流れを構造化して，クライアントとの協同関係をしっかり作り，アセスメントを実施し，具体的な治療目標を共有することがまず重要で，それができてはじめて個々の技法の効果が発揮される。アセスメント，目標設定，技法選択の流れについては，伊藤[6]，Nezuら[8]をご参照いただきたい。

Ⅲ　うつ病に対する認知行動療法のポイント

本節ではうつ病に対するCBTにおけるポイントをいくつか紹介する。ただし前節でも述べたとおり，CBTは基本的に個別の患者に合わせて治療パッケージを作っていくため，実際には「うつ病に対するCBT」「統合失調症に対するCBT」というような疾患別のプログラムが確固として存在するわけではないことを，先

にお断りしておきたい。

1. アセスメントと心理教育

　CBTのアセスメントでは，患者の訴えをよく聞いた上で，それを基本モデル（図1）に整理し，さらにそれを図3のようなツール[5]を使って外在化する。そうして患者の抱える問題の全体像を循環的に捉え，共有するのである。うつ病のアセスメントの場合，基本的には「気分が大きく落ち込んだ時」「強いストレスを感じた時」といったテーマで，患者に何か一つエピソードを報告してもらい，それを整理していくとよいだろう。そのようなエピソードをすぐに報告できる患者もいれば，そうでない患者もいる。そうでない患者の場合（例えば「いつも気分が落ち込んでいるから，具体的なエピソードなんか出せない」と患者が主張する場合），1日をいくつかの時間帯に区切って，各時間帯の活動と気分をリアルタイムで自己観察し，メモ書きしてきてもらうとよいだろう。そこからアセスメントの「ネタ」を探して，拾うことができる。

　ところでうつ病においてよくみられる典型的な悪循環のパターンは次の三つに整理できるように思われる（もちろんすべての事例がこれらのパターンに該当するわけではない）。

①小さなきっかけ（出来事，他者の言動など）に対してネガティブで非機能的な認知が反射的に生じ，その結果過度にネガティブな気分や身体反応が生じ，思うように行動できなくなる。

②頭にネガティブな考えがふと浮かぶと，それがグルグルと続いてしまい，自分では止められず，その結果ネガティブな気分や身体反応が生じ，思うように行動できなくなる。

③やるべきこと，やりたいことをやろうとすると「やりたくない」「どうせできない」「やっても仕方がない」といった認知が反射的に生じて，その結果やる気がなくなり，結局やらないままで終わってしまい，そういう自分を責めて，ますますいやな気分になる。

　頭のなかをさっとよぎる反射的な認知を「自動思考（automatic thought）」という。パターン①は，その自動思考の内容がネガティブで非機能的であるがゆえに，気分や身体や行動に悪影響を与えるというものである。この場合治療のターゲットはこの「自動思考」になる。パターン②のいわゆる「ぐるぐる思考」は，専門的には「ネガティブな反芻」と呼ばれる認知パターンで，思考の内容というより，不快な思考が意に反して繰り返されてしまい，それを自分でコントロールできない，というものである。この場合の治療ターゲットは，当然この「反芻」

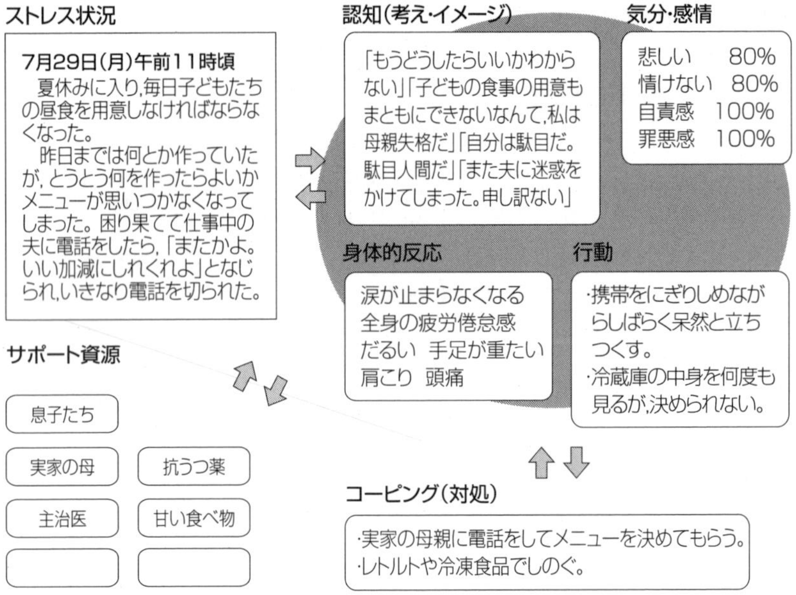

ストレス状況

7月29日(月)午前11時頃
　夏休みに入り,毎日子どもたちの昼食を用意しなければならなくなった。
　昨日までは何とか作っていたが,とうとう何を作ったらよいかメニューが思いつかなくなってしまった。困り果てて仕事中の夫に電話をしたら,「またかよ。いい加減にしてくれよ」となじられ,いきなり電話を切られた。

認知(考え・イメージ)

「もうどうしたらいいかわからない」「子どもの食事の用意もまともにできないなんて,私は母親失格だ」「自分は駄目だ。駄目人間だ」「また夫に迷惑をかけてしまった。申し訳ない」

気分・感情

悲しい　　80%
情けない　80%
自責感　 100%
罪悪感　 100%

身体的反応

涙が止まらなくなる
全身の疲労倦怠感
だるい　手足が重たい
肩こり　頭痛

行動

・携帯をにぎりしめながらしばらく呆然と立ちつくす。
・冷蔵庫の中身を何度も見るが,決められない。

サポート資源

- 息子たち
- 実家の母
- 抗うつ薬
- 主治医
- 甘い食べ物

コーピング(対処)

・実家の母親に電話をしてメニューを決めてもらう。
・レトルトや冷凍食品でしのぐ。

図3　CBTで用いるアセスメントシートの例（伊藤,2005）

である。パターン③は,行動を阻害する自動思考によって,結局必要な行動を取れずに終わってしまい,それがさらなる悪循環を呼ぶ,というものである。この場合は自動思考だけでなく,実際の行動そのものを治療ターゲットにする必要がある。このようにここまで悪循環のパターンが明確になれば,治療者はパターンそのものを患者と共有しつつ,「自動思考」や「ネガティブな反芻」といった概念について患者にさらに心理教育したり,パターン③のように行動的回避によってうつ病が悪化する場合があるということを心理教育したりすることができる。そしてこれらの悪循環のパターンを解消するための手立てや技法についても患者に心理教育的に提示することができる。

2．技法の適用（認知再構成法と問題解決法）

上で示したパターンを解消するために,CBTのさまざまな技法を活用することができるが,特に非機能的な自動思考やネガティブな反芻,すなわち認知的な問題を解消するための技法で最も洗練されているのが「認知再構成法」,特に「やりたいのにできない」「やらなければならないのにできない」といった行動的な問題を解消するための技法で最も洗練されているのが「問題解決法」である。それら二つの技法について別のところでまとめたものを引用する[7]。

認知再構成法（cognitive reconstruction）とは，過度にネガティブな気分や不適応的な行動を引き起こす認知に焦点を当て，そのような非機能的な認知を自己修正するための技法である。具体的には，強いストレスを感じた場面において瞬間的に頭をよぎる考えやイメージ（それを「自動思考」と呼ぶ）をその場で同定し，自動思考の根拠や機能について検討し，自動思考とは別の，より機能的な思考を新たに案出するという手順からなる。

　問題解決法（problem solving training）とは，生活上の諸問題に対する適応的な解決の手続きを主体的に考え，実践するための技法である。具体的には，何か問題が生じた時に，適応的な認知を通じて問題を受け止めた上で，問題状況を改善するための現実的な目標を設定し，目標を達成するための手段を案出し，手段を組み合わせて実行計画を策定し，その計画を行動実験として実践し，結果を検証するという手順からなる。

　CBTではさまざまな技法を用いるが，この認知再構成法と問題解決法は，多様な問題に適用可能で効果の高い二大技法であり，CBTでは最も頻繁に適用される技法である。

　端的に言えば，はまってしまった悪循環から抜け出すために「どう考えればよいか」という認知的ヒントを見つけていこうとするのが認知再構成法，「どう動けばよいか」という行動的ヒントを見つけていこうとするのが問題解決法である。治療者はこれらの技法の目的ややり方について患者に心理教育し，その後どの技法に取り組みたいか患者に意思決定してもらう（もちろん両方を選んでもよい）。一度技法の練習が始まったら，治療者は患者が技法をできるだけスムースに習得できるよう，トレーナーとなって患者を手助けする。ただし前節で述べたとおりCBTにはさまざまな技法があり，患者と相談した上で他の技法にトライしてみても，それはそれでよい。また何もわざわざ「技法」などをもち出さなくても，ここまで来れば認知や行動をこれまでとは違う方向に変えていこうと自発的に工夫し始める患者も少なくない。その場合セッションでは，患者が自らどのような工夫をし，それがどのように効果を上げているか，患者から話を聞かせてもらうだけで十分である。ただし筆者自身は，上記の認知再構成法や問題解決法を実生活上で患者に練習してもらい，自助のためのスキルとして習得してもらうことが，うつ病のCBTでは特に効果的であることを頻繁に経験しているので，典型的なうつ病のCBTでは，できればこれらの技法を患者が習得するような形にもっていきたいと考えている。

3. 再発予防計画

　伝統的な精神医学ではうつ病のエピソードの一つひとつは比較的治りやすいとされてきたが，実際には 10 ～ 20％の人で慢性化し（エピソードが 2 年以上持続する），また一つのエピソードが寛解してもその後の再発率が高いことが明らかにされている[3]。したがって現在の症状が改善されたとしても，その状態を維持し，長く再発を予防するための計画を立てることが，寛解期には重要である。種々の実証研究やメタアナリシスから，CBT の最も重要な意義は，この「回復状態の維持」「再発予防」においてであることが明らかにされている[2,4,10]。これまでの研究によれば，うつ病の急性期治療における薬物療法と CBT の差は明確ではなく，費用対効果からみれば，薬物療法を第 1 選択とするのが妥当かもしれない。しかし CBT の適用により，維持療法や再発予防効果が有意に高まるということであれば，少なくとも維持期には，何らかの形で CBT を導入することが検討される必要があるということになる。

　このことは筆者の臨床経験とも合致する。治療開始当初から CBT を実施していなくとも，患者のエネルギーがある程度戻ってくる回復期や維持期に CBT を入れておくことで，患者は「どうして自分はうつになったのか」「再びうつにならないためには，どんな工夫をするとよいのか」といったことを学ぶことができ，そのことで一層，回復が確実になるのである。本格的に CBT を実施することができない機関の場合は，回復期を待って，当事者のセルフヘルプ用の CBT のワークブック[9]を紹介し，読書療法として患者自身に学習してもらうという手もある。

Ⅳ　女性のうつ病に対する認知行動療法のポイント（事例提示）

　以上，うつ病に対する CBT について述べてきた。本書の大テーマは"女性のうつ"ということである。確かに疫学的には女性は男性よりうつ病の罹患率が高く，また生物学的にも心理社会的な視点からも男性と女性のうつ病をさまざまに比較することは可能であろう。それらの知見を治療に組み込んでいくことも重要なことである。しかし CBT では今のところ性差を考慮して治療のプログラムを組むというスタンスは取っていない。今後性差に関する実証研究がさらに進み，性別によって治療プロトコルの効果が異なるといったエビデンスが蓄積されれば，「女性のうつ病患者用の CBT プログラム」といったものが提唱されることは十分にありうるが，現在はまだそのような段階に至っていない。しかし臨床の現場で女性のうつ病患者に対する CBT を実践するなかで，女性患者ならではの難しさややりがいを感じることが少なくないのもまた事実である。本節ではそのような事例を一つ紹介し，解説や考察を加えてみたい。（なお提示する事例の内容は個人

が特定されないよう相応の修正を加えたものである。）

【症例】
　患者：T子さん　40歳代　女性　専業主婦
　家族：夫（会社員），中学1年生および小学校2年生の息子が2人
　主訴：気分や体調に波があり，調子が悪いと家事が一切できなくなってしまう
　診断：大うつ病性障害，反復性（エピソード間の完全な回復を伴わず，気分変調性障害を伴わない）

　T子さんは30代半ばに次男を出産後，大うつ病エピソードを経験し，寛解に至らぬままずるずると10年近く症状が続いてしまっている。精神科にも長く通院しており，抗うつ剤で何とか症状をなだめつつ，家事や育児を続けているのだが，特に子どもの学校が長期の休みに入った途端に調子を崩し，寝込んでしまうということが何年も続いていた。主治医がT子さんの症状にそのような心理社会的な要因が絡んでいることに気づいたため，T子さんにCBTを勧め，筆者が担当することになった。

　アセスメントを通じて，T子さんが過剰に自責的な認知（自動思考）を抱きやすいこと，その結果極度の自責感や罪悪感を抱き，それが抑うつ症状を悪化させてしまっていることが共有された（実は図3に示したアセスメントシートは，T子さんと一緒に作成したものである。自責的な認知が悪循環を形成している様子がおわかりいただけることと思う）。しかしこのとき同時にわかったのは，夫がうつ病をよく理解しておらず，T子さんが寝込むと，「働いてもいない主婦がなぜうつ病にかかるのだ。病気ではなくて怠けているだけではないか」などとT子さんの自責的認知を強化するような発言をすることがある，ということであった。夫はサポート資源ではなくストレッサーとして機能していたのである。そしてそのような夫の言動を受け，T子さんは「私は主婦として，母親として，当たり前のこともできない駄目人間だ」と強く思い込むようになってしまっていた。

　そこで筆者はT子さんの許可を得て，一度夫に来談してもらい，うつ病とCBTについて心理教育的な説明をした上で，T子さんのCBTの「サポーター」になってほしいと依頼した。出産後にうつ病を発症する女性が少なくないこと，そもそも女性は男性よりうつ病にかかるリスクが高いこと，男女に関わらず仕事をしている人がうつ病にかかった場合は「欠勤・休職」というはっきりした形で休養を取りやすいのに対し，家庭が仕事場である主婦の場合，かえってそのような明確な形で休養を取ることが非常に難しいことなどをきわめて論理的に説明したところ，夫は自分がうつ病についてこれまで勘違いしていたことを認めた。夫はまた，図3に記載されたT子さんの自責的認知が悪循環の大きな要因であることも理解し，そのような自責的認知を強化してしまうような言動を夫である自分が示すのは望ましくないことであることも理解してくれた。この面接の

後，夫はT子さんの症状を悪化させるような言動を控えるようになり，T子さんが家事の「手抜き」をすることを嫌がるどころかむしろ奨励してくれるようになった。

このようにまずCBTを実施するための環境を整えた後，T子さんと筆者はごく標準的なCBTを実践していった。具体的にはネガティブな自動思考をその場で修正できるよう認知再構成法を練習してもらい，さらにその時々の自分の状態を基準に「今，自分にできることは何か」ということを見極め，無理のない範囲で家事や子どもの世話をできるようになることをめざして問題解決法を習得してもらった。T子さんがこれらの技法を上手に使えるようになった頃より徐々に抑うつ症状が軽減し始め，CBT開始から約2年後にようやく終結となった。終結後5年後まで追跡したが再発はみられていない。

本事例をもとに女性のうつ病に対するCBTのポイントを考えてみたい。女性のなかでも特に，家族（子どもや高齢の親）の世話をする役割を期待されている専業主婦のうつ病は，シンプルなCBTの適用が難しいと筆者はつねづね感じている。というのも，通常大うつ病性障害の急性期（もしくは慢性うつ病の増悪時）には，仕事や学業の負荷を軽減し，まず休養を取ってもらい，ある程度状態が落ち着いたところでCBTを導入するのが標準的であるが，「まず休養を取る」ことそのものが大変に難しいのである。勤労者や学生の場合，休養の必要性を本人が納得すれば，あとは周囲と相談して仕事や学業の負担を軽減するのは比較的やりやすい。しかし日々家族の世話をし，家事のすべてを担っている専業主婦の負担を減らすといっても，よほど恵まれた条件が揃っていなければ（例：金銭的に余裕があり家事の多くを外注できる，両親が健在で面倒をみてくれる），負担を減らし休養を取ることのできる環境を整えることがなかなかできない。しかも筆者の経験では，このような女性患者の多くは家事や育児を十分にできない自分を責めており，「休養が必要です」と治療者にいわれても，それをそのまま受け入れる人は少ない。もしくは受け入れたとしても，「では誰が子どもの世話をしたり，家のことをするのでしょう？」と途方に暮れてしまうことが多い。また仮に「治療のために休養が必要と治療者に言われた」と当人が家族（例えば夫）に告げたとしても，「では家のことはどうなるんだ？」「子どもの世話はどうするんだ？」と今度は家族から問われる羽目に陥ることが少なくない。

筆者はCBTの基本モデル（図1）の解説のところで，CBTでは外的相互作用と内的相互作用の二つを同時に見ていくことが必要であると述べた。そしてCBTはそれらの悪循環を解消するために，内的相互作用の主要素である「認知」と「行動」を工夫するものであると説明した。しかし本事例のように，そもそもうつ病の治療に不可欠な休養がなかなか取れないような環境要因がある場合，本人の認知や行動に焦点を当てる前に，まず環境調整を行って，CBTに集中して取り組

める環境をととのえてから，当事者に対するCBTを導入することに，時間とエネルギーをかける必要がある。そのためにはそのことを本人に説明し，必要であれば家族にも説明するというケースワーク的な動きを治療者が取れるとよいだろう。実はその際に，CBTのさまざまなしかけが役に立つ。

　例えば本人の現状をCBTのモデルに沿って理解し，さらにそれをツールに外在化することで，本人の置かれた状況を本人のみならず家族とも共有しやすい。またエビデンスやツールを最大限に活用した心理教育的説明を家族に対して行うと，自責感を抱かせずに家族をサポートチームに引き入れることができる。またCBTのアプローチは論理的な説明が非常にしやすい。筆者は，T子さんのような専業主婦の患者の環境調整のために，夫と面接をすることが少なくないが，最初は警戒して来談する夫も，図1～3のようなツールを見せながら，CBTの考え方や方法についてあえて淡々と論理的に説明すると，非常によく理解し，協力的になってくれることが多い。つまりCBTは，患者と治療者がチームを組んで問題解決を進めていくためのしかけをもつが，それはそのまま，家族をチームに引き入れるためのしかけとしても機能するのである。

　以上，専業主婦に焦点を当てて「女性のうつ病に対するCBT」について簡単に述べたが，その他にも，例えば月経前症候群，妊娠や出産に関する問題，性被害に関わる問題など，臨床の現場には女性特有のさまざまな問題がもち込まれる。それらの問題に対して，ことさら「女性だから」と意識してCBTを進めることは少なく，個別のケース，個別の問題に対して丁寧にCBTを適用していくことが何よりも大事なことであると筆者は考えている。ただし筆者も女性であり，女性患者の訴えを「治療者」としてではなく「同じ女性」としてさらによく実感できたり，患者の思いに共感したり，身につまされたりすることが少なくない。CBTでは治療を促進するための「治療者の自己開示」は大いに奨励されている。したがってそういう時は筆者も患者の反応を確かめながら，筆者自身の体験や思いを自己開示する。その結果，大いにセッションが盛り上がったり，女性同士の連帯感のようなものが感じられたりする場合があるが，それらもおそらく目に見えぬ形でCBTの進行を助けてくれているものと思われる。

文　献

1) Beck AT, et al (1979) Cognitive Therapy of Depression. Guilford Press.（坂野雄二監訳（1992）うつ病の認知療法．岩崎学術出版）
2) Blackburn I-M, Moore RG (1997) Controlled acute and follow-up trial of cognitive therapy and pharmacotherapy in out-patients with recurrent depression. Br J Psychiatry

171; 328-334.
3) Furukawa TA, et al (2000) Time to recovery of an inception cohort with hitherto untreated unipolar major depressive episodes. Br J Psychiatry 177; 331-335.
4) Gloaguen V, et al (1998) A meta-analysis of the effects of cognitive therapy in depressed patients. J Affect Disord 49; 59-72.
5) 伊藤絵美 (2005) 認知療法・認知行動療法カウンセリング 初級ワークショップ．星和書店．
6) 伊藤絵美 (2006) 認知療法・認知行動療法 面接の実際．星和書店．
7) 伊藤絵美 (2007) うつ病に対する認知行動療法の適用のポイント：患者の自助を通じて再発を予防するために．医学のあゆみ，219; 971-975.
8) Nezu AM, et al (2004) Cognitive-Behavioral Case Formulation and Treatment Design. Springer.
9) 大野　裕 (2003) こころが晴れるノート．創元社．
10) 境　泉洋, 他 (2004) うつ症状に対する問題解決療法の有効性：メタ分析による検討．行動療法研究，30; 43-53.

第10章

精神療法・心理療法（3）
――対人関係療法

水島広子

I 対人関係療法とは

　対人関係療法（interpersonal psychotherapy：IPT）は，期間限定の精神療法であり，もともとは非双極性・非精神病性のうつ病外来通院患者の治療法として1960年代後半からKlerman GLやWeissman MMによって開発され，1984年に出版されたマニュアルの中で定義づけられた[4]。

　IPTは臨床研究の中で開発された治療法であり，効果判定についてのデータは豊富である。NIMH（米国国立精神保健研究所）による大規模共同臨床研究では，重度のうつ病に対して認知行動療法よりも効果的であったことが示されている[1]。臨床研究の分野では早くから知られていたが，一般臨床家の間に普及し始めたのは1992年のKlermanの死後である。近年では，プライマリケア医師向けのうつ病治療ガイドラインや米国精神医学会（APA）のうつ病の治療ガイドラインでも有効な治療法として位置づけられている。さまざまな年齢層やさまざまな障害向けの修正版も作られている[14,15]。主に気分障害（大うつ病性障害，双極性障害，気分変調性障害），摂食障害（神経性大食症，むちゃ食い障害），不安障害（社会不安障害，PTSDなど）への効果が検証されており，対象も，思春期，産前・産後，高齢者，認知障害を伴う高齢うつ病患者，身体疾患を伴ううつ病患者，と幅広く適用・検証されてきている。

　IPTの効果のエビデンスが豊富だということは，特に女性のうつ病を考える上では大きな意味をもつ。女性の場合，妊娠・授乳中には薬物療法を避けることが望ましい。うつ病には再発可能性という大きな問題があるが，Frankら[2]は重度の反復うつ病の女性であっても月1回の維持IPTで，薬物療法なしに2年間の寛解を維持できるということを示した。また，月1回であっても，治療がIPTに焦点化されていた方が寛解維持効果がはるかに高いことが示されている[3]。

II IPTの歴史と特徴

　IPTは，新しい精神療法を創造しようとして作られたものではなく，すでに行

われている有効な治療を体系化する試みとして作られた[6]。実際には，Meyer A, Sullivan HS を基礎とする対人関係学派の原則を多く採用している。IPT では，精神病理は対人関係のみに「よって」起こると想定しているわけではなく，うつ病の性質に関しても多元的見地をとっている。ただ，症状は通常対人関係「の中で」起こるものであり，発症，治療への反応，転帰は，うつ病患者と重要な他者との間の対人関係に影響を受ける。また，社会的役割と精神病理との関係は双方向で生じ，社会的役割の障害が疾病のきっかけになると同時に，疾病によって社会的役割が障害される。

このような根拠に基づき，IPT は特に配偶者・親・恋人など「重要な他者（significant others）」と呼ばれる人たちとの「現在の」関係に焦点を当てる。IPTでめざすことは，症状と対人関係問題の関係を理解し，対人関係問題に対処する方法を見つけることで，症状に対処できるようになるということである。

Ⅲ　IPT の主要問題領域

IPT の特徴はその治療戦略にある。治療戦略はマニュアル化されており，初期・中期・終結期それぞれの課題が規定され，医学モデルを採用している。患者には「病者の役割」（parsons）が与えられる。これは病気についての患者の罪悪感を減じる効果があると同時に，決められた期間で対人関係に変化を起こしていくという動機づけにもなる。焦点を当てる対人関係については，四つの問題領域「悲哀」「対人関係上の役割をめぐる不和」「役割の変化」「対人関係の欠如」の一つか二つを選んで取り組む（表1）。

1．悲　　哀

「悲哀」は，IPT では「死による喪失」のみを扱う。それ以外の別離や機能の喪失は，「役割の変化」として扱われる。「悲哀」は，対象喪失後の喪の作業（mourning work）がうまく進まずに異常な悲哀（遅延した悲哀，歪んだ悲哀）となっている場合に問題領域として選ばれる。治療戦略は，対象喪失後の患者の感情を表現させ，失った人との関係を再構築することによって，新たな愛着や活動を始められるようにすることである。

2．対人関係上の役割をめぐる不和

「対人関係上の役割をめぐる不和」は，対人関係上の役割期待にずれがあって解決していない場合に問題領域として選ばれる。不和には，①再交渉（互いのずれに気づいて積極的に変化をもたらそうとしている段階），②行き詰まり（互いのず

表1　IPTにおける4つの問題領域

---
grief（悲哀）
interpersonal role disputes（対人関係上の役割をめぐる不和）
role transitions（役割の変化）
interpersonal deficits（対人関係の欠如）

れに関する交渉をやめて沈黙している段階），③離別（不和が取り返しのつかないところまできている段階）の三つの段階があり，治療者は不和がいずれの段階にあるかを見極めて治療を行う。戦略としては，再交渉の段階では問題解決を促進するよう関係者たちを落ち着かせ，行き詰まりの段階では再交渉ができるよう食い違いをはっきりさせ，離別の段階では喪の作業を助けることになる。

うつ病の女性が治療を受けにやって来る直前の6カ月間の出来事として最も多く報告されたのが夫婦不和であるというデータもあるが[12]，実際の臨床における印象もその通りである。いくつかの臨床研究では，配偶者との間の役割をめぐる不和が，問題領域として選ばれることが最も多いテーマとなっている。ただし，うつ病で自己抑制が強い患者の場合，「夫婦不和があるか」と尋ねても，ないと答える場合が多い。「夫婦の問題」ではなく「自分の問題」として捉えている場合が多いからである。対人関係質問項目（対人関係についての詳しい聴取）を実施する時に，配偶者についての説明がほとんどなかったり，理想的に語られていたりするような場合には，不和の存在を考えてみた方がよい。

対人関係上の役割をめぐる不和の場合には，期待とコミュニケーションのそれぞれを検討していくが，より重要なのはコミュニケーションである。コミュニケーションが貧弱だと，期待にずれがない場合にも不和が起こることが知られている。また，期待がずれている場合にも，コミュニケーションが豊かであれば不和にはつながらない。コミュニケーションについては技法のところで後述する。

3．役割の変化

「役割の変化」は，生物学的な役割変化（出産，加齢による身体機能の低下など）や社会的な役割変化（大学入学，親元を離れる，結婚，昇進，引退など）にうまく対応できずにうつ病が発症した場合に，問題領域とされる。女性の場合は，出産可能年齢が終わることも「役割の変化」である。治療戦略は，良い面も悪い面も含めて，古い役割と新しい役割についてのバランスの取れた見方ができるようにすること，また新しい役割で要求されることについて「できる」という感覚を育てることである。「役割の変化」に対応できずにうつ病になっている場合，重要な他者との関係が損なわれ，結果として「対人関係上の役割をめぐる不和」の

ような状態になっていることが大変多い。例えば，性被害にあった女性は，罪悪感から，あるいは，「どうせ自分の気持ちをわかってもらえるわけがない」という気持ちから，それまでは自分を支えてきた身近な他者に対して心を開けなくなることが多い。重要な他者との現在の関係に注目する IPT では，こうした点にも焦点を当てることによって変化を乗り越えやすいものにする。

4．対人関係の欠如

「対人関係の欠如」は，満足すべき対人関係をもてなかったり長く続けられなかったりする場合に問題領域として選ばれる。現在の IPT では，他の問題領域も併存している場合にはそちらを優先することが勧められている。治療戦略は，過去の重要な対人関係の振り返り，繰り返される対人関係パターンの検討，治療者との関係の検討が中心となる。なお，「対人関係の欠如」に見える患者の多くが，実際には長く続く気分変調性障害をもっている。その場合には「医原性役割の変化」を起こしていくという修正版 IPT-D を用いる。

Ⅳ　妊娠中・流産後・産後のうつ病と IPT の問題領域

女性に特有のうつ病の代表例である妊娠中・流産後・産後のうつ病については，IPT の研究が最も進んだ領域の一つである。例えば産後うつ病については，RCT において個人 IPT が産後うつ病に有効であることが示されているほか[11]，IPT に準拠した4セッションのグループによって産後うつ病に予防効果があったことも示されている[17]。IPT の問題領域の理解の一助として，それらがどのように適用されるのかを以下に概説したい。

1．悲　哀

流産や死産は，異常な悲哀に至りやすい。流産や死産を経験した女性や，誕生後すぐに亡くなった子どもをもつ母親は，他の死に対するのと同じような喪のプロセスを通るようにサポートをする必要がある。そのようなケースでは，過去に対する喪の作業のみではなく，思い描いていた未来，子どもとともに望んでいた人生をも含めて扱う必要があることが多い。

2．対人関係上の役割をめぐる不和

産後は，対人関係上の役割をめぐる不和が起こりやすい。妊娠が望まないものであったり，パートナーがいなかったり協力的でない場合には特に起こりやすい。子どもの世話をするために仕事をやめなければならなかった女性にとっては，そ

の点をめぐる不和も起こるかもしれない。新生児に嫉妬し，母親の注目を失ったことへの怒りを感じる他の子どもたちとの間にも不和が起こる可能性がある。

3．役割の変化

妊娠と産後は役割の変化の時期である。特に最初の子どもの場合は大きな変化となる。子育てという新たな仕事が始まるほか，外での仕事をやめたり減らしたりすること，時間や収入がなくなることなど自由に関する変化もある。

4．対人関係の欠如

対人関係の欠如の患者は，子育てへのサポートを人から得るのも難しいし，いろいろな問題をこの時期に抱える可能性は高い。しかし，実際には，この時期の焦点として「対人関係の欠如」が選ばれることは少ない。妊娠と出産は，それ自体が，対応しなければならない新しい人間関係を与えるものであり，他の問題領域が治療焦点として選ばれるからである。

5．複雑な妊娠

Spinelli[13]は五つめの問題領域を作った。レイプや，併存するHIVなどの病気，予定していなかった妊娠やタイミングの悪い妊娠，先天異常をもって生まれた子どもなどのケースにおける「複雑な妊娠」である。こうした状況について，治療者はプラスアルファの知識をもっていることが必要である。

Ⅴ　IPTの技法・治療者の姿勢

IPTの技法は，他の精神療法と共通しているが，技法は戦略の一環として用いられる点に特徴がある。探索的技法・感情の励まし・明確化・コミュニケーション分析・治療関係の利用・決定分析・ロールプレイなどが用いられるが，治療の主眼はあくまでも患者が自らの力で問題を解決していくのを援助することにあるので，患者が有用な話をしたり望ましい変化を遂げたりしやすい環境を作るために非指示的技法を中心に用いる。全体的に，ライフイベントについての患者の気持ちを探索し，それを表現するための選択肢について考え，伝え方が決まったらロールプレイをする，というような順番で進めていく。

治療者は患者の代弁者としての温かさを保ち，対人関係の問題領域への焦点を維持するという点では積極的である。治療関係に対して患者がポジティブな期待を抱けるように，特に初期には注意深く努力する。治療の初めから常に終結に焦点が当てられ，限定された期間で変化を起こすことが中心的な課題になるので，

表3　よくみられるコミュニケーションの問題

- 曖昧で間接的な非言語的コミュニケーション
　　ため息をつく，にらみつける，など
- 不必要に間接的な言語的コミュニケーション
　　いやみを言う，婉曲な物言いをする，など
- 自分がコミュニケーションしたという間違った憶測
　　自分の言いたいことをはっきりとさせなくても他人は自分の必要としているものや自分の気持ちがわかっていると憶測する
- 自分が理解したという間違った憶測
　　相手のメッセージが不明確な場合にそれを確認しない
- 沈黙
　　コミュニケーションの打ち切り

退行や依存は通常問題とならない。治療関係は転移や逆転移としては解釈されず，治療の妨げになる場合のみ，問題のある対人関係パターンを同定するためのツールとして利用される。

以下に，技法の一つでありIPTにおいて広く有用なコミュニケーション分析について簡単に説明する。

コミュニケーション分析は，より効率的なコミュニケーションができるように援助することを目的として，コミュニケーション方法を検討して失敗を同定するものである。よくみられるコミュニケーションの問題を表3に示す。対人関係上の問題を話し合うような場合には，できるだけ直接的な言語的コミュニケーションを選ぶことが誤解を防ぐために有用である。なお，日本人は衝突よりも沈黙を選びたがる傾向があるが，沈黙は完全にコミュニケーションを打ち切るものであり，破壊的な可能性をもつものであると認識する必要がある。

コミュニケーションに注目することは，特に女性のうつ病の場合には重要である。日本では，自己主張しない女性像が好まれるという社会背景もあり，表3に示されるようなコミュニケーションを日常的に行っている女性も多い。また，男女の性別役割分業がいまだに根強い日本では，そもそも理解し合うためのコミュニケーションという可能性を考えてもいない人もいる。

コミュニケーション分析を行う時には，患者の記憶が許す限り徹底的に行うことが必要であり，患者が抵抗したり退屈したりしても，特定の会話を最後まで追っていく。「十分に話し合った」と言っていても，実際に具体的な会話を尋ねるときちんと話し合えていないことも多い。

例えば，「自分の気持ちはちゃんと伝えたのに相手はそれをまったくわかってくれない」という患者がいたとする。そういう時には，具体的にどういう言葉で

自分の気持ちを伝えたのか，それに対して相手はどういう返事をしたのか，ということを一字一句に至るほどしっかりと聞き出す。その中で，患者の伝え方の問題（ため息などの非言語的な表現に頼っていないか，間接的で曖昧な言葉を使ったために相手が正確に理解できなかったのではないか，など）や，相手の反応の受け止め方の問題（相手の言葉が曖昧である場合にきちんとそれを明確化したり確認したりしているか，相手の真意を確認しないままに一方的な結論を導いていないか，など）を明らかにしていく。その上で，貧弱なコミュニケーションに対して代案を検討し，患者に実際に試みていってもらう。

VI 夫婦同席面接（IPT-CM）

　IPTは元来個人精神療法であるが，必要に応じて重要な他者にも同席してもらってよい。治療全体を夫婦同席のもとに行う形のIPT-CMもある。問題領域として一番多いのは「対人関係上の役割をめぐる不和」，次に「役割の変化」である。うつ病の既婚女性の治療を，個人IPTと夫婦同席IPTで比較した米国のパイロット研究があるが，うつ病の症状については同様の改善を示したが，夫婦同席IPTを受けた患者の方が結婚への高い満足度を報告している。

　うつ病の夫婦同席IPTについての重要な側面は，夫婦の両方を診断する必要性である。夫婦のどちらもがうつ病である可能性がある。治療者は，同席治療を始める前に，夫婦のそれぞれを別々に面接する。配偶者が，未治療の精神病性障害や双極性障害をもっている場合には夫婦同席IPTの適応とならない可能性が高い。

　治療においては，コミュニケーション分析や，問題を部分的に解決するためのエクササイズなどを行っていく。コミュニケーション分析を行っていくと，女性に比べて男性は気持ちを表現することが苦手だということが多い。気持ちを表現するということは弱音を吐くことであるという文化の中で育てられたことも大きく影響しているのであろう。男性が気持ちを述べずに，一般論に転化させたり相手を決めつけたりすることが，夫婦間のずれを非常に大きくしていることもある。この場合も，コミュニケーションパターンを修正すると同時に，相手への期待（すらすらと気持ちを話してほしい）を修正していく，というIPTの通常のやり方を進めていく。

　IPTは現実的な変化を起こしていくための治療であると言えるが，夫婦不和が著しい場合には，うつ病の患者一人の力ですべての変化を起こしていくことは困難である。夫婦同席面接は，うつ病についての心理教育にも重きを置いており，夫婦が力を合わせて変化を起こしていくことを支える。

Ⅶ 症　　例

【症例Ａ子】

　Ａ子（初診時 24 歳）。雑誌社で編集の仕事。半年ほど前から疲れを強く感じるようになり，最近 1 カ月は朝起きられず出勤できなくなったため受診。抑うつ気分，早朝覚醒，食欲低下，罪悪感，自殺念慮などを認め，大うつ病と診断された。薬物療法を開始し，睡眠は改善したが，自殺念慮は持続。薬物療法に加えて対人関係療法を行うことになった。

　1）初期

　発症のきっかけを問われてもＡ子は「心当たりがない」と言った。両親の離婚後，母と妹の女性だけの家族の中で長女として責任感の強い役割を引き受けてきた。現在婚約中の相手は老舗の旅館の長男で，結婚後はＡ子も女将の修行に入ることになっているということだった。雑誌編集から女将へという環境変化についての気持ちを問うと，最初は「彼は長男だから仕方がない」「婚家とうまくやっていけるよう努力しなければならない」と言っていたが，やがて，現在の仕事にやりがいを感じており本当はやめたくないと打ち明けた。

　婚約者には「本当に旅館に入らなければならない？」としか聞いたことがなく，彼は「いろいろと大変だろうが，頼む」と答えただけだった。彼の実家への出入りが頻繁になり，結婚が現実のものになってきた時期を考えると，この「対人関係上の役割をめぐる不和」がうつ病の発症に関連していると考え，問題領域として取り組むことになった。

　2）中期

　「不和」の段階は「行き詰まり」にあったため，まずはＡ子の気持ちをきちんと伝えることで再交渉を促進した。Ａ子ははじめは躊躇したが，手紙を書くという手段によって第一歩を踏み出した。これに対する婚約者の反応は，「俺を愛しているのなら我慢できるはずだ。愛していないのか」というものだった。Ａ子は自分を責めたが，もう一度，彼への愛と職業選択を区別して自分の気持ちを伝えた。

　何度かのやりとりとコミュニケーション分析の後，Ａ子は「彼への愛とやりたい仕事は別」という自分の考えと，彼の「愛しているのなら，どんな仕事でもできるはず」という考えが歩み寄れないものであることに気づき始めた。以前はそのような自分を「わがまま」と思ったものだったが，彼の母から「あなたはわがまま」とはっきり言われた時に彼が同意したことによって，「この家に入ったら自分は幸せになれない」と気づいた。

　一貫して，自分の希望を正直に認めることと伝えることに罪悪感の強いＡ子だったが，治療を通して，「彼と別れないと自分の病気は治らない」という結論に自ら至った。

　3）終結期

　「行き詰まり」から「再交渉」を経て「離別」へと向かった「不和」は，最後は，彼との関係についての喪の作業で終わった。悲しみや怒りを当然の感情として受け入れてい

く中で,最終回には患者は自らの進歩を振り返り,「まだ100%ハッピーではないけれど,彼からも,うつ病からも,大切なことを学んだ気がする」と言った。

4) フォローアップ (1年後)

1年後に再会したA子は,うつ病の症状もなく,編集の仕事も順調であった。A子の希望を最優先にしてくれる恋人もできて,元気に暮らしているとのことだった。「彼の前なら自分の気持ちを表現することもできるようになってきた」と,自己表現という自らの課題に引き続き取り組んでいた。A子のように,治療終了後にもIPTの効果が上がり続けるということは,さまざまな研究データから示されている。

Ⅷ　IPTの新たな形

グループ対人関係療法 (interpersonal psychotherapy for group : IPT-G) は,Wilfleyら[16]によって開発された。標準的には,1回90分間のセッションを20回行い,グループ開始前・中間期・終結後に個人セッションを行うことで個人の治療目標への焦点づけを補う。グループの利点としては,グループの凝集性が支持的な雰囲気を作り出し,それが患者の自尊心を高めることなど,各手法に共通するものもあるが,特にIPTの場合には,「対人関係の実験室」としてのグループの意義は大きい。自分の対人関係パターンのくせを知り,新たな対人関係パターンを試してみる場としてグループでの相互作用がすでに治療としての力をもつ。それでも,グループはあくまでも「実験室」であって,本当の目的は実生活における対人関係にある,というところは個人IPTと同じ姿勢である。

このほか,メンタルヘルスのトレーニングを受けていない医療従事者が医療現場で患者の軽度の抑うつ症状を治療するために行う対人関係カウンセリング (interpersonal counseling : IPC)[8],電話面接[5],教育現場での活用[10]など,さまざまな可能性が展開されており,今後ますます有望な精神療法であると言える。IPTの詳細についてはマニュアル等[7,11,12]をご参照いただきたい。最新情報はThe International Society for Interpersonal Psychotherapy (ISIPT) のウェブサイト (http://www.interpersonalpsychotherapy.org/) で得ることができる。

文　献

1) Elkin I, Shea MT, Watkins JT, et al (1989) National institute of mental health treatment of depression collaborative research program: general effectiveness of treatments. Arch Gen Psychiatry 46; 971-982.
2) Frank E, Kupfer DJ, Buysse DJ, et al (2007) Randomized trial of weekly, twice-monthly, and monthly interpersonal psychotherapy as maintenance treatment for women with recurrent depression. Am J Psychiatry 164 (5); 761-767.
3) Frank E, Kupfer DJ, Wanger EF, et al (1991) Efficacy of interpersonal psychotherapy

as a maintenance treatment of recurrent depression. Contributing factors. Arch Gen Psychiatry 48(12); 1053-1059
4) Klerman GL, Weissman MM, Rounsaville BJ, et al (1984) Interpersonal Psychotherapy of depression. Basic Books. (水島広子・嶋田　誠・大野　裕訳 (1997) うつ病の対人関係療法. 岩崎学術出版社)
5) Miller L, Weissman M (2002) Interpersonal psychotherapy delivered over the telephone to recurrent depressives. A pilot study. Depress Anxiety 16; 114-7.
6) 水島広子 (2009) 対人関係療法マスターブック―効果的な治療法の本質―. 金剛出版.
7) 水島広子 (2009) 臨床家のための対人関係療法入門ガイド. 創元社.
8) 水島広子 (近刊) 対人関係カウンセリング (IPC) の進め方. 創元社.
9) Mufson L, Moreau D, Weissman MM, et al (1993) Interpersonal Psychotherapy for Depressed Adolescents. Guilford Press.
10) Mufson L, Dorta KP, Wickramaratne P, et al (2004) A randomized effectiveness trial of interpersonal psychotherapy for depressed adolescents. Arch Gen Psychiatry 61; 577-84.
11) O'Hara MW, Stuart S, Gorman LL, et al (2000) Efficacy of interpersonal psychotherapy for postpartum depression. Arch Gen Psychiatry 57; 1039-1045.
12) Paykel ES, Myers JK, Dienelt MN, et al (1969) Life events and depression. A controlled study. Arch Gen Psychiatry 21; 753-760.
13) Spinelli MG (1999) Manual of interpersonal psychotherapy for antepartum depressed women (IPT-P). Unpublished manual.
14) Weissman MM, Markowitz JC, Klerman GL (2000) Comprehensive Guide to Interpersonal Psychotherapy. Basic Books. (水島広子訳 (2009) 対人関係療法総合ガイド. 岩崎学術出版社)
15) Weissman MM, Markowitz JC, Klerman GL (2007) Clinicians Quick Guide to Interpersonal Psychotherapy. Oxford University Press. (水島広子訳 (2008) 臨床家のための対人関係療法クイックガイド. 創元社)
16) Wilfley DE, MacKenzie KR, Welch RR, et al (2000) Interpersonal Psychotherapy for Group. Basic Books. (水島広子訳 (2006) グループ対人関係療法. 創元社)
17) Zlotnick C, Johnson SL, Miller IW, et al (2001) Postpartum depression in women receiving public assistance: pilot study of an interpersonal-therapy-oriented group intervention. Am J Psychiatry 158; 638-640.

第11章

精神療法・心理療法（4）
―― 精神分析的精神療法：抑うつを経てこころが育まれることについて

高野　晶

I　はじめに

　精神分析的精神療法においては，どのような病態の対象であろうと，どの性別の対象であろうと，基本的には治療理念は等しく，治療関係を基盤にした無意識の意識化である。病態や年齢などの要素によって，技法の修正はあるにせよ，基本理念が覆されることはない。

　したがって，「女性のうつ病」の治療に関してどのように書こうかと少し迷う。

　しかし抑うつという問題は，精神分析のなかではたいへん重要な位置を占めている。そこから書いていくことにしよう。この章では，「うつ病」ではなく「抑うつ」について書くのが適切だと思われるので，まずそのような捉え方について明確にすることにする。ついで，精神分析的精神療法について若干の説明を補う。

　そして，抑うつの問題を抱えた一人の女性患者の治療経過を追うことによって，臨床的な理解を示すことにする。この臨床例が「女性の抑うつ」を代表するわけではないが，ある一群の特徴をもっているといえると思う。

　最後に，建前をはずれたところでの，「女性の治療」に関しての私の考えを付け加えておこうと思う。

II　抑うつの精神分析的理解について[5, 7]

1．対象喪失・喪の作業・メランコリー

　Freud Sは，Flies Wとの年余にわたる手紙の交換のなかで自己分析を進めていったが，その最中に，父親の死を迎えた。この自己分析のなかでFreud自らが体験したことが，喪の作業の起源であった。その後も，彼の研究の随所で，対象喪失後の心的過程が取り扱われていったが，「悲哀とメランコリー」[2]において，愛着や依存の対象を失った時に生じる喪の作業の概念を呈示するに至った。

　喪の作業の心理過程では，失った対象への愛情と憎しみのアンビバレンスを体験し，対象への罪悪感，悔やみ，償いの心理や，対象への怨みや対象からの怒りへの恐怖などのさまざまを体験していくことになる。対象へのアンビバレンスを

受容していってはじめて，失われた対象へのとらわれが解消されていくのである。対象へ憎しみや攻撃性を向けたがゆえに対象を亡き者にしてしまった，という内的体験をどのように処理していくかが基本的な課題である，と Freud は位置づけている。

さらに Freud はここで，正常な悲哀の心理過程と病的なメランコリーの過程を対比した。失われた対象と自己が分化した上での対象喪失は，正常な過程をたどるが，自己と対象が未分化にとどまっている場合は，対象喪失が自己喪失になってしまい，病的なメランコリー（病的抑うつ）に陥ると述べた。この状態が，うつ病に相当することになる。

悲哀の過程は，Freud 以後も探求が続き，なかでも Bowlby[1] による母親の剥奪体験における乳幼児の研究において，対象喪失後の段階的な心理過程が明確にされたことはよく知られている。

2．抑うつ態勢

一方，Frued から Abraham K そして Klein M の系譜では，対象喪失によって対象に対するアンビバレンスが賦活されるという点が注目されていた。Klein は，躁うつ状態に関する論文「躁うつ状態の心因論に関する寄与」[3]「喪とその躁うつ状態との関係」[4] によって，抑うつ態勢（ポジション）の概念を推敲していった。こういった一連の生産的な活動の背後には，実は Klein 自身が息子を事故で亡くし，うつ状態に陥るという体験が存在していた。また，そもそも Klein が Abraham に精神分析を受けるようになったのも，彼女のさまざまな喪失に彩られた人生のなかでの抑うつがもとになっていたのである。

さて，以下にうつ状態の現れかたに深く関与する，抑うつ態勢の概要を記す。乳幼児の早期発達の段階においては，自己と対象のそれぞれにスプリッティングがある。すなわち，満足や安らぎを与える良い対象（母親・乳房）とその良い対象へ愛情を向ける良い自己，および苦痛を与える悪い対象とその悪い対象へ憎しみや攻撃を向ける悪い自己という，部分対象関係である。しかし，脳の発達ともあいまって，生後4，5カ月頃から自己や対象の統合が始まることによって，この図式は揺らぎはじめる。良い対象と悪い対象は，実は同一であることに気づきはじめ，また，愛した自己も憎んだ自己も一つの自分自身であると実感するようになり，アンビバレンスのめばえが生じる。したがって，自分が良い対象にも攻撃を向けてしまっていたこと，その結果良い対象を傷つけ，破壊してしまったという抑うつ不安にさいなまれるようになる。この苦痛な体験をそのつど持ち堪えることを繰り返しながら，自己や対象の統合が進むことになる。自分が良い対象を

傷つけたことを受け入れていくなら，対象を修復しようと努め，償いの感情を体験する。さらには，攻撃を向けた自分に対しても愛情を絶やさなかった対象への感謝や思いやりといった成熟した感情がはぐくまれる。その推進力となるのは，対象への強い愛情にほかならない。

抑うつ態勢を経験していくことというのは，乳幼児が万能的な自己や世界を失っていくこととひきかえに得られるものである。このようなプロセスは，乳幼児期に達成してしまうわけではなく，人生のあらゆる時期に繰り返し訪れる対象喪失にふれるごとに賦活され，喪の作業を通り抜けてゆくごとに情緒の深みを増していくことになる。

3．抑うつを抱えられないこと

前節で，抑うつ不安を持ち堪えると表現した。まさに持ち堪えるしかないような苦痛であるが，ここにおよんで，それに耐えきれないようなこころの育ち具合であった場合，そしてさらにこの作業を支える環境が不十分であった場合，この抑うつ不安という苦痛は回避されるほかなくなる。健康なこころの育ちをしている場合でも，一時的な回避はありうるが，そこにとどまってしまうことになると，抑うつが病理的な現れとなってくる。そのありさまを，記述的な症状によってのみならず，以下のようにこころの機能のレベル分けして捉えるところが精神分析的な理解である。

1）精神病性うつ病

もともとのこころの状態が，抑うつ態勢よりも原始的な妄想－分裂態勢が優勢で，抑うつ不安にふれることができず，現実世界そのものを拒絶し，迫害的妄想的な世界に陥る。また，内的には自他が自己愛的に融合して分離ができていない状態なので，対象の喪失はそのまま自己の喪失となる。微小妄想，昏迷などを呈する。

2）うつ病／躁うつ病

妄想－分裂態勢の主導までには至らないが，抑うつ態勢で十分に機能しないこころの状態である。抑うつにおける，悲哀や怒りを否認し，悪い対象は自己に取り入れられ，自己への非難が続く。強い抑うつ，制止，対象の修復ができないことによる焦燥が強まり，ひいては激越に至る。

また，時には，抑うつの感情を受け入れない手段として，躁状態に転じる場合もある。失われた対象は価値のないものとされ，万能感に満ちた爽快で誇大的な躁的世界に住むようになる。

3）抑うつ不安の排泄を主体とする抑うつ

抑うつ不安にふれることはできても，もち続けることができない場合には，そ

れを排泄するために，何らかの行動を介して目的を達することになりやすい。嗜癖的行動であったり，衝動的行動であったり，人をまきこんだ行動であったりする。抑うつ態勢には届くが，十分な持ち堪える機能をもたない，パーソナリティ障害レベルの，移ろいがちで慢性的な抑うつ気分がここに該当する。

III 精神分析的精神療法について

　上記の１）２）は，古典的なうつ病概念に当てはまり，生物学的な要素が大きいといえる。だからといって，精神療法が適応にならないわけではないが，生物学的な方面からの治療が十分に行われることが必要である。

　一方，３）は，薬物療法によって，部分的な効果を得ることもあるが，それで十分であるとはいえない。的確なみたてに則った精神療法によって，こころが抑うつ態勢の心性を受け止め，持ち堪えるようになることが，理にかなった方向づけということもできよう。

　ただし，精神分析的精神療法は，誰でも気軽に受けられる治療ではない。自由連想的手法が用いられるが，患者が自分なりの言語機能を使ってこころの状態を理解していく，知的機能だけではない，psychological mindedness という資質がある程度求められる。また，少なくない頻度（週１回以上）で定期的にかつ短からぬ期間（年単位）にわたって，治療を継続するための患者の側の能動性が必要である。ついでに，治療者の訓練にも多大な時間と労力を要する。

　また，こういったいとなみを囲む環境も治療を支えるのであって，治療のさなかの患者が抱え難きを抱えるための後ろ盾となるような治療設定，あるいは家族へのアプローチもケースに応じて必要であろう。

　重厚長大ともみえる精神分析的精神療法はしかし，他のルートをたどっては得がたいこころの成長をもたらす可能性をもっている。

IV 「なくてはならない」ことを恐れたAとの精神分析的精神療法[6]

　ここで，抑うつ態勢のテーマを中心とした治療の経過を呈示する。人が「なくてはならない」ほど大切な対象を得ていく時には，喪失の不安に耐えて，抑うつ態勢のテーマと対峙しなくてはならない。抑うつ態勢の際にある人は，治療関係においてもそのような様相を呈する。約５年間の経過を見ていくことにしよう。症例Ａは研究職に就く30代の独身女性であった。

【症例Ａ】
　１）治療導入まで

Aは，数年の海外での活動を終え，充実した業績を上げて帰国し，新しいポジションに着いたばかりであった。しかし，着実なキャリアのその一方で，海外在住中には，2年間交際した現地国籍の恋人Bとの破局直後に自己破壊衝動が出現して，精神科治療を受けるようになっていた。現地では，当初は薬物療法も受けつつ，精神分析的精神療法を女性精神科医により英語で受けて，約1年で帰国の時を迎えた。Aは，精神的なことにたちいるにあたり抵抗はあったようだが，この治療により，自分をふりかえることができてよかったということだった。帰国に際しては，「happyになるためには」継続することを勧められたという。このhappyの意味は結婚することで，彼女が結婚を切望していたことは，後に判明する。

　この時の治療者は，日本における治療機関の心当たりをAに伝授したらしいが，Aはそこにコンタクトをとったものの，結局自分の職場のメンタルヘルス部門を訪ね，その紹介により，私のもとを訪れた。はじめは，帰国後の再適応や，新しい職場での困難を感じて，という表向きの治療動機を掲げていた。

　診断面接においては，小児期より干渉的支配的で，どう頑張っても認めてもらえなかった母親のことが多く語られた。母親の意図にかなわないことは意識的無意識的に撤回されたようである。大学の進路を決める時にも，初めに志望した学部から，いつの間にか，母の意志によるのかAの意思によるのかわからないかたちで，別の学部に変更されていた。それでも彼女は，海外に活躍の場を求め，のびのびと過ごし，Bと交際するようになり，初めて結婚を考えた。思い切ってBとの将来を親に告げたところ，母親から予想以上の不興をかった。その後不安で「dependent」になったAに耐えられなくなったBは，別の女性を求めて関係は破綻した，という脈絡での発症であったとわかった。大混乱とうつ状態のなかでも彼女は業績をまとめあげ，気が進まないながら年限に従って帰国した。帰国とともに終了した前の治療では，帰国前日までセッションがあり，別れを感じないまま終わったとAは言った。また，帰国の直前に知り合った現地の男性と親密になり，国際電話で話していると，日本にいることを忘れるのだ，と語った。

　日本の新しい環境でAを待っていたのは，期待される重圧と責務と，女性上司Xの機嫌をそこねる恐怖であった。母親との物理的な距離が接近したぶん，彼女はこまめにコミットしていないと罪悪感をおぼえ，それが重荷にも感じられていた。

　こんな状況で治療を求めたAは，情緒を伴いつつ言語化する能力を十分もっていると思われた。また，聴く方をそらさないような話し振りであった。ところが，治療の契約をする段になって，こちらが，週1回50分対面法の提案をすると，彼女はどちらかといえば素っ気なく，しかたなく取り組もうかといった様子を見せた。

　解説：この症例は，恋人Bという対象を喪失したところから顕在的に不具合になっているのだが，その対象喪失の意味合いについて考えなければならない。そもそも，Aは，母親との内的に密着した関係から十分には脱しておらず，しかし

ながらそれを自我違和的にも感じている。結婚を考えることによって，親からの分離の不安が刺激されることになるが，同意を得られない時には，それがなおのこととなる。その結果，新しい対象Bにしがみつくように「dependent」となり，健全な関係を維持できなくなって，破綻することになった。またこれは，母親の意に添わないことを回避する反復強迫ということもできる。

　母親や次の対象である恋人を失う抑うつ不安に耐えかねてさまざまな行動に至ったことは，Ⅱ-3．-3）で記したタイプのうつ状態ということがいえるだろう。

　さらには，前の治療を終える時には終わりを意識せず，帰国に際しては新しいボーイフレンドをつくり，その高揚のうちに海外体験のもろもろから去ることを忘れようとする。このように，Aは別れや喪失に直面することを避け続けるのである。

　ということは，新しい対象との出会いに対してはどのような態度をとるのであろうか。治療契約の際のAの様子がそれを物語る。少なくとも，彼女はここでなんとかしたいという切望と，でも対象との関係が離れがたいものになってしまう，すなわち失うことが苦しい関係になってしまうことへの恐れとが入り交じっているように思われる。

2）治療経過
ⅰ）ふれあい方の模索（約5カ月）

　治療面接が始まってみると，初回から，治療を生かせるかだめにするかの分かれ目を示すような夢の報告があり，Aも，自分にはひとを好きになることの欠陥があるようだと連想していた。しかし私が治療関係と結びつけた here & now の解釈をすると，以前の治療との相違点を感じたらしく，いらだちをあらわにした。前の治療がもう終わってしまっているということを改めて実感すること，そして，治療という関係に自らをゆだねようとする時の葛藤がこのような表れをしているのであろうと私は考えていた。

　現実的にも多忙なAであったが，それにしてもつぎつぎと予定が重なり，セッションがキャンセルされた。そしてあるとき彼女は，当分この曜日は都合がつかないので，別の曜日にはできないか，それともしばらく休止にしたほうがよいのか，と切り出した。私は，いささか勝手ではないかと思わないでもなかった。しかし，よくよく聞いてみると，てきぱきとことを運ぶAの姿勢の陰に，当惑して決めてもらいたがっている心細いAを垣間見るような気がした。「どうしたらいい」と迫るAは圧迫感があり，かつて恋人Bに踵を返させた「dependent」を彷彿とせしめた。彼女が依存欲求を表現する時には，どうしても威圧的な衣を纏ってしまうようだった。そこで私は，面接がとびとびになるのは，依存することの不安からの現象であろうと解釈を伝えた。次いで，現実的には了解可能な部分もあり，空いていた別の曜日の枠を提案したところ，彼女はそれを選んだ。

そのセッションの残りの時間を，Aは，英語のほうが話しやすいと言って，英語で自由連想していった。その時の彼女は，自分自身でも気づいたように肩の力がぬけており，私には彼女が近くにいるように感じられた。彼女にとって英語は盾になり，盾が置かれることによって彼女は安心して近づけるようになった，という理解を二人で共有することになった。

だからといって，Aがいつも英語で連想するわけではなかった。いつでも英語が使える（許容される）と思えることが重要であったのである。このしばらくのちに，もう1回だけ，英語での自由連想が行われた。その時には，私には切なさややりきれなさの響きが聴こえた。私が，そういうものを伝えたかったのであろうと日本語で告げると，それがここに来た動機でもある，と英語で返ってきた。

解説：人は誰しも何がしかのかたちで他者に依存しているものである。自己と分離した存在である他者に依存していると実感することは，自己の万能を捨て，対象がなくてはならないものであると認めることになる。すなわち，対象を失うことの大小の痛みをあとにもさきにも引き受けざるをえなくなり，抑うつ不安にさらされることになる。

ここでは，そのような関係に入っていく時のAの独特のありかたが如実に表れている。抵抗や防衛と捉えることができるのだが，依存が内在しているからこそ生じる抵抗や防衛の現れであるはずである。この治療では，私は，その依存があることを知っていると告げることに重きをおいている。

ii) なくてはならないこと（1年半）

セッションの開始時にAは，必ずといっていいほど，前回話した内容を忘れたと言った。しかし，5分もたたないうちに，忘れたはずのその内容を，それとは意識せずにしゃべっているということがずっと繰り返された。一見，セッションを脱価値化しているかのようにもとれるのだが，どうも，忘れたということによって安心して，内容を覚えているようにみえてきた。すなわち，Aにとっては，セッションはさらっと忘れてしまうようなものなのだと位置づけておくことが必要だった。時には，セッションがあることを頼みに，日常の苦慮する出来事をやりぬいていることを語ったりもするのだが，治療が「なくてはならない」ものになるのはとんでもないことだった。そもそも彼女は，私の名前さえ定かでない状態で通していたのである。こうして彼女は，私の存在や意義を排除しようとしているように見えた。

しかし，夢には，自分の困難な道のりをともに歩く年上の女性が現れた。また，セッション中に浮かんだイメージは，自分に欠けたものを他者がもっていることに苦渋の思いを抱いていることを物語り，私に対しても，そのような感情を抱いていた。こうして

羨望が，彼女が他者のよいものを取り入れることを阻害しており，彼女を生き難くさせているということがわかってきた。

　ある時，Aは自分をパソコンに例えて，内蔵HDの容量が足りないので，私を外付けの大容量HDとしていると言い，「それは indispensable」と続けた。その時，英語であっても，私の機能をなくてはならないと表現してしまってから，そのことに戸惑いを見せた。

　解説：Aは，なくてはならない対象に自分が依存している状態をひどく怖れていた。Bに突然背を向けられたような体験は二度としたくないと思っていたのである。しかしながら，他者との深い心の交流を求めるなら，この不安は避けては通れない。

　上記のようにAは（無意識的に）苦心惨憺して私をしりぞけるのだが，無意識はまた，私の存在が彼女にとって避けがたく重要になってきていることを示している。

iii) 寄せては返す（1年半）

　「indispensable」と言ってしまってからのAは，急に過活動になり，セミナーを理由にしばしの間ことさら治療を遠ざけてみたり，治療をやめて自分でやってみようかとつぶやいたりした。しかし，セッションの中では，知的で統制された連想ではなく，言葉にならないため息やぼやきのようなものが続き，ぐずぐずしたり甘えたりという様相を呈することがときどきあった。母親との間ではこのようなありかたを双方で許容しない関係であったことも連想された。もう変わらないからやめようかと言う時も，切迫感はなく，試しに言ってみたというふうであった。治療的介入としては，遠ざかりたくなるのは，なくてはならないことが切実に感じられる時であるというところを中心に解釈を伝え，あとは彼女がこの場を味わうことに添っていた。こうしたなかで，Aには，なくてはならない対象との関係にもちこたえるというテーマは意識化されてきており，それが彼女のめざすところの結婚できることにつながっているということができた。

　解説：この時期にAは，「なくてはならない」に近づいたり遠ざかったりして過ぎているといえよう。セミナーのような行動化をふくむ遠ざかりも，ぐずぐずした依存も，治療を破壊するような方向には展開しなかった。つまり，羨望による陰性治療反応が猛威をふるうようなことにはならなかった。この点が，治療における患者の資質の重要な点であろう。

　患者の言語化能力や，psychological mindedness は治療開始前後に把握できるが，治療がよいものを実らせようとする時に，それを大事にできるかどうかは，治療過程で明らかになってくることである。

ⅳ）見えない橋を渡り，終結へ（1年2カ月）

　Aの連想には，遠くない関係をもっている何人かの男性が登場していたが，ここで古くからの知己である男性CがAにステディな関係を求めた。これまでは，Aに好意をもつ男性は少なからずいたにもかかわらず，接近されては彼女ははぐらかし，うやむやになるという顛末を繰り返していた。しかし今回は様子が違った。

　それとともに，治療関係にも興味深いことがおこった。彼女は，治療開始以来数回目の長期出張で治療を離れた後のセッションで，初めて私にお土産を買ってきたと言った。しかし持ってくるのを忘れてしまったと語った。この場を離れて私をこころの中に置いていることを認めたい気持ちと受け入れがたい気持ちがある，という解釈を共有することになった。忘れるという失錯行為は1回ではすまなかったが，ついに彼女はお土産のスカーフを持参し，うれしそうに手渡した。そして，これは象徴的に感じられると言い，ものごころつくかどうかの頃に母親に抱っこされて，互いににこにこしている場面を想起した。

　Aは，対象をなくしてしまわないか，壊してしまわないかという不安に耐えつつ，Cとの結婚を決めた。自分には見えない橋をいつの間にか渡ってしまったので，またいつの間にか戻ってしまうのではないかという不安は払拭されるわけではないのだが，Aはこまを進めた。うまくいかなかったらまたここで考えればいいか，と言いながら。

　Cの居住地の関係でAは，結婚に続いて転居・転職，そして治療の終結を迎えることになった。彼女は，以前の治療のように生活の変化にとりまぎれてうやむやに終わりたいという気持ちをもらしつつも，終結の時までの数カ月は終わりと別れをめぐるセッションとなった。最終回で，彼女は，引っ越しの荷造りの最中に目にした「赤毛のアン」についてふれた。アンや友人たちが母親になって語らっている場面での，「赤ん坊が大きくなって幼児になると，赤ん坊はいなくなってしまう」という言葉に目をとめたという。治療を離れる不安をふと浮かべつつも，喪失は寂しいけれど，成長のためには避けては通れないという意味合いをかみしめていた。

　解説：結婚に向かう時期は，治療の内外の出来事がパラレルに進む展開であった。治療中の大きな決断は保留するという精神療法の原則が検討されるとしたら，ここにおいては，治療の結果，大きな決断を熟考しつつできるようになっており，抵触するものではないと考える。少なくとも治療からの離反ではなく，治療を後ろ盾にしていたといえよう。

　治療を終える時には，対象喪失を迎えることになり，それをめぐって最後のワークをすることが欠かせない。前の治療の際には，治療者と別れることも，なじんだ環境と別れることも，帰国の煩雑に加えてにわかにボーイフレンドをつくるという興奮のうちにあいまいにしないではいられなかったが，今回は，諸事のさなかにも内省に戻る心性を保っていた。

3）まとめ

この治療を通して得られたのは，Ａが抑うつ態勢のテーマに耐え，対象を分離した存在と捉えて関係をもつようになったことである，とまとめることができる。結婚はその派生の結果といえるだろう。言い換えれば，治療を受ける際に彼女が意識的に望んでいた結婚する，すなわち伴侶を得るということの背後には，上記のような対象関係の課題が存在していた，ということになる。

Ａは，対象喪失後に，記述的な意味でのうつ病の治療経過をもっていたが，生物学的な，あるいは内因性の要素は少なかったと思われる。むしろ抑うつ不安を抱えるこころの不安定というところに主題はあり，このようなケースに，精神分析的精神療法は実りをもたらすであろう。

Ｖ　女性の患者と女性の治療者

日常臨床で，女性の医師にかかることを希望してくる女性患者が珍しくないということを，多くの女性医師は知っていると思う。どの臨床科も同じかどうかはわからないが，少なくともメンタルな問題に関してはそうである。

思春期など性別に過敏な年代や，からだの問題が大きく関わっている場合，そして男性に関して何らかのネガティヴな心理的経験をもっている場合は，なるほど性別への意識には繊細な対応を要する。しかし，必ずしもそういった場合に限らないのである。

そこには，すでに個々の患者がもっている，母親との関係から醸成されたさまざまな内的女性像が関与している。女性医師を望む場合，例えば，話しやすい，わかってもらえる，などの期待が寄せられる。女性医師自身がどういう意識で臨床に臨むとしても，それは投げかけられる。おそらく標準的な臨床家は，これをほどよく采配しているはずである。

医学教育では，そうした対応についてふれられることはおおよそなかったし，女性医師の良識にゆだねられてきたであろう。しかしながら，大きく揺らぐことなく，患者が投げかけるものをほどよく引き受け，ほどよく断り，ほどよく期待と断念を与える，という意味での母親機能が医学臨床のなかで担う役割は，本来医療に必須なのではないかと思う。

それは，性別に関わらない問題だといわれるかもしれない。その通りなのだが，こうした様相は，女性の患者と女性の医師の間にベーシックに，そして容易に現れる，時にはむずかしくても，おおむね頼りになるあいだがらなのである。そのことは，忘れない程度にひかえ目に憶えておきたい。

文　献

1) Bowlby J (1969, 73, 80) Attachment and Loss, Vol1, 2, 3. Hogarth Press.（黒田実郎, 他訳（1976, 77, 81）母子関係の理論 I, II, III. 岩崎学術出版社）
2) Freud S (1917) Mourning and Melancholia. SE XIV（井村恒郎訳（1970）悲哀とメランコリー．フロイト著作集6．人文書院）
3) Klein M (1935) A contribution to the psychogenesis of manic-depressive status . The Writing of Melanie Klein, vol1. Hogarth Press.（安岡誉訳（1983）躁うつ状態の心因論に関する寄与．メラニー・クライン著作集3．誠信書房）
4) Klein M (1940) Mourning and its relation to manic-depressive status. The Writing of Melanie Klein, vol1. Hogarth Press.（森山研介訳（1983）喪とその躁うつ状態との関係．メラニー・クライン著作集3．誠信書房）
5) 松木邦裕（2007）「抑うつ」についての理論．（松木邦裕, 他編）抑うつの精神分析的アプローチ．金剛出版．
6) 高野　晶（2001）"indispensable"―名前を記憶されない治療者として生き残る過程―．日本精神分析学会第47回大会抄録集．
7) 高野　晶（2004）喪の作業．（氏原　寛, 他編）心理臨床大事典．培風館．

第12章

精神療法・心理療法（5）
―― 森田療法

塩路理恵子

I　はじめに

　通勤電車に乗って吊広告を見回すと，女性に向けたさまざまなメッセージが目に入ってくる。「愛されるように」「幸福感」「いつもキレイ」「おしゃれと言わせる」「自立」「いくつになっても女性として輝く」など，挙げたらきりがないほどである。10代の時は「友達に受け入れられるように」「浮かないように」，20代，30代ともなれば，「キャリアを磨く」「結婚は？」「出産は？」「仕事との両立？」「人並みの幸福？」「子どものいる人生，いない人生」，そして「よい母親として」，現代の女性はさまざまな「かくあるべし」に囲まれ，追い立てられる感覚をもつことも少なくない。多くの自由や選択肢を手にしたことは素晴らしいことなのだが，その中でしなやかに，「自分らしく」生きるというのはなかなかに難しいというのが，多くの女性がもつ実感ではないだろうか。そのような現代に生きる女性が，さまざまな人生の局面で陥る「うつ」に，日本で生まれた精神療法である森田療法がどのように生かされるのか，この章では考えていきたい。

II　総　論

1．森田療法の基本的な考え方

　1）森田療法とは――「生の欲望」と「死の恐怖」，そして「あるがまま」――

　森田療法は森田正馬（もりたまさたけ，1874-1938）によって，主に不安障害を対象として編み出された精神療法である。その基盤には不安や恐怖を建設的に生きることを阻む「取り除くべき異物」ではなく，人間が限りのある生を生きる上で必ず生じてくる「自然なもの」と捉える観点がある。その自然なものである不安を「取り除こう」としてはからうために，むしろそれにとらわれてしまうことを問題とする。そして不安や恐怖の裏には「よりよく生きたい」という「生の欲望」があると考える。その理解のもとで，治療では不安や恐怖を排除するのではなく「あるがまま」にすることで症状にとらわれたあり方を転換していく。さらに，そうすることで不安の裏にある「生の欲望」を発揮していくことをめざすこ

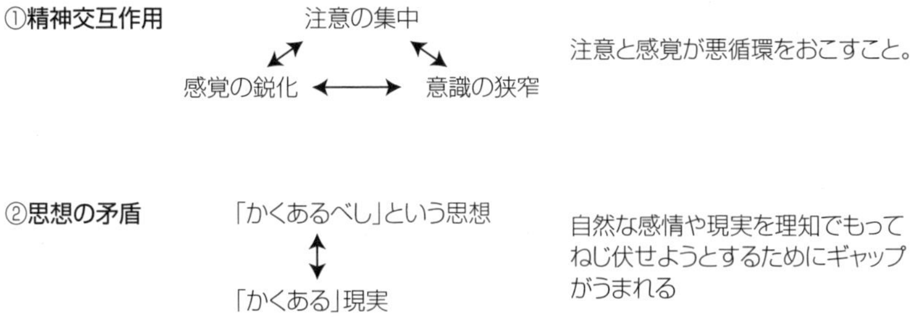

①精神交互作用　　　注意の集中　　　　　　注意と感覚が悪循環をおこすこと。
　　　　　　　　↙↘
　　　　感覚の鋭化 ⟷ 意識の狭窄

②思想の矛盾　　「かくあるべし」という思想　　自然な感情や現実を理知でもって
　　　　　　　　　　　↕　　　　　　　　　　　ねじ伏せようとするためにギャップ
　　　　　　　　　「かくある」現実　　　　　　がうまれる

図1　「とらわれ」の機制

とになる[1, 3)]。

　「うつ」の治療においても，ことにうつ状態が慢性化して「なんとかしよう」ともがくが身動きの取れないような状況にある時，このような人間理解や不安に対する対処が生きてくる。落ち込みや悲しみ，怒りや嫉妬などのネガティブな感情をも「あるがままに」，自らのものとして引き受けることから，「今できること」が展開し始めるのである。

　2）二つの「とらわれの機制」——「思想の矛盾」と「精神交互作用」——
　森田療法で見る症状発展の機制は，以下のようなものである。第一に，不安や恐怖，不快な感情や身体反応という自然な反応に対して「こんなことでは情けない」「つまらないことで落ち込んで」というように，観念的にねじ伏せ，取り除こうとするあり方を森田療法では「思想の矛盾」と呼んでいる。「こうあるべきだ」という観念的な理想像をあらかじめ設定してしまうために，現実の自己との間にギャップを生じ，現実がますます受け入れがたいものに感じられていく。言い換えれば「よくありたい」という願い，欲望が「よくあらねばならない」という自己に対する要求や命令になった時，思想の矛盾に陥るのである。

　さらに不安に伴う違和感，身体感覚などに注意を向けることで，ますますその感覚は鋭敏になり，注意と感覚が悪循環をおこす。それが「精神交互作用」である。例えば動悸がした時，胸の不快感に対して「これは何だろう」「大きな病気の兆候ではないか」と不安に駆られて注意を向けることで，ますますその部分の感覚が強くなり，さらに注意が向く。

　それらの「とらわれの機制」の理解を治療者患者間で共有することから治療が始まる。森田療法は「厳しい」「鍛錬」などのイメージが先行しがちであるが，例えば「自分が弱い，失敗者だからうつになった，うつから抜け出せない」と考えているところに，「よくあろうという姿勢が強いからこその苦しさ」と理解の枠組みを捉えなおすことは，支持的な対応にもなり得る。また「うつから抜け出せない」状況も，悪循環ゆえの状況と捉えなおすことで取り組むことが可能なものに

なる。もちろん，内因性のうつ病での抑うつ，抑制を「自然なもの」とのみ扱うことはできない。しかしうつの慢性期では自己の心身の状態に過敏になり「心身の状態がすっきりしていなければ何もできない」と構えてしまいがちだが，「今できることから」と働きかけることで転回が得られる場合がある。また，うつの人の一部にみられる，絶えず他者の要請を読みそれに合わせようとする対人関係でのあり方に対しては，「すべての人といつもよい関係でなければならないと構えていないか」と問いかけることができる。

3）具体的なやりとりの一例

これまで述べてきたような「悪循環」「かくあるべし」にはさまざまな方向性，水準があるわけだが，森田療法の基本的な対応を，具体的な診察場面を例にとって見てみよう。

仕事をもつ女性の面接でしばしば話題になるような次のような場面がある。日頃から派遣社員の女性たちがお喋りに興じて仕事が進んでいないことにイライラしていた。男性上司もそんな様子を注意せず，むしろ楽しそうにしている。「そんな低次元のことに動じない自分になりたい」と思い，「こんなこと言わなくてもわかるはず」と考え，一人黙々と仕事を進めていた。そして平気に振る舞おうとして強く緊張したり，抑えきれずにきついもの言いをしてしまうことがあった。あるとき男性上司から逆に「職場の雰囲気が悪くなる」と言われて落ち込んだ。

この場面で治療者は，具体的な状況や周囲とのやりとりを聞き，上司に注意された時のやりきれなさ，きついもの言いをしてしまった時のいたたまれなさ，緊張する時のつらさなどの感情をまず聞いた。そして一人でも仕事を進めていた取り組みを労った。その上で治療者は，職場でのお喋りにいらいらする気持ち自体は自然な感情であり，「そんなことには動じない」というのは無理な注文ではないかと問いかけた（「思想の矛盾」の確認）。さらに，その自然な気持ちを「あってはならないもの」として排除しようとして逆に緊張を強めていたことを治療者患者間で共有した（自己に対する「かくあるべし」，悪循環のとらわれの理解の共有）。治療者は本当に言わなくてもわかるのかを問いかけ（他者に向けた「かくあるべし」），本来の望みである「仕事を円滑に進めること」を生かすためにどのように振る舞うかを話し合うこととした。

2.「うつ」に対する森田療法の流れ

ここで，うつに対する森田療法の大枠をまとめておく。

1）苦悩をくみとり，「とらわれ」についての理解を共有する

どの精神療法でも基本になることだが，まず患者の訴えを聞き，その苦悩を汲

み取ることから治療は始まる。「不問」という言葉から誤解されがちなところであるが、森田療法では治療過程全体を通して患者の生活状況や体験をより具体的に聞いていくことが重視される。長い経過のうつ状態の場合、発症の前後の「無理のかかり方」を明らかにすることも重要である。また女性のうつのケースでは、「うつ」という言葉にさまざまな感情体験を塗り込めてしまうことも少なくなく、それぞれの場面での感情を「悲しい」「悔しい」などの具体的な言葉にしていくことも必要であろう。その上で、不安や症状の「内容」を問題として取り上げるのではなく、そこで起きている悪循環のとらわれを扱っていく。言い換えれば患者がどんなことを「こうあるべき」と思っているのか、そこからどんな悪循環が起こってきたかを治療者患者間で解き起こす作業を行うのである。

2)「できるところから」「ぼつぼつと」行動に踏み込む

その上で、休息を確保しながら、ゆっくりと行動に入っていく。つまり「あるべき姿」に自分を当てはめようとしてかえって「今できること」を見失っていたあり方から、「目につくところから」「とりあえず手がつけられるところから」手を動かしていくのである。例えば家事でいえば、「きちんと料理をしないと主婦失格」というあり方から「おかずは買ってきて、でもサラダだけは作って彩りにしよう」と転換していく。外出の時も「フルメークは億劫だけど、パウダーをはたいて、口紅だけ引いて外に出てみよう」としたり、読書であっても気が向いたら手に取り疲れたらすぐ閉じる、などのやり方がある。この時「感じから出発する」というように、その人自身が眼を留めたり「やってみようかな」と思えることから手をつけていく。中村[1,6,7]はうつの回復過程を身体疾患の「養生」になぞらえて、うつの「養生論」を展開している。

3) 生活を再構築する

1)、2)のプロセスは行きつ戻りつ進んでいくわけだが、行動が広がるにつれ、それまでの生活スタイル、ものの捉え方の「無理」が明らかになってくる。治療では当初は症状や不安のことが話題の中心だが、徐々に生活の仕方、人やものごととの関わり方に重点が移ってくる場合が多い。

3. 日記指導

森田療法では、症例に応じて、日記指導を行う。森田療法での日記はプライベートな内面の記録ではなく、一日の行動を中心に記載するようにし、治療者から森田療法に則ったコメントを付けて返すというものである。不安や症状と付き合い、その時できる行動への促しやその結果の体験に対してコメントを入れていくのが原則である。うつの治療の場合は「その時できる小さな行動」という取り組

第Ⅰ期　絶対臥褥期　7日間（原則）
「不安や症状は起こるままに，一切のはからいごとをしない」
↓
第Ⅱ期　軽作業期　7日間（原則）
周囲の観察。ひとりで行う作業。
↓
第Ⅲ期　（重）作業期　1〜2カ月
日常生活を整える作業，動物・植物の世話。
具体的・日常的な行動を通しての「生の欲望」の発揮。
↓
第Ⅳ期　生活訓練期（社会復帰期）　1週間〜1カ月程度

図2　入院森田療法の流れ

みを強調していく。周りの草花に目を留めるなどの外界に触れた時の心の動き，「感じ」に敏感に反応していくようにする。患者自身も日記を読み返すことで，自らのやり方の「無理」に気づいたり，「その日の行動がゼロではなかったこと」を振り返ることができる。

4．入院森田療法

　総論の最後に森田療法の原法である入院治療を紹介しておきたい（図2）。現代では約3カ月程度の入院期間が一般的だが，状況に応じて外来治療と組み合わせて短期の入院も行われる。現代の臨床場面では，出勤困難や職場復帰困難に陥ることもある慢性化したうつ状態は大きな課題となっている。そうした遷延化した抑うつ状態，ことに抑うつ症状自体は軽症でも経過の長引いている症例，再発を繰り返しているような症例には入院森田療法が奏効することがある。なお意欲や活動性の低下が強い重症のうつ病および躁状態は入院森田療法の適応にはならない。

　第Ⅰ期，絶対臥褥期では原則として1週間，自室に横になって過ごす。臥褥に入る際に，不安や症状は起こるままに，一切のはからいごとをしないよう指示される。うつ状態では自宅での休息では「休んでいても休めていない」ことも多く，絶対臥褥で「初めてきちんと休めた」と話す例も多い。そして臥褥の後半，「退屈」などの感覚を通して自らの中にささやかであっても活動欲があることに触れていく。第Ⅱ期（軽作業期）では大きく身体を動かすような作業は禁じられ，周囲をよく観察すること，木彫りなどの一人での作業を行う。それを通して自発性を高め，「今できることから」「ぽつぽつと」手をつけていく。第Ⅲ期，（重）作業期では，清掃や日常生活を整える共同作業，動物・植物の世話などの作業を行う。こ

こでは不安をそのままにしての「目的本位」の行動が重視されるわけだが，うつの症例ではうつと付き合いながら，そのときどきのできることに手をつけるようにしていく。入院前は「100の力で頑張り続けるかまったく寝込むか」という対処しかしてこなかった症例がそれ以外のありかたを体験することになる。またこの時期に「仕事を抱え込む」「他者に任せられない」「休息がうまくとれない」などの疲弊をためてしまうあり方が明らかになることも多く，作業での体験を通して，また治療者との面接や日記指導できめ細やかに，具体的に修正を図っていく。第Ⅳ期は1週間から1カ月程度の社会復帰期である。なお，第Ⅱ期以降は，主治医による面接に加えて，日記指導が行われる。

Ⅲ　症例提示
―各ライフステージと関連した不安・抑うつ―

1．思春期―強迫的傾向と関連したうつ

1）症例提示

【症例A】 初診時17歳，完全主義的な構えの強い，摂食障害が併存した女子高生
主訴：食事がとれない，意欲が出ない，不登校
現病歴：一人っ子で，多忙な会社員の父親，専業主婦の母親との三人家族。学童期から几帳面で完璧主義。試験前の勉強は徹底的に行い，常に成績もトップクラスだった。高校でダンス部に入り，文化祭前に「衣装をきれいに着るためにはやせなくちゃ」と友達と話したことをきっかけにダイエットを始めた。食事を減らし，体重が1カ月で5kg減ったが食事制限をやめることができなかった。部活でも頻繁に立ちくらみを起こすようになった。次第に抑うつ的になり，学業やその他のことへの意欲も低下した。「なんとかしなければ，周りの友達から遅れてしまう」と焦るほどに勉強に手がつかなくなった。身動きがとれないような状況で登校できなくなり，母親に連れられて来院した。たえずカロリー計算をしており，いつも食べ物のことを考えているのは苦しい，と語った。

外来での経過：薬物療法を開始し，十分な休息をとることをまず行った。その後，日記を用いた森田療法的アプローチを行った。まず始めに，強迫的なカロリーコントロールで身動きがとれなくなっていることを治療者患者間で共有し，食べる，食べないをかっこに入れ生活の建て直しを図ることとした。無理のない範囲で規則正しい生活をおくること，学校生活や日常生活の様子を面接や日記を通して具体的に聞いていった。すると，さまざまな側面での強迫的な傾向が明らかになった。例えば「ちゃんと準備しないと試験は受けられない」と，細部にわたって勉強をする一方で，試験直前に思うように勉強が進んでいないと勉強を投げ出してしまう。夏休みには「予定が埋まっていないと不安でたまらない」と連日アルバイトや友達との約束を入れ，前日になると不安で混乱したりキャンセルしてしまう。学校では「休み時間に一人になったら大変」と「おしゃ

れな」クラスメートたちとの話題を合わせることに汲々としていた。そこでよかれと思っているそれらのやり方がかえって不安を強め疲労を増していることを話し合い,「不安をすぐに消すのではないやり方」を探ってみることにした。日記には徐々に「今までと違う感じの『地味系の』友達と話してみたら楽しかった」「友達からチョコをもらって食べたらおいしかった」といった記載がみられるようになり,「服をかっこよく着るためだったのに,こんながりがりじゃださいよね」とボディイメージも自然に修正されていった。

　もう一つAの外来治療で扱う必要があったのが,家族内,特に母子間の悪循環だった。父親が不在がちだったこともあって,母娘の距離が近く,Aは母親にとっては自慢の娘だった。Aの変化に母親は「いったいどうしたの?」と戸惑い,「今日は食事を食べるかしら」とAの様子に注意を集中させていた。その結果,Aの緊張,食事へのとらわれはますます強くなっていった。そこで治療者の勧めで母親は習い事を再開し,母親自身の楽しみを取り戻していった。Aとも旅行や映画に行くなど食事以外の楽しみを見出していった。ある日,たくさんは食べられないAのためにリンゴをうさぎの形に切るなどして彩りをつけた母親の手作り弁当を見て,「『ごめんなさい』が『ありがとう』になった」と日記に記載している。

2）思春期にみられる不安・抑うつと森田療法

a）強迫性を読み取る

　この年代でみられる抑うつで森田療法のよい適応となるのは,「こうあるべきだ」という強迫的な構えが強く,そのために自縄自縛に陥っているようなケースだろう。そこで問診ではまず,鑑別診断を含めて抑うつ症状を充分に評価した上で,完全主義的な傾向,優先順位がつけられずすべてに全力投球しようとするやり方,「0か100か」というパターンなどの強迫的な傾向を読み取れるかどうかが治療適応の鍵になる。その時,「ちゃんとやりたいと思うからこそ,苦しくなる」など,「よくありたい」という思いに触れるようにする必要がある。

b）不安に持ちこたえられるようにアプローチする

　その上で,不安を排除しようとして悪循環に陥っているあり方の修正に働きかけていく。具体的には「不安をすぐに消すのでないやり方」「今手のつけられることから」「(今すぐには)変えられないことをそのままにしておく」などの伝え方が挙げられるだろう。

c）不安の裏にある「生の欲望」を読み取る

　彼女たちの苦悩の裏には「よい自分でありたい」という生の欲望がある。思春期の症例では不安を身体化したり,ひきこもりを含めた行動化に置き換えている場合もあり,そうした症例では「ひそやかな生の欲望」を注意深く読み取る必要

がある。
　d）「今できることから」手をつける
　強迫的な傾向をもつ思春期例では「ちゃんとやれないのであればやらないのと同じ」と動きを止めてしまっていることも多い。まず「今できること」を具体的にし，そこから手をつけていく。そしてやれたことは「事実」として振り返っておく。
　e）思春期の課題に配慮する
　思春期の症例では症状の形成に，同一性葛藤，この世代独特の対人過敏性などが関係している場合があり，充分に配慮する必要がある。「自分が何をやりたいのかはっきりしないと動き出せない」と足をすくませているようなケースには「明確な答えが出ないまま」の「とりあえずの行動」を促していくこともある。そして，その人自身の成長と歩調をあわせていく。
　f）家族内での悪循環を取り扱う
　提示した症例でみられたように，ことに思春期の症例では，家族が本人に不安な注意を向け，そうすることで本人の緊張が高まり，さらに家族が注意を向ける，というような家族内での悪循環が起こりやすい。そうした場合，まず家族に働きかけ，それまで本人のことのみが中心でまわっていた生活を，趣味や仕事などにも向けていくようにすると，そのことで風穴が開き状況が好転する場合がある。

2．20〜30代女性の仕事・生き方を巡る葛藤
1）症例提示
【症例B】初診時31歳　団体職員
主訴：慢性的に疲労感がある，出勤できない
現病歴：大学を卒業し就職。5年目に対面調査を中心とした業務からデータ集計中心の業務となった。残業も多く終電帰りになることもたびたびあった。また，同じ頃長く交際していた男性との別離もあった。その後「ウィークデーは忙しく仕事をし，週末はそれなりに楽しく過ごす，という当たり前にやってきたことができなくなってしまった」という。異動して1年が経った頃から朝起きられず，慢性的な疲労感やおっくう感を感じて欠勤を繰り返すようになった。初めは忙しい生活だったので「自分の状態にあまり疑問を感じていなかった」という。上司の勧めで心療内科を受診し，薬物療法を受けたが改善せず，職場からの提案で2カ月間の休職をした。長い休みを取ると追い立てられる感じが減って楽になり，復帰するが行けなくなり，結果的に4年間余り数カ月単位の休職を繰り返していた。前医からの勧めで入院森田療法を行うこととなった。
入院森田療法の経過：作業期に入っても抑制はあまり目立たず，むしろ病棟行事の

準備のために夜間も作業に熱中して，近しいメンバーと作業を抱え込むようなことがあった。この時，看護師のちょっとしたアドバイスに対して自分を否定されたかのように反発する場面があった。入院2カ月後の担当グループの話し合いの日に，体熱感があり「普通にしていられないと思って」寝込むことがあった。面接でも当初は「具合が悪くなった」と言うのみだったが，詳しく聞いていくと，その前日に他のメンバーと話して「自分がちゃんとできていない」と急に考えたことがきっかけだったという。「できない自分，状況にいらだった」のだという。その後はスタッフの支えのもとで短い話し合いをこまめにし，役割を小さく区切って乗り切ることができた。入院当初は評価に直結するもののように感じ，自分を追い立てるかのように作業に臨んでいたBだったが，退院前には日記に「今日チューリップの球根を植えた。春が楽しみである」というような記載が増えている。退院前の面接で「入院前には何の役に立っているわけでもないし，誰のために生きているのでもない，エネルギーを消費しているだけの自分，と思っていたが，今はそんな風には思っていない」と語った。

2）症例Bの心理的背景と森田療法での対応
　a）「ちゃんとしていなければ」という構え（強迫性）
　Bの場合も「ちゃんとやらなければ」という強迫的な構えで身動きが取れなくなっている。しかしその背後には強力性よりは「完璧にことを進めなければ，一つでも失敗したら受け入れられない」という自己評価の低さが認められる。そのことは作業を抱え込む，「ちゃんとやれていないのになぜやらなければならないのか」という葛藤などにつながっている。
　b）「何のために頑張るのか」——張り合いを見失っている状態
　「何のために頑張るのかわからない」という思いは，20代，30代の慢性うつのケースの心情を聞いていくと意外なほど多く聞かれるものである。そのような，目的を見失ったような思いは，Schulte W の言う「目的志向性緊張」を見失ったような状態といえ，彼らの「息切れ」につながっているのではないかと思われる。
　c）森田療法での対応
　それらに対する森田療法の答えの一つが「明確な答えのないまま，目の前のことに向かう」ことである。そこでは総論で触れたように，行動を始める時や行動した時の本人の「感じ」を大切にするようにする。また役割に圧倒されているような時は，役割を小さく区切って，その人なりに引き受けることを支えていく。一方でこのような症例では「目前の行動」が「感情に触れないための闇雲な動き」にならないよう留意することが必要である。
　d）森田療法での感情の扱い
　この年代の女性の慢性抑うつでは感情体験を具体的に聞き，扱っていくことが

必須である。総論で触れたように「うつ」という言葉に感情体験を塗りこめているケースも多い。感情を患者自身の言葉で語ってもらうことは，それを「ほかならぬその人自身の感情」として扱うことになる。森田療法では感情を「自然なもの」，かつ変化し流動するものとして扱う。怒り，嫉妬，いたたまれなさなど，ネガティブな感情もそのまま認め，内容よりもそれに対する態度，すなわち取り除こうとする，触れないようにするなどのあり方を問題として扱っていく。

3．産後，子育てにまつわるうつ状態
1）症例提示

【症例C】初診時34歳　女性

主訴：家事がおっくうで手につかない，だるい，いらいらしてしまう

現病歴：初診の6カ月前に男児を出産。授乳が大変で「何時には起きなければならないと思うと眠れない」と強く思いストレスを感じるようになった。その後，身体のだるさ，家事がおっくうで手がつかなくなった。その一方で母親が協力を申し出ても「ちゃんとやっていないと思われたくない」と断ってしまう。母親によると，しばしば「まだ頑張りたりないって言うの？」と泣きながら訴えるのだという。

　初診後，授乳を止めて薬物療法を開始すると同時に，夫に可能な限り帰宅時間を早めてもらうなどの環境調整を行った。強い抑うつが改善した後も，時おり「努力しても空回りな感じがいや」「子どもの成長は止められない，この先どんどんこういうことが増えていくのかと思うとやっていけない感じがする」と訴えた。それに対して治療者はまず「ちゃんと子育てをしたい」というCの頑張りを認め，労った。そして子どもがぐずった時などの「いらだち」自体は自然なものであり「感じてはいけない」ものではないこと，押さえ込もうとするほど悪循環になってしまうことを伝えた。そしていらだちと付き合い，その時の対処を探ってみるようにした。Cはいらいらして子どもに当たってしまいそうな時，一呼吸おいてから乳母車に息子を乗せ，公園を一回りしてくるようにしてみた，そうしたら外の空気が気持ちよく，気分が変化していったと話した。そして日々変化する子育てに完璧に臨むのではなく，「子どものあとからついていく感じで」子育てをしてみてもよいのではないかと話し合った。

2）子育ての悩みと森田療法

　最近，インターネットでも子育て情報やママサークルが数多くあり，一見疑問があればいつでもその答えが得られるように見える。しかし情報が多いために逆に「これでいいのだろうか」「ちゃんとやっているはずなのにうまくいかない」という焦りや落ち込みにつながることもある。そんな時に一つの答えとなり得る，以下のような森田のアドバイスがある[5]。「病気になってから子どもへの愛情を失ったのでは」という訴えに対し，森田は「可愛いとか，美味しいといったことは，

相対的で常に変化するもの。たべすぎで吐きそうな時は菓子を見るのもいや，気分が悪い時に，子どもにいたづらを言われる時は愛児も憎らしくなるようなもの。空腹でない時に強いて食べたいと思い焦る必要のないと同様に，子どもの愛も強いて感じようとするにおよびません。いずれもこれを理想的に強いて起こそうとすれば必ず食傷か悲観かをするに違いありません」。つまり「子どもをいつも可愛いと思わなければならない」というのも一つの「かくあるべし」なのである。こうした見方は子育ての「こうあるべき」に悩む現代の母親にも役に立つアドバイスではないだろうか。この一文を読んだとき筆者に連想されるのがWinnicott[8]の「ほど良い母親 good enough mother」である。どちらも「常によくあらねばならない」と構えている母親たちが肩の力を抜くことができる助言だと思われる。

4．中年期からの抑うつ
1）症例提示

【症例D】初診時56歳　主婦（元研究職）
　生来完ぺき主義，「手をつけたことは最後までやらないと気がすまない」性格だった。夫はエリートサラリーマン，本人も子育てをしながら研究職として勤め，忙しくも充実した生活を送っていた。54歳の時，公開講座を受け持ってから焦り，「ちゃんと覚えられていないのではないか」と何度も確認するようになった。夜中にトイレに資料を持ち込んで仕事をするまでになり，近くの精神科を受診した。周囲に勧められて休職した後，「ちゃんとやれないならと思って」退職した。その前後に三人の子どもが相次いで就職，留学で家を離れていった。さらに，次男がDの意に沿わない女性と「できちゃった結婚」をしたことを契機に，「誰からもすばらしい家庭と言われていたのにどうしてこんなことになったのか」「自分は家族からも必要とされていない」という思いが離れなくなった。夫にその思いを訴えて解決しようとしたが，夫は管理職の仕事が忙しく充分耳を傾けてくれず，かえって孤独感が強まった。

2）中年期以降の抑うつ

　症例Dはいわゆる「空の巣症候群」といえる。加えて，積み重ねてきたキャリアを失う体験も重なった。症例Dの「覚えられていない」という不安の背後には「自分の能力が衰えているのでは」という不安があった。北西[2]はこの時期のうつを詳細に論じ，「うつの悪循環」を治療者とうつ病者が共有すること，「できること」に手をつけることとともに「できないこと」を放っておくことが肝要であると述べている。Dの場合，本来変えられない夫の感情や家族の選択をなんとかしようと悪循環に陥っていた。一方この年代ではそれに患者自身が価値を見出せていなかったとしても，これまで積み重ねてきたものがある。その「これまで積

表1 各ライフサイクルと関連した葛藤・課題と森田療法

	葛藤・課題	森田療法での対応
思春期	・同一性葛藤 ・不安耐性の低さ ・身体化,行動化 ・強迫的傾向	・答えが出ないままの取りあえずの行動 ・不安に持ちこたえる ・ひそかな「生の欲望」を読みとる ・家族内を含めた,悪循環の打破
20～30代	・人生の選択や迷い ・「これでいいのか」「何のために」という思い ・仕事と関係する葛藤 ・子育てを巡る葛藤	・答えが出ないままの小さな行動 ・その人なりの頑張りを労う ・「感じ」を大切にする ・感情を自然なものとして扱う ・「かくあるべし」以外の子育てを探る
中年期以降	・子の巣立ち・家族の問題 ・これまでの人生への思い ・今後の人生 ・「自分が衰えていくのでは」という不安	・「できること」と「できないこと」を分ける ・「これまで積み重ねてきたもの」を事実として認めなおす ・「これまで積み重ねてきたもの」に基づく「今の自分にできること」に手をつけていく

み重ねてきたもの」を「事実」として認め,それに基づく「今の自分にできること」に手をつけていくことから,新たな生き方を探っていくことになる。

5. 女性のライフサイクルに伴う葛藤や課題と森田療法における対応

これまで症例を介してみてきた,ライフサイクルの各局面で直面する葛藤と,それに対する森田療法での対応を表1にまとめた。今回提示した4症例はいずれも「かくあるべし」と構えることから悪循環に陥っていた。その背後には思春期例では不確かさに持ちこたえられないこと,20～30代の例では自己評価の低さや自信のなさ,中年期の症例では失うことへの不安があり,それぞれにライフサイクルに伴った葛藤が存在していた。森田自身,「病を治すのは其人の人生を完ふせんがためである。生活を離れて,病は何の意味もなさない」と述べているように,森田療法は生活や人生そのものを扱っていく[4]。それぞれの陥っている悪循環を明らかにし,その人の生活のあり方,人生の行き詰まりを扱い,修正していくことそのものが,森田療法の対応だといえる。

Ⅳ　おわりに

現代の,特に女性のうつ病,うつ状態を巡る状況は複雑化している。従来の薬物療法,休息モデルだけでは,充分な回復がみられないケースも多くなっている。そうした時,苦悩を排除するのではなく「あるがままに」,その人らしい生き方を探るサポートをするという森田療法のアプローチは,一つの回答になりえるだろう。

文　献

1) 伊藤克人・北西憲二,他（2005）森田療法で読むうつ．白揚社．
2) 北西憲二（2006）中年期うつと森田療法．講談社．
3) 北西憲二・中村　敬編（2005）心理療法プリマーズ　森田療法．ミネルヴァ書房．
4) 森田正馬（1928/1974）神経質の本態と療法．森田正馬全集第二巻．白揚社．
5) 森田正馬（1930/1974）外来指導・日記指導・通信療法．森田正馬全集第四巻．白揚社．
6) 中村　敬（1999）森田療法．（岩崎徹也,他編）臨床精神医学講座第15巻．中山書店．
7) 中村　敬（2001）「うつ」はがんばらないで治す．マガジンハウス．
8) Winnicott DW（1958）Collected Papers: Through Paediatrics to Psycho-Analysis. Tavistock Publications Ltd.（北山修監訳（2005）小児医学から精神分析へ．岩崎学術出版社）

第13章

精神療法・心理療法（6）
―― 夫婦療法

平木典子

I　はじめに

　さまざまな家族の悩みの中で，近年，離婚，不倫，不和など夫婦の情緒生活に関わる問題は家族療法，特に夫婦療法（カップル・セラピー）の大きなテーマになってきた。また，夫婦療法は，この10年あまり，家族療法の一部というより，特有の臨床理論と技法を必要とするセラピーと考えられるようになり，北米ではカップル・セラピーに関する書籍が続々と出版されている。夫婦療法が独自性をもつ理由は，家族の中で夫婦（カップル）には，他のメンバーの関係とは異なった独特の関係があるからである。

　他の関係と異なり，夫婦関係の特徴は，①家族の中で血縁関係がなく，二人の関係の継続・終了を選択できること，②ただし，子どもが生まれた場合，同居しようとしまいと，血縁で結ばれる父・母・子の関係は継続すること，③互いに継続する関係を望んで結婚，あるいは同居を決めるゆえに，その関係から親密さと情緒的安定を得たいと望むこと，④それゆえに親密さをめぐる葛藤や悩み，怖れをめぐる心理的負担が重要なテーマになること，などである。

　さらに，現代人にとって，結婚－性－生殖（妊娠・出産）のルールは崩れ，性的欲求の充足はインセスト・タブーを除いて社会的統制の対象でなくなり，出産は，子孫を育て，社会の構成員を補充するというよりも，男女の個人的・主観的・情緒的欲求を充たすといった意味が強くなった。また，女性の労働と男性の育児参加が奨励され，生殖医療が進歩したことによって，現代の夫婦にとって子どもは結婚によって「授かる」ものではなくなり，カップルの選択や自己実現の対象として「つくる」ものになってきた[5]。

　現代のカップル関係の継続は，結婚という制度や性関係，出産と子育てといった物理的な条件によっては保障されず，親密な関係といった心理的・情緒的機能によって支えられる傾向が強くなっている。

　システム療法（夫婦・家族療法）の視点からみると，夫婦関係において個人の症状（心理内力動）とカップル関係の問題（関係の力動）は，相互に影響し合っ

て，否定的相互作用の循環をつくり，症状や関係の悪化をもたらす可能性がある。北米の調査ではあるが，夫婦不和や葛藤でセラピーを受ける50％以上のカップルの片方，あるいは両者にうつ症状がみられ，うつ病患者の50％は夫婦関係に不満があると指摘されている。また，認知行動療法で治癒された患者の半数が2年以内に再発する主な理由は，関係の障害が存在する場合であるとも報告されている[2]。カップル・セラピーでは，うつ症状と夫婦不和の共存が注目されており，うつの治療には個人の心理力動と関係の力動の連鎖に介入する必要性が認められている。

現代の夫婦が，心理的絆や親密さに関係の基盤を置かざるを得ない不安定な状況にあることを考えると，夫婦関係の悩みにうつ・感情障害が伴うことは想像に難くない。

本論では，まず，システミックな視点からカップルの相互作用の特徴を概観し，次に，最近注目されているGottmanらのカップル関係の研究とアプローチと感情に焦点を当てたGreenbergのEFT（Emotion-Focused Therapy）を紹介し，最後に，筆者が行ったうつ傾向のある妻の夫婦療法のケースの概略を述べて，うつと夫婦関係への取り組みを考えたい。

II 夫婦（カップル）の相互作用の特徴

家族同様，夫婦を理解する上で欠くことができない視点は，症状や関係を相互作用としてシステミックに捉えることである。つまり，個人・カップル・家族などは各システム内とシステム間で相互作用しているbio-psycho-socialな存在であり，個人の症状や問題は，個人の生理的・心理的変化と個人を取り巻く重要な他者との相互作用の循環として理解する必要がある。

夫婦の葛藤や危機は，個人の症状として表現されると同時に，症状は夫婦関係に影響を及ぼし，葛藤に拍車をかけることがある。その葛藤は，個人の症状を維持し，あるいは悪化させるように働き，関わりと症状の悪循環が始まる。この相互作用の悪循環は，以下のような夫婦関係の特色から生まれる。

1．「ヤマアラシのジレンマ」

夫婦は，相互に親密で安全な関係を求めると同時に，個としてのアイデンティティを尊重されたいという望みをもつ。この欲求の両立は矛盾をはらんでおり，近づきすぎると自分を失う恐れを抱き，離れすぎると親密さを失う不安に襲われ，いわゆる「ヤマアラシのジレンマ」に陥るのである。夫婦は，親密な関係とアイデンティティが脅かされることに対して非常に敏感であり，またこの矛盾した欲

求の両立をめぐって他の関係におけるよりもはるかに激しい相互の防衛や攻撃を展開することになる。

2．対称性と相補性

　家族療法のコミュニケーション理論によると，すべてのコミュニケーションと関係は，対称的（symmetrical）か相補的（complementary）かのいずれかをとるといわれている。カップルにおいては，そのいずれかが結婚あるいは親密な関係を結ぶ際の動機となることも多い。対称的関係とは，類似性を基礎とした人間関係で，言わば「似たもの夫婦」の関係である。この関係では，二人が同様のコミュニケーション・パターンや関わりをとり，相互にその特徴を争うような形で同等の位置を確保しようとする。相補的関係とは，二者の違いが基礎にあり，相互に相手の態度や言動を補うように動く「破れ鍋に綴じ蓋」の関係である。人間関係では，時と場合によってこの両者を柔軟に活用し，固定化させないことが関係を維持・継続する秘訣であるといわれる。

　ところが，カップルは，無意識の言動として，あるいはいずれかの関係をより好むという相互の同意の下に，一方の関係を固定化させ，継続する傾向がある。そうなると，「対称性のエスカレーション」あるいは「堅固な相補性」状態が生じる。

　対称性のエスカレーションとは，例えば議論好きといった類似した言動を取ることが，激しい論争となり，極端な競争関係を生み出すような状態である。このような状態は，両者にとって不本意でありながら，対称性を維持するための競争がエスカレートし，時には一方が挫折するまで続くことがある。対称性のエスカレーションを防ぐには，どちらかが相補的な言動をとればよいのだが，それは自ら競争に負けることになるため，止めることができなくなっていく。止め処なく言い募る夫婦喧嘩はその例である。

　一方，相補性が固定化した場合は，一方が優位に，他方が劣等な位置に縛り付けられた状態になる。保護的な妻と依存的な夫，支配的な夫と従順な妻といった関係の固定化・長期化は過剰責任／過少責任（over-responsible/under-responsible）の関係をつくる。過剰責任を取る人は，過少責任の人をカヴァーすべく動くことで，過少責任の人が機能するチャンスを失わせ，また，過剰責任の人がその動きを低下させると過少責任の人の不安が高じるといった状態に陥って，その関係から逃れられなくなる。アルコール依存の夫としっかりものの妻やパーソナリティ障害の妻と献身的な夫の関係などは「堅固な相補性」の例として知られているところである。相補性の固定化を回避するには，例えば，保護的な妻がそれをやめ

るとか，依存的な夫が自立的になるといった対称的な行動が必要となるが，硬直化した関係ではそれをルール違反と感じる危険性を伴うため，動きを変えることが困難な状態に追い詰められやすい。この関係の固定化は，いずれ，どちらかが相手の言動を重荷に感じ，自分の立場に満足しない時をもたらす。しかし，その時がすでに遅く，関係の回復を望まぬ離婚などの訴えになることもしばしばである。

3. "more of the same" の問題解決パターン

　夫婦の一方が何らかの方法で問題解決を試み，それが成功しなかった時，他方は相手の試みを補おうとして別の方法を提案したり，逆の方策を実行しようとすることは多い。例えば，子どもにやさしく対応してきた母が，子どもの反抗に出会って困惑している状況に対して，子どもに厳しく接する父の言動である。子どもへの対応を妻とは異なった内容にしようとする夫の試みは，それ自体，状況を変えるための相補的な行動である。しかし，夫婦関係が葛藤的である場合，夫の言動は妻にとって自分を否定しているメッセージと受け取られ，夫の言動に対抗する形でよりいっそう子どもにやさしく接することが起こる。夫婦は，子どもへの接し方という内容の争いをして，どちらがより功を奏するかを見極めようとしているのであるが，子どもにとっても，実際のプロセスも相互否定を伝達しているために，「同じことの繰り返し」（more of the same）が起こっているのみで，問題解決に役立たないだけでなく，関係の悪化を増長していることになる。

　ここで，あえて強調しておくならば，夫婦関係においては，個人のパーソナリティや欲求の違い，関係の状態によって，一方が積極的，協力的意図をもった言動をとった場合でも，相手には逆の意図として受け取られることがあり，悪循環のエスカレーションを起こすこともある。個人に何らかの症状や問題が現れた時，それを個人の生理的・心理的問題とみなすのではなく，カップル関係の視点からも見直すことの必要性はここにある。たとえ，症状が主として生理的病理を示すものであったとしても，そこに関係の問題が作用して病理が維持される可能性は，本書のテーマである女性（妻）のうつについても，十分に考慮されなければならない課題である。

Ⅲ　Gottman のカップル研究より

　Gottman ら[2]は，アメリカのカップルに関する 25 年間の心身両面からの縦断研究の結果，夫婦関係の満足に関する画期的な成果を発表した。特筆すべき成果の主なものは，以下のとおりである。

①安定した結婚では，ポジティブなものとネガティブなものの割合は5：1であるのに比して，離婚に至るカップルでは1：0.8である。つまり，すべての結婚にはネガティブなものは存在するが，ポジティブなものが欠けていることが決定的である。夫婦の喧嘩や争いは避けるのではなく，修復することが重要であり，その鍵は相手を理解し受容することである。

②苦悩に陥った結婚は，批判，防衛，軽蔑，防壁づくりといった四つの典型的態度によって特徴づけられる。夫婦不和には，「怒り」ではなくこの四つの感情と敵意が存在し，また，ジェンダーによる表現の違い（妻の批判／夫の防壁づくり）も関わっている。夫は妻の影響を受けまいとする態度（夫の情緒的関与の欠如や妻の柔らかな否定的感情である不平や不満に対する夫の敵意・軽蔑・防衛）をとりがちで，それが夫婦関係を不安定にする。関係の安定には，ポジティブな感情の表現のみが効を奏するので，壊れかけた情緒関係の修復には，ポジティブな相互作用を増やすことが不可欠である。

③夫婦の主たる葛藤のうち，その31％は解決可能な問題について起こっているが，残りの69％は解決不可能な，繰り返される問題（例えば性格やその場のニーズの違いなど）についてである。したがって，夫婦関係に必要なことは，違いを一致させることではなく，問題の場で生じる感情を治めるための対話が成立つことである。問題解決に向かおうとする積極的関わりや相手を受け入れるためのコミュニケーションが不可欠となる。

④カップルの関係では，最初に話した人の言葉と調子が相手に攻撃的なものとして経験されると，相手は関係を維持しようとして退く可能性が高い。しかし撤退行動は，前者のさらなる攻撃や要求行動を強化し，さらに相手の回避行動をもエスカレートさせる。そこに「追及する人／逃走する人」のネガティブな相互作用が起こり，この循環は，ネガティブな関係のパターン形成を加速させる。

Gottman らは，このような悪循環に陥ったカップル関係を修復するために，独自のカップル・セラピーを実施し，また，カップル・グループによる関係づくりのトレーニングを各地で開催している。

システム療法（家族療法・夫婦療法）を実施しているセラピストには，このようなコミュニケーション・パターンは，二人がつくる「非難／防衛」のパターンとか，「軽蔑／防壁づくり」のパターンとして認識されている。これらのパターンに陥ったカップル関係において，防衛し，防壁をつくっている側は，非難や軽蔑を返すことによっておこる対称性のエスカレーションを防ぐ努力をしているつもりなのだが，防衛や防壁づくりは相手にとって冷淡さ・逃げと映り，さらに追及

を繰り返すことになるのである。

Gottman は，関係に満足しているカップルは，葛藤や不一致の最中でも，一方が相手にとって支持的と経験されるような言動をとることができることを指摘し，パートナー間のポジティブな心情の存在と交換の重要性を強調している。

Ⅳ　Greenberg の EFT（Emotion-Focused Therapy）

Gottman らの研究と実践をさらに情緒・感情に焦点を当ててカップルの葛藤・機能不全に対するセラピーを開発したのが Greenberg [3] である。彼は，カップルのネガティブな相互作用の循環は，関係におけるアイデンティティの確保と安全な関係への希求から始まるとする。つまり，人は関係の中で，アイデンティティが侵されることと安全が脅かされることを最も怖れるので，その欲求が充足されないと関係の葛藤が起こる。したがって，カップルにおいては，それぞれが自分とパートナーの情緒や欲求に対応できるようになることが重要なのである。

EFT では，まず，三つの情緒のタイプを区別し，どの情緒を認識し，表現するかを決める必要がある。また，あるタイプの情緒は適応を促進するが，他のタイプの情緒は不適応を起こすと考えられ，不適切な感情表現の相互作用が関係の葛藤や機能不全を招くと考えられている。

1．第一次感情

これらは，人間の最も基本的な感情であり，状況に対する最初の反応である。それらは，喪失に対する悲しみ，侵害に対する怒り，脅威に対する恐れであり，これらの感情は愛着とアイデンティティを志向し，親密な絆と自己成長を促す。これらの感情こそ，クライアントが把握し，表現することが奨励される。

2．第二次感情

これらは，一次的プロセスに次いで生じる感情でそのプロセスを防衛するものである。例えば，傷つきに対する怒りの感情，怒っている時の悲しみ，怒りを感じることに対する罪悪感や恐れなどである。これらの感情は，状況に対する反応というよりは，自分の感情に対する反応であり，これらの第二次感情は探索されて，表現されてない第一次感情を呼び起こす必要がある。愛着とアイデンティティを促進するのは，第一次感情に気づくことだからである。例えば，不公平に対して怒りを感じることは，エンパワーされることになる。逆に，痛みや弱さを第二次感情の怒りで表現することは，第一次感情を曖昧にし，他者が耳を傾けてくれるチャンスを失い，いたわりを得て開放感を味わうこともない。

3．道具的感情

これは他者に影響を与えるために使われる一種の偽りの感情で，自分が望むように他者を反応させようと意識的，あるいは無意識的に，戦略的な意図を含んで表現されるものである。「いつわりの涙で同情を買う」といった例が示すように，自分の欲求を伝えて相手の反応を待つというよりは，自分の欲求実現のために相手を操作して目的を達成しようとする問題ある表現である。反応が得られないことを怖れてこのような偽りの感情を用いるのだが，自分の欲求や希望を率直に表現する術を学ぶ必要がある。

4．関係における感情の相互作用

人は，自己のアイデンティティや安全を脅かされると，外界への即座の中核的情緒反応（第一次感情）である傷つきや怖れ，恥といった感情を体験するのだが，それを怒り（第二次感情）でカヴァーして反応することがある。怒りの表現は自分の即座に体験した感情を理解しにくくし，また同時に，相手を脅かすことにもなる。脅かされた相手は，防衛的，攻撃的言動で対応することになりやすい。かくして，ネガティブな感情のやり取りの循環が始まるのである。

親密な関係において存在や安全が脅かされた時は，防衛的な怒り（第二次感情）で反応するのではなく，その下に潜んでいるアイデンティティを侵されたことによる恥や，安全を脅かされた痛み，怖れといったよりやわらかく，弱い感情（中核的・第一次感情）を表現することが有効である。人は，弱さや傷つきに対してはケアする心が働くが，たとえ見せかけの怒りであっても，強い感情の表現に対しては，退却するかより強い怒りを向けるかになりやすいからである。逆に，悲しみ，怖れ，恥などが第二次感情として表現されると，怒りが消え，その感情に潜んでいる力強さを意識するチャンスを失い，自らの積極的な動きまでも制約することになる。

また，人は拒否されたり，距離をとられたりする時，不安や怖れを感じるので，近づこうとして要求がましくなるが，要求を怖れる相手は，距離をとろうとする。それはさらに孤独や見捨てられ感を刺激し，ますます相手を追及するといったメカニズムをつくる。このメカニズムは，特にうつ症状をもつ人や女性に起こりやすい。うつ病者の怒りの感情は内向しており，また女性の怒りもうっせきされやすいのである。

EFTの目的は，カップルが表現している感情が直接体験された感情ではないことによって起こる関係の葛藤に気づかせ，葛藤が招く相互作用の悪循環を変えることである。EFTが感情の障害を特徴とするうつ病と夫婦関係の葛藤の回復に有

効だとされる理由はここにある。

V うつ傾向を示す妻のケアとセラピー

　ここでは，筆者が行った比較的軽いうつ傾向を示す妻のカップル・セラピーを紹介し，上記に述べた症状と関係の相互作用がどのように働いているかを見ることにしたい。

【症例】
　クライアントは，35歳の専業主婦，夫はマスコミ関係の仕事をしている37歳の会社員，5歳の長男と3歳の双子の子どもがいる家族である。
　夫婦はA市で結婚して10年になる。しばらく子どもができなかったこともあって夫婦は共働きをしていた。待ち望んでいた長男の妊娠がわかって間もなく，夫のB市への転勤が決まったため，妻は仕事を辞めて転居。結婚当初から勤務時間が不規則で，1～2週間にわたる海外への出張を含めて不在がちな夫との生活は，高校・大学時代の友人とも離れた慣れないB市での妻の毎日を孤独なものにしていた。それに加え，双子の誕生と再度の社宅への転居で，妻には最大のピンチが訪れた。しかし，妻の実家の年老いた両親の助けを借りることもままならず，妻は一人で家族を支えていた。
　この時期になって，妻は，子どもたちの過活動と乱暴にエネルギーを使い果たし，食欲減退，無気力が続くようになった。夫がごく自然に子どもたちとつき合っているのを見るにつけても，育児にすっかり自信をなくし，生きがいを失い，自分をとりえのない人間だと思い，すぐ涙が出て泣くようになった。「だらしない母でも，子どもにとって，いないよりはいたほうがましかもしれない」という思いで，頑張っていた。
　一方夫は，家族と過ごす時間は取れないものの，仕事柄，やりくりのうまい人でもあり，うつについての知識が多少あったこともあって，妻を心配して産業医に相談したところ，妻の治療のほかに夫婦のカウンセリングを勧められたのであった。カウンセリングは，主として夫婦並行で10回，合同で2回，7カ月間行われた。
　セラピーは，妻のうつ状態を夫婦関係の質を変えることによって改善することを目的として行われた。セラピーの主な内容は，①うつと夫婦関係が相互に影響し合っていることに関する心理教育，②妻のうつを改善する行動の示唆，③妻の積極的な行動に対する夫の支持，④夫婦の相互支持と親密さを高めるためのコミュニケーションの改善，⑤妻の家族外における社会活動の推進，である。
　夫の面接では，主として心理教育によってうつに関する知識と妻への関わり方の伝達，具体的な宿題として二人でのデートの時間や楽しみの創出を処方した。また，妻の疲労とうつ傾向は，育児能力の欠如から来るのではなく，夫の家事・育児の責任をも背負っていることから来るという認知の変化も促した。その結果，夫は週3時間ほど子どもの

面倒を見る時間をとるようになり，妻は自由な時間を自分のために使うようになった。

　妻の面接では，社会との関わりをつくる工夫や子育て支援の場やプログラムに参加することを奨励し，人間関係のネットワークを広げることが試みられた。幼い子どもをもつ母親たちとの交流と専門家の関わりは彼女の自信喪失を癒し，また，自己の健康維持のためにヨガのクラスに出席する時間も確保された。地域の支援センターの自助グループの一員としてボランティア活動をするようになり，カウンセリングは終結した。

　夫婦面接では，妻の子育ての大変さを夫が聴くことや「リードする／従う」といった夫婦関係のパターンとエスカレーションに気づき，特に妻が怒りやフラストレーションを無力感や自己卑下，涙で表現していることに注目し，より率直な自己表現の試みの支援が行われた。

　うつやディストレスには，個人の性格特性やコーピング・スタイル，ふりかかるストレスの特質と人間関係の要素が関わっている。したがって，セラピーでは，うつの治療のほかに，いずれの要素の検討も必要である。この事例では，問題解決型のコーピング・スタイルをもたず，献身的で他者のケアに全エネルギーを注ぎ，自己成長を棚上げにしてきた妻が，自他のコントロールを失い始めて，マイナスの結果を自分の責任に帰す性格傾向を強め，うつになりかけていた。それに気づいたのが，不在がちながら家族の変化に敏感で，やりくりができる夫であったことは幸いであった。彼のスピルオーバー気味のキャリア発達の問題は残されているが，なすべきことがわかれば可能な限りの動きをする彼の問題解決的で，社会的リソースを利用しようとする姿勢は，この夫婦にはプラスに働いた。

　家族，あるいは社会のディストレスはどのような形で，誰によって表現されるかの問題があるので，ディストレスを訴えている人とその関係者だけを問題にしたり，治療したりすればよいという問題ではないのだが，本事例のように，少なくとも夫婦に対して，早期に明確な目的をもって関わることができると，快方に向かう。また，人間関係でうつになりやすい女性，仕事上でうつになる男性が多い現代社会の現実は，夫婦に対する bio-psycho-social な視点からのアプローチが必要なことを痛感させる。

　臨床の現場では，妻の結婚への不満足は，個人的な怒り，うつ，不安で表され，夫の結婚への不満足は支配，情緒的交流の回避，不安を埋める過活動で封じ込められている事例に出会うことが多い。これは夫婦関係の問題であると同時に，無意識のうちに夫婦が背負っている社会的ジェンダー・ギャップの根強さを示す特徴でもある。女性のうつは，はからずも現代社会の問題を語っているとも見ることができる。

文　献

1) Gollan JK, Friedman MS, Miller IW (2002) Couple therapy in the treatment of major depression. In Gurman AS & Jacobson NS (Eds.) Clinical Handbook of Couple Therapy (3rd ed.). Guilford. pp.653-676.
2) Gottman JM, Driver J, Tabares A (2002) Building the sound house: an empirically derived couple therapy. In Gurman AS & Jacobson NS (Eds.) Clinical Handbook of Couple Therapy (3rd ed.). Guilford. pp.373-399.
3) Greenberg LS (2006) Emotion-focused therapy for couples. 家族心理学研究, 20(1); 1-19.
4) Hops H, Perry BA, Davis B (1997) Marital discord and depression. In Halford WK, Markman HJ (Eds.) Clinical Handbook of Marriage and Couples Intervention. Wiley. pp.537-554.
5) 柏木惠子・大野祥子・平山順子 (2006) 家族心理学への招待. ミネルヴァ書房.

第14章
電気けいれん療法

幸田るみ子

　現在のうつ病治療は，十分な休息と薬物療法，認知行動療法を中心とした精神療法が第一選択といわれている。しかし場合によっては，電気けいれん療法（electroconvulsive therapy：ECT）が有効なことがあるため以下に概説する。

I　電気けいれん療法（ECT）の歴史

　ECT は，古くて新しい治療法であり，抗精神病薬が開発される以前は，精神科治療の主流の一つだった。けいれんにより精神疾患の治療を行う試みは，18世紀から開始され，Meduna LJ が 1931 年に統合失調症を対象に，ショウノウ（カンフル）を用いてけいれんを誘発させ，治療を行ったのが最初とされている。けいれんを確実に引き起こす方法として，1938 年 Cerletti ら[3]によって，最初の ECT が，統合失調症を対象に行われた。日本でも，ほぼ同じ頃，電気を用いたけいれん療法が実施されている。その後，躁病，緊張病，重症うつ病など広い対象に ECT が用いられるようになった。しかし，薬物療法の発展とともに，一時実施数が激減し，一部の精神病院で，体罰として ECT が用いられるなど誤った負のイメージから，ECT がすたれた時期があった。

　しかし，薬物治療に抵抗性患者や，高齢患者の増加とともに ECT が再評価されるようになった。特に，患者の不安，恐怖心を取り除くため静脈麻酔薬を使用し，骨折予防のために筋弛緩薬を併用した修正型 ECT（modified-ECT：m-ECT）が一般化し，安全性が高まると同時に，近年その効果が見直されている。

II　修正型電気けいれん療法（m-ECT）の実際

　ECT が改良され m-ECT となった改良点は，主に以下の四つである。①恐怖感を防ぐために静脈麻酔薬を使用する，②骨折防止などのため筋弛緩薬を使用する，③酸素の十分な供給を行う，④パルス波定電流治療器の導入である。パルス波治療器は，電気量，パルス幅，周波数などを調整することで，科学的で効率的にけいれんを誘発できるため，従来のサイン波定電圧治療器と比較し，認知障害，循環動態の変化や脳波異常が少ないとされている。そのため現在，サイン波定電圧

表1 m-ECTの手順[3]

1. 本人であること，絶飲食および同意書の確認
2. 治療台への移動
3. 静脈路の確保
4. 血圧計，心電図モニター，パルスオキシメーターの装着
5. バイタルサインの測定，記録
6. ECT治療器の条件設定：100V程度
7. 硫酸アトロピン投与
8. 静脈麻酔薬（プロポフォールまたはチオペンタールナトリウム）
9. マスクによる酸素投与
10. 筋弛緩薬（サクシニルコリン（塩化スキサメトニウム）など）投与
11. 通電：5秒程度
12. バックによる換気の再開
13. 呼吸と意識の回復とバイタルサインの再検
14. マスクによる酸素投与

表2 ECTの説明[4]

1. ECTを推奨している人とその理由
2. 他に適応となる治療法の説明
3. ECT施行手順の説明
4. 刺激電極配置の特徴と選択
5. 試行回数が予定最大数を上回る場合の再同意の必要性
6. 有効性は絶対ではないこと
7. ECT後の継続治療の必要性
8. 重大な危険と一般的な副作用
9. 覚醒前の緊急措置の可能性
10. ECT施行前後での行動制限の可能性
11. 質問に対する回答の保証と回答者
12. 同意は強制されず撤回可能であること

治療器からパルス波治療器へと切り替える施設が増えている。また，パルス波治療器は，通電後に脳波，心電図，筋電図を自動的に解析してくれるため，発作の性状についての質的な検討も行うことが可能という利点がある。

　m-ECTの具体的な手順を，表1に示した[3]。まず，あらかじめ作成した文書を用いて，m-ECTの適応と効果，その手順，よくある副作用などについて，本人と保護者に説明し，文書による同意を得て治療を行うのが基本である。不安焦燥感が強く判断能力が低下しているため，本人に同意能力がない場合は，保護者に説明して同意を得ることになる。具体的には，表2にまとめた内容[4]などを十分説明する必要がある。特に「電気けいれん療法」という名前を聞いただけで，「怖い治

表3 m-ECTの適応

大うつ病エピソード（単極性および双極性）
躁病
混合性感情状態
緊張病
顕著な感情症状を伴う統合失調症
統合失調感情障害

療」「苦しい治療」ではないかという負のイメージをもってしまう人もいるので，その治療の適応，効果，治療手順について，時間をかけて具体的にわかりやすく説明することが必要である。そして，決して強制的に行う治療ではなく，他に適応となる治療法とその効果や限界についても，説明することが大切である。

次に術前管理と同じように，血液検査，胸部レントゲン，頭部CT，脳波などの検査を行うとともに，抗精神病薬は睡眠導入剤を除き，漸減・中止するのが一般的である。最初のm-ECT施行前日には，麻酔科医の診察を受け，前日の夜間より絶飲食とする。一般的な身体の手術の前夜と同じような対応を取るということである。施行場所は，手術室や回復室で行われることが多い。麻酔導入前に，硫酸アトロピンを静脈注射することが推奨されている。治療頻度は，週2〜3回，合計6〜10回を1クールとする。術後管理として，施行後1時間の酸素投与と，意識レベルと血圧，脈拍などを適時チェックを行う必要がある。

Ⅲ　m-ECTの適応と作用機序

m-ECTの適応を表3に示した。m-ECTは，薬物療法に治療抵抗性で難治性の患者や，初老期・老年期の患者で，重症のうつ症状のため意識はあるがまったく問いかけに反応を示さなくなったり，強い拒絶症状を伴う者に対して施行されることが多い。ただし，自殺の危険や，妄想や焦燥感を伴う重症のうつ病，緊張病など迅速な改善が求められる場合，他の治療の危険性が高いと考えられる妊婦や高齢者に対しては，m-ECTを第一選択として用いることが推奨されている。アメリカ精神医学会によるガイドラインでは，このほか難治性強迫性障害や悪性症候群，パーキンソン病などの身体疾患にも適応があるとされている[1]。

ECTの作用機序は，抗うつ効果との関連から，神経伝達物質やその受容体に対する影響が注目されていたが，最近では，脳内の神経栄養因子の作用を増強する可能性が指摘されてる。しかし残念ながら，ECTの作用機序は，いまだに十分わかっていないのが現状である。

表4 m-ECTの主な副作用とその対策[3]

健忘	施行頻度を週1〜2回に減らす
せん妄	少量の非定型抗精神病薬内服，ハロペリドール静注
高血圧	塩酸ニカルジピンなどの静注
頭痛	非ステロイド系鎮痛薬投与
筋肉痛	非脱分極性筋弛緩薬の使用
けいれん遷延	ジアゼパム静注

Ⅳ m-ECTの副作用と禁忌

　ECTがm-ECTへと修正されてからは，m-ECTの絶対的禁忌はないとされている[3]。ECTによる死亡率は，10,000人に1人で，施行80,000回に1回といわれ，重大な事故には，循環系や呼吸器系のものが多いとされている[6]。危険度を増す状態として，脳腫瘍や血腫など頭蓋内占拠病変の存在や，頭蓋内圧亢進を引き起こす状態，新しい心筋梗塞や脳内出血，不安定な動脈瘤や血管奇形，その他麻酔危険度の高い状態（多臓器不全，中〜高度の肺機能障害，褐色細胞腫など）が挙げられている。このような場合は，麻酔科以外の他科との連携が必要で，十分な注意を要する。

　その他よくあるm-ECTの副作用とその対策について，表4に示した。問題となる認知機能障害として，せん妄（意識障害の持続）や健忘がある。これらの認知機能障害がみられた場合は，治療頻度の減少，刺激用量の減少，電極配置を両側性から片側性に変更するなどを検討する場合がある。また，通電の直後には副交感神経系が優位となり，徐脈，洞停止などが一過性に生ずることがあり，発作が生じると，交感神経系が優位となり，頻脈，高血圧が生じる。高血圧に対しては，カルシウム拮抗薬の静脈注射を，通電の直後に行う。ECTによるけいれんは，通常2分以内におさまるが，3分以上遷延する場合がある。その原因としては，初回電気量が多すぎる，テオフィリンや炭酸リチウムなどのけいれん誘発作用のある薬物の併用，てんかんや脳波異常を伴う患者，脳器質的疾患などが考えられる。けいれんの遷延に対しては，ジアゼパムの静脈投与や麻酔薬の追加などの処置を行う必要がある。

Ⅴ m-ECTの効果と再燃率

　難治性うつ病に対するm-ECTの短期的治療効果は70〜80%といわれている。しかし，m-ECTの一番の問題点は，効果が持続しないという点である。m-ECTによって改善したうつ病患者の1/3〜1/2が，比較的短期間で再燃するといわれ

ている．ただし，m-ECT後，継続維持薬物療法を行うと，6カ月～1年以内の再燃再発率は，20％程度に減少するといわれている．しかし，精神病症状を伴ううつ病では，m-ECT後に継続維持薬物療法を行っても，1年以内に50％以上が再燃・再発するともいわれている[2]．また，m-ECT前の適切な薬物治療に対して，反応性が認められない薬物治療抵抗群は，m-ECT後に適切な継続維持薬物治療が行われても，6カ月以内に約50％が再燃するという報告もある[6]．

VI おわりに

修正型ECTが一般化し，ECTの安全性が高まったため，今後高齢者や難治性うつ病を中心にECTの適用がさらに増える可能性がある．今後，ECTの作用機序の解明を行っていくとともに，安全かつ有効なECTを行うための統一した日本版ガイドラインを作成していく必要があると考えられる．

文　献

1) American Psychiatric Association Committee on Electroconvulsive Therapy (2001) The Practice of Electroconvulsive Therapy: Recommendations for Treatment, Training, and Privileging, 2nd Ed. APA, Washington DC.（日本精神神経学会電気けいれん療法の手技と適応基準の検討小委員会監訳（2002）米国精神医学会タスクフォースレポートECT実践ガイド．医学書院）
2) 粟田主一（2000）難治性感情障害の治療におけるECT. Central Nervous System 3; 7-11.
3) 本橋伸高（2000）電気けいれん療法．臨床精神医学増刊号; 335-338.
4) 本橋伸高（2004）電気けいれん療法の過去・現在・未来．精神神経学雑誌, 106; 537-545.
5) Sackeim HA, Prudic J, Devanand DP, et al (1990) The impact of medication resistance and continuation pharmacotherapy in relapse following response to electroconvulsive therapy in major depression. J Clin Psychopharmacol 10; 96-104.
6) 安田和幸・本橋伸高（2006）電気けいれん療法．臨床精神医学, 35; 545-550.

第15章
高照度光療法

幸田るみ子

I はじめに

　高照度光療法は，1982年にRosenthalら[8]によって，季節性感情障害（seasonal affective disorder：SAD）に対する有効性が始めて報告され，SAD治療の第一選択の一つとして用いられるようになった。SADの典型例は，毎年秋から冬にかかる期間に抑うつ状態を呈し，春になると自然寛解し，夏期は正常状態を維持するといった，反復性気分障害であり，その特徴的な経過から，他の定型的なうつ病と区別される。この項では，高照度光療法について，その適応，効果と副作用について概説する。

II 高照度光療法の適応

1. 季節性感情障害（SAD）

　SADは，DSM-IVでは気分障害の反復するエピソードの経過を記述する，季節型の特定用語として適用されている。DSM-IVの季節型の特定用語の基準を，表1に示した[1]。SADの基本的特徴は，1年のうちの特定の時期に起こる，大うつ病の発症と寛解である。典型例では，毎年秋から冬にかけて増悪し，春に自然寛解し，夏期は正常状態を維持する。さらにうつ状態の際には，しばしば顕著な無気力，精神運動制止，過眠，過食，炭水化物渇望，体重増加，といった症状が認められる。また，SADの有病率は，高緯度地方で増加し，女性に多く（60～90％を占める），若年者でSADの危険率が高くなるといった特徴がある。また，遺伝的に光感受性が減弱しているなど，日照時間以外の要素も発症に寄与しているとの報告もある[9]。

2. その他の疾患

　高照度光療法のその他の主要な適応は，睡眠障害である。なかでも，概日リズム障害や，老年性認知症に伴う睡眠覚醒リズムの障害や，徘徊，せん妄などに適応がある。

表1　季節型の特定用語の基準[1]

　季節型（これは双極Ⅰ型障害，双極Ⅱ型障害，または「大うつ病性障害，反復性」における大うつ病エピソードの経過に適用）
　A．双極Ⅰ型障害，双極Ⅱ型障害，または「大うつ病性障害，反復性」における大うつ病エピソードの発症と，1年のうちの特定の時期との間に規則的な時間的関係があった（例：秋か冬における大うつ病エピソードの規則的な発症）。
注：季節に関連した心理社会的ストレス因子の明らかな影響が存在する場合は含めない。
　B．完全寛解（または抑うつから躁または軽躁への転換）も1年のうちの特定の時期に起こる（例：抑うつは春に消失する）。
　C．最近2年間に，基準AおよびBに定義される時間的な季節的関係を示す大うつ病エピソードが2回起こっており，同じ期間内に非季節性大うつ病エピソードが起きていない。
　D．（上述の）季節性大うつ病エピソードは，その人の生涯に生じたことのある非季節性大うつ病エピソードの数を十分上回っている。

　概日リズム（サーカディアンリズム）とは，約24時間周期をもった生体現象（睡眠と覚醒，深部体温，ホルモン分泌）の変動であり，24時間で周期する外界の環境に適した生体環境をもたらしてくれる。概日リズムは，明暗，温度，食事，薬物の他，学校や仕事といった社会的接触などによって同調されている。そのうち光は，最も強力な同調因子とされている[2]。概日リズム障害は，その調節が乱れることによって生じる睡眠障害である。例えば，睡眠覚醒リズムが通常の時間帯より大きく後ろにずれた状態で固定し，望ましい時刻での入眠困難，覚醒困難が生じるものを睡眠相後退症候群といい，時差の大きい地域への飛行などによって引き起こされるいわゆる時差ぼけを，時差症候群といい，どちらも高照度光療法の適応である。

　また，老年性認知症に伴う夜間の不眠，徘徊，せん妄も概日リズムの異常が背景にあることが少なくなく，高照度光療法が有効との報告がある[10]。

Ⅲ　高照度光療法の実際

　SADのうつ状態に用いる場合は，患者の目の位置で，2,500ルクス前後になるように光源を設定し，1日1～2時間の照射を連日行うのが一般的である。10,000ルクス程度に照度を上げて，30分程度の照射でも同様の効果があるとされ，治療時間の短縮をすることも行われている。一般家庭の蛍光灯は，数百ルクス程度であり，その程度の弱いルクスでは，治療効果は乏しい。

　光源には，箱型に蛍光灯を並べたものが一般的であるが，天井や壁に埋め込まれた据え置き型や，活動を制限しないためのサンバイザー型もある。ポータブルの光源装置も市販されているため，家庭での治療も可能である。

患者は，眠る以外の行動は制限されていないが，効果の発現には，網膜に一定量の光が到達することが必要なため，患者は，およそ1分間に数秒は光源を見つめることが必要である。そのため，光源から一定以上は離れられない。それ以外は，TVを見たり，読書，食事などをして過ごすことが可能で，患者の行動は制限されない。

また，照射時刻については，日中や夕方に比較し，午前中，特に早朝の照射が有効であるとする報告が多い[4, 7]。しかし一方，照射時刻の違いによる治療効果の差はない，という報告もあり[15]，一定の見解は得られていない。

Ⅳ　治療効果と副作用

抗うつ効果は，3～7日と速やかに出現するが，中断すると再燃率が高く，効果が認められる患者に対しては，冬期の間，連日行うことが推奨される。Termanら[14]によるメタ解析によれば，毎朝2,500ルクスの照射を2時間行うと，1週間後には，軽症エピソード例で67％，中等～重症例の40％に改善が認められたとされている。

高照度光療法への反応性に年齢差や性差はないが，治療前の症状で，過食や過眠といった非定型症状が著しい患者は，光療法に高い感受性を示すとされている[11, 12]。反対に，メランコリー症状，希死念慮，症状の日内変動，不眠，不安，食欲低下などの典型的な内因性うつ病症状の強い患者は，非反応者の予測因子とする報告がある[13]。

副作用は少なく，一般に軽微で，これまで重篤な副作用が出現したという報告はない。眼精疲労，頭痛，いらいら感，悪心などの症状が認められることがあるが，照度や照射時間を減少させることで，軽減，改善される。

また，極まれに，躁転を引き起こすことがあり（300人に1人程度），双極性障害での適応には注意を要する[6]。

禁忌はないが，眼疾患（白内障，緑内障など）を合併する患者では，一過性の視力低下や眩輝などが出現したという報告もあり，施行前に検査することが勧められる[5]。

一方，Eastmanら[3]は，イオン発生装置を用いて，高照度光療法と同じ治療状況をつくり，プラセボ効果を検討した。その結果，光療法とプラセボがともに抗うつ効果をもたらし，その効果に有意差がないことを報告している。このような方法で真のプラセボ効果が同定されるかは，今後さらに検討が必要である。

V おわりに

高照度光療法について概説した。高照度光療法は,SADという特殊なタイプの気分障害に適応され,臨床的に使用される範囲は限られている。光療法の作用機序についても,まだ不明な点が多く,今後,さらなる研究がなされることが期待される。

文　献

1) APA (2000) Diagnostic and Statistical Manual of Mental Disorders, Forth Edition, Text Revision. (高橋三郎・大野　裕・染矢俊幸訳 (2002) 精神疾患の診断・統計マニュアル新訂版. 医学書院)
2) Czeisler CA, Dijk DJ (1989) Bright light induction of strong (type0) resetting of the human circadian pacemaker. Science 244; 1328-1333.
3) Eastman CI, Isahmeyer HW, Watell LG, et al (1992) A placebo-controlled trial of light treatment for winter depression. J Affective Disord 26; 211-221.
4)Eastman CI, Young MA, Fogg LF, et al(1998)Bright light treatment of winter depression: a placebo-controlled trial. Arch Gen psychiatry 55; 883-889.
5) 藤村俊雅・大川匡子 (2006) 高照度光療法. 臨床精神医学, 35; 551-558.
6) Labbate LA, Lafer B, Thibault A, et al (1994) Side effects induced by bright light treatment for seasonal affective disorder. J Clin Psychiatry 55; 189-191.
7) Lewy AJ, Bauer VK, Cutler NL, et al (1998) Morning vs evening light treatment of patients with winter depression. Arch Gen Psychiatry 55; 890-896.
8) Lewy AJ, Kern HA, Rosenthal NE, et al (1982) Bright artificial light treatment of a manic-depressive patient with a seasonal mood cycle. Am J Psychiatry 139; 1496-1498.
9) Mersch PPA, Middendorp HM, Bouhuys AL, et al (1999) Seasonal affective disorder and latitude: a review of the literature. J Affect Disord 53; 35-48.
10) Mishima K, Okawa M, Hishikawa Y, et al (1994) Morning bright light therapy for sleep and behavior disorders in elderly patients with dementia. Acta Psychiatrica Scandinavica 89; 1-7.
11) Nagayama H, Sasaki M, Ichii S, et al (1991) Atypical depressive symptoms possibly predict responsiveness to phototherapy in seasonal affective disorder. J Affect Disord 23; 185-189.
12) Oren DA, Jacobsen FM, Wehr TA, et al (1992) Predictors of response to phototherapy in seasonal affective disorder. Comprehensive Psychiatry 33; 111-114.
13) Terman M, Amira L, Terman JS, et al (1996) Predictors of response and nonresponse to light treatment for winter depression. Am J Psychiatry 153; 1423-1429.
14) Terman M, Terman JS, Quitkin FM, et al (1989) Light therapy for seasonal effective disorder: a review of efficacy. Neuropsychopharmacology 2; 1-22.
15) Wirz-Justice A, Graw P, Krauchi K, et al (1993) Light therapy in seasonal affective disorder is independent of time of day or circadian phase. Biological Psychiatry 37; 866-873.

第16章

作業療法・デイケア

田島美幸・岡田佳詠

I はじめに

本章は，1．精神科作業療法・精神科デイケアについての解説，2．筆者らが勤務するNTT東日本関東病院精神神経科で実施しているうつ病者を対象とする三つのプログラム（職場復帰援助プログラム，職場復帰のための集団認知行動療法，女性のための集団認知行動療法）の紹介，3．プログラムにおける女性うつ病患者の事例紹介，の3部で構成する。

II 精神科領域の作業療法・デイケアとは

1．精神科作業療法

　精神科作業療法では，精神疾患により生活が障害された人に対して，個別あるいは他の人たちとの関わりや具体的・現実的な作業活動を利用して，精神機能の向上，対人関係能力の改善，作業能力の改善などを図り，人々がより良い生活が送れるように指導，援助を行う[6]。

　さまざまな活動を通じて気分転換や欲求充足を行い，情動の不安定さ，思考や行動のまとまりのなさなどを調整するとともに，健康な機能を促進することで症状の安定に向けた援助を行う。また，本人の心の葛藤を理解し，治療者との関係をもとに他者とより良く交流していけるような体験の場を提供することで，対人関係の改善を図る。さらに，病気のために不規則になった生活の修正を図り，本人にとって必要な生活技術の獲得をめざし，より良い社会生活が営めるような援助を行う。治療プログラムとしてはレクリエーション活動，創作活動のほか，社会参加をめざす患者の場合には，実際に地域の社会資源を利用した活動を行うこともある。

2．精神科デイケア

　精神科デイケアは，地域に暮らす患者を支えるリハビリテーション医療として重要な役割を果たしている。また，長期入院患者の退院促進，再発予防にも役立

っている。精神科デイケアでは，生活技能訓練などを通して本人の対処技能を高め，家族教育や社会制度の活用によって周囲の環境を整え，脆弱性を補強し，社会復帰（就学や就労など）を進めていくための包括的なプログラムを提供する[5]。デイケアでは，日中だけ病院に通うデイケア，夜間（午後4時以降）だけ通うナイトケア，日中夜間の両方を通うデイナイトケアとがあり，いずれも医師の指導のもとに保険診療で施行される。

治療プログラムの内容は，集団精神療法，作業指導，レクリエーション活動，創作活動などからなり，プログラムの運営は，精神保健福祉士，作業療法士，看護師，臨床心理士などで構成される医療チームで行う。

これまでは，精神科デイケアや精神科作業療法は統合失調症などの慢性の経過をたどることの多い精神疾患を対象としたプログラムが多かったが，最近では，うつ病患者を対象としたプログラムやうつ病休職者の復職支援を目的としたプログラムも増えてきている。

Ⅲ　うつ病患者に焦点を当てたプログラムの紹介

NTT東日本関東病院精神神経科では，うつ病患者を対象としたプログラムを実施している。1997年から主にうつ病休職者を対象とした「職場復帰援助プログラム：Rework Assist Program（RAP）」を開始し，2003年から「職場復帰のための集団認知行動療法」をプログラムに追加した。また，2006年からは女性のうつ病患者を対象として，重要な他者との関係性における認知に焦点を当てた「女性のための集団認知行動療法」も実施している。ここでは，この三つのプログラムについて紹介をしたい。

1．職場復帰援助プログラム

近年，うつ病休職者は一貫して増加しているが，彼らの職場復帰を支援する体制は十分に整備されているとはいいがたい状況にある。このような状況下で，うつ病休職者は休職が長期化する焦りや復職への不安を抱えながら孤立している事例も少なくない。

職場復帰援助プログラムは，うつ病をはじめとした精神疾患のために長期間休職している会社員を対象に，復職訓練期にある人を早く確実に安定期へと移行させるように援助し，スムーズな復職を図ることを目的としたリハビリテーションプログラムである[8]。男性の参加が8割程度と圧倒的に多いが，うつ病で病休，休職中の女性も参加している。プログラムは精神科作業療法で実施し，スタッフは作業療法士と心理士，精神科医である。

表1　職場復帰援助プログラム　Rework Assist Program：RAP

目標	1）生活リズムの改善　2）作業能力の向上　3）心理的な支えあい
対象	うつを主症状として長期休業し，職場復帰をめざす者

プログラム内容

	月曜	火曜	水曜	木曜	金曜
午前	パソコン	軽スポーツ	グループ	パソコン	―

1）プログラムの内容

　カリキュラムはパソコン作業，軽スポーツ，小グループで構成される（表1）。各プログラム内容を以下に紹介する。

　パソコン作業は週に2回実施しており，各参加者が自分のスキルに合わせて自由にパソコン作業を行う。また，補助教材として，ビジネス能力検定の問題集なども用いる。職場復帰に必要なスキルの習得だけでなく，集中力や持続性の回復状態を参加者自身に実感してもらうことが，このプログラムの主な目的である。

　軽スポーツでは卓球を行う。ここではスタッフは特に積極的な介入は行わず，見守りの姿勢をとる。この場を通して，スタッフは参加者の積極性や協調性，対人関係スキルについて観察する。

　小グループはプログラムが進んで復職が具体的に検討された参加者数名で行う。体調維持や復職審査に関する情報交換など，特にテーマは設けず自由に話し合う。

　これらのプログラムは，週2回から導入し最終的には週4回実施するため，平日はほぼ毎日外出するきっかけを提供できる。特に単身の休職者の場合には，近くのコンビニエンスストアやスーパーへ行く程度で，外出する機会がほとんどないと語る人も少なくない。「プログラムに参加する」という目的によって，定期的な外出が可能となり，生活リズムも改善されやすくなる。

2）客観的評価

　一般的に，精神疾患は直線的にではなく，好不調の波を繰り返しながら改善へと向かうと考えられる。プログラムでは，参加者が復職の準備性を保てているかどうかを判断するために評価表を用いている[9]。評価表は「基本的生活習慣」「作業能力」「知的理解力・認知」「対人交流」「心理的側面」「全体的判断」の6分野20項目から構成されており，スタッフの客観的評価，または，本人の自己評価により測定する。評価表は，参加者本人へのフィードバックとして使用するほか，本人の了解を得た上で客観的資料として産業医や復職審査会に提出する場合もある。

2．職場復帰のための集団認知行動療法

「職場復帰のための集団認知行動療法」のプログラムは，2003年に「職場復帰援助プログラム」の一環として開始した．ここでは，認知行動療法の基礎を学ぶと同時に，職場復帰をめざす参加者同士が，休職が長期化する焦りや復職への不安等を共有し合うことで休職中の孤立感を和らげたり，休職中の過ごし方や復職に向けた準備などの情報交換をする場を提供している．今後，他機関のデイケアプログラムとしても汎用可能な内容であると思われるため，本章で紹介させていただきたい．

1）女性の参加者の特徴

「職場復帰援助プログラム」と同様に，本プログラムも男性の参加が圧倒的に多いが，女性のうつ病休職者の参加もみられている．本グループに参加する女性には大きく分けて二通りのタイプがあるように思われる．一つは，総合職として男性と肩を並べて仕事をこなしてきたタイプである．責任あるプロジェクトを任され，休日出勤，深夜残業を厭わずに仕事をこなしていたが，何かの挫折体験を機にうつ状態を呈してしまったような事例がある．このような事例の場合，挫折体験が一種のトラウマティックな体験となり，一人では休職前の状況を客観的に振り返ることができないことも少なくない．もう一つのタイプは，職場の対人関係でつまずき，調子を崩してしまったタイプである．上司や先輩，同僚との関係でトラブルを抱え，それが原因で調子を崩した場合には，本人を支える職場の体制自体が十分に機能していない場合と，自身の問題をみつめることができずに他責的になって周囲を批判している場合とがある．

2）うつ病の集団認知療法

認知療法とは，ペンシルバニア大学精神科のAaron T Beckにより考案され，認知のあり方——ものの見方や考え方——を変えることにより，抑うつ感や不安感を和らげることを目的とした短期の精神療法である[1]．認知療法は，うつ病をはじめさまざまな精神疾患に対する治療的効果が確認されており，アメリカ精神医学会の治療ガイドラインでは，軽度から中等度のうつ病の第一治療選択の一つとされている．うつ病の認知療法は個人精神療法で行われることが多いが，欧米では集団療法としての効果も報告されている[4]．

3）プログラムの構成

当科の職場復帰のための集団認知療法[10,12]は，プレ・セッションを含めて9回，週1回（90分），クローズドの外来通院集団精神療法として行われている．プログラムの目的は認知行動療法の基礎を学び，職場復帰に向けた準備性を高めることである．スタッフは精神科医と心理士，対象者は職場復帰援助プログラムの参

表2 職場復帰のための集団認知行動療法

プレセッション	認知行動療法を学ぼう〜考え方のクセを知るテスト〜
セッション1	考え方のクセを知ろう〜うつの思考10パターン〜
セッション2	気分に注目しよう〜状況・気分・自動思考の関連〜
セッション3	バランスのよい考え方をしよう〜自動思考記録表の解説〜
セッション4	自分の自動思考記録表をつけてみよう〜自動思考記録表の作成〜
セッション5	日々の暮らしを振り返ってみよう〜日常生活記録表の分析〜
セッション6	問題解決能力を高めよう〜問題解決リスト,アクションプランの作成〜
セッション7	自分を伝え相手の気持ちを知ろう1〜アサーショントレーニング〜
セッション8	自分を伝え相手の気持ちを知ろう2〜アサーショントレーニング〜

加者,または主治医が適応ありと判断した外来通院患者である。セッションのテーマを表2に示す。

4) 認知面へのアプローチ

セッション1〜4では,主に認知面へアプローチする。オリジナルテキストを用いた講義,ワークやグループ・ディスカッションにより,自分の考え方のクセ（認知）に気づき,同じ状況でもさまざまな感じ方や考え方があることを理解し,考え方のレパートリーを広げるトレーニングを行う。

a) 体験や想い,悩みを語り合う場の提供

グループではまず,休職や復職に関する自分の体験,想いや悩みを語り合う場を提供する。発言を否定せずに聞き入れてもらった安心感について語ったり,「悩んで苦しんでいるのは自分だけではないことが実感できた」と孤立感が和らいだことを語ったりする人も多く,これらの体験や悩みの共有を通してグループの連帯感が少しずつ高まっていく。

b) 自らの思考パターンを知り,考え方のレパートリーを広げる

次に「うつの思考10パターン」を紹介し,休職前に自分が陥りがちであった考え方のクセを振り返る。また,気分が大きく動揺した特定の状況を取り上げて自動思考記録表を作成するワークを行う。そして,気分が落ち込んだり不安になったりした際,自分はどのようにその状況を捉えているか,その状況を他の視点から眺めるとどのように捉えられるのかを検討していく。

考え方のレパートリーを広げていく過程が認知行動療法の重要なポイントであるが,自分一人でこれを行うのはなかなか難しいことも多い。グループには男性も女性も参加しており,それぞれの視点からのさまざまな意見が挙がる。また,参加者の年齢層もさまざまであるため,上司の視点,部下の視点による発言があったりもする。このように,ある参加者の自動思考に対して,参加者同士がさま

ざまな視点から意見を出し合い検討していける点が、グループで認知行動療法を行うメリットであるといえるだろう。

5）行動面へのアプローチ

認知面へのアプローチだけでなく、問題解決に向けたアクションが起こせるように行動面へのアプローチ（セッション5・6）も行う。ここでは休職中の生活リズムの改善や復職に向けた準備性の向上などがテーマとして扱われる。多くの休職者は、「体調の波をどう管理するか」「あり余るように感じられる時間をどのように過ごすか」という悩みを抱えている。また、「何もしていない」という感覚が不安や抑うつ感を増強させ、それを感じたくないばかりについ日中に仮眠を取ってしまい睡眠のリズムが狂ってしまったり、逆に不安や焦りから強迫的に計画を立て、やりすぎて疲れてしまったりする人もいる。このような場合には問題解決プランを作成し、自分が抱えている問題を書き出して整理したり、アクションプラン（行動計画）を用いて現実的で具体的な計画を立て実行するようにする。

6）対人交流面へのアプローチ

セッション7・8では、アサーションに関する講義やロールプレイングを行う。アサーションに関する講義では、自己表現の三つのパターン（攻撃的，非主張的，アサーティブ）を紹介し、アサーティブに自己表現する方法を学ぶ。また，言語的なアサーションだけでなく非言語的なアサーションも重要であること，双方向性のコミュニケーションを円滑に進めていくには上手に相手の意見を聴くことも大切であることなどを解説する。ロールプレイングでは、復職後の自分と上司という設定で「快気祝いに飲みに誘われた」という場面を取り上げ，自分の状態を上司にどう伝えるかを体験してもらう。上手に断れずに仕事を抱えすぎたことが調子を崩すきっかけになったと語る人も多く，自分の限界を知って上手に要求を断ったり，再交渉したりするスキルを休職中に訓練しておくことは必要であると思われる。今後，アサーショントレーニングのセッションを増やしてグループの内容を充実させていく予定である。

（以上，田島美幸）

3．女性のための集団認知行動療法

NTT東日本関東病院精神神経科では，女性のうつ病患者を対象にしたプログラムを2006年に開始した。このプログラムは，女性うつ病患者の重要な他者との関係性における認知に焦点を当てた集団認知行動療法プログラム（以下，「女性のための集団認知行動療法」）である。

このプログラムは，女性うつ病患者の認知の特徴，すなわち重要な他者との関係上で生じる自分の役割（例：妻，嫁）への過剰な義務感，また，常に重要な他

表3 「女性のための集団認知行動療法プログラム」の概要

1. 目的：女性うつ病患者が認知面，またそれに関連する行動面での技法を学び実践することで，うつ病の症状，重要な他者との関係性の改善をめざすこと。
2. 参加者：1クール10名までのクローズドグループ。以下の条件を満たすこと。
   ①うつ病，あるいはうつ状態にある気分障害と診断されている女性患者
   ②20歳～64歳
   ③主治医の許可が得られていること
   ④症状が安定していること
   ⑤本人が参加を希望していること
   ⑥常勤またはそれに準ずる仕事をしていないこと
   ⑦全セッションに参加が可能なこと
3. 回数・時間
   週1回，プレセッションを含めた計8回セッション
   1セッション90分
4. 場所：作業療法室
5. スタッフ：看護師1～2名，医師1名。看護師がリーダーを担当
6. 教材：オリジナルのテキスト・ワークシートを使用
7. 1クール全体の内容：表2参照
8. 各セッションの基本的な流れ：図1参照

者を自分のことより優先する考え方などが，コントロールを喪失した行動と関連しあい，症状を含む社会生活機能の低下を引き起こすこと，さらに，これらが悪循環をきたしているという概念枠組み[7]を基盤にしている。そこで，本プログラムでは，女性うつ病患者が認知面，それに関連する行動面でのスキルを学び実践することを通して，これらの悪循環を断ち切り，うつ病の症状や重要な他者との関係性の改善をめざすことを目的としている。

「女性のための集団認知行動療法」の概要は表3のとおりである。参加者の条件に，「常勤またはそれに準ずる仕事をしていないこと」を設け，主に主婦を対象としていること，また家族など身近な重要な他者との関係がうつ病の症状等に関連すると考えられる人を対象としていることが，本プログラムの特徴である。

本プログラムは表4のように，計8回セッションで構成され，第1回では「うつの女性の考え方の特徴を理解する」ことを強調している。ここでは，まず，女性うつ病患者の認知の特徴として，自分の役割に対して「義務を果たそうとする思いが強い」こと，重要な他者など「身近な人に配慮しすぎる」考え方に陥りやすいことを解説する。また，これらには，Beckら[2]が示した「すべき思考」「全か無か思考」などのうつに特徴的な思考パターンがみられることも説明する。その後，参加者は自分の認知について振り返るワークシートを作成し，グループで共有する。

表4 各セッションの目標とアプローチの焦点

セッション	目標	アプローチの焦点
プレ（事前説明会）	・認知・気分・行動・身体のつながりを知る	―
第1回	・うつの女性の考え方の特徴を理解する	認 知
第2回	・気分を確かめる方法を理解する ・状況・認知・気分のつながりを確かめる ・自動思考をみつめる方法を理解する	認 知
第3回	・バランスのとれた考え方を導き出す方法を理解する（1）	認 知
第4回	・バランスのとれた考え方を導き出す方法を理解する（2）	認 知
第5回	・問題解決能力を高める方法を理解する	行 動
第6回	・うつの女性が陥りやすい身近な人との関係性やコミュニケーションの特徴を理解する ・身近な人とのコミュニケーションの状態を知る ・コミュニケーションスキルを高めるためのアサーションについて理解する（1）	行 動
第7回	・コミュニケーションスキルを高めるためのアサーションについて理解する（2） ・全体の振り返り・まとめ	行 動

　第3・4回セッションでは，これらの認知を検討し，バランスのとれた考え方を導き出す方法を学ぶ．表5のような自動思考記録表を用い，気分が動揺した時の状況とその時の気分，自動思考（気分と同時に瞬間的に頭に浮かぶ考え）等を整理する．その後，客観的な立場に立ってみたり，過去の経験を振り返ってみることで，自動思考をはね返す考え（反証）を導き出し，バランスのとれた考えに整え，気分の変化をみていく．このワークを個人で行った後，それをもとにグループ内で話し合う．

　第5回セッションでは，行動面に焦点を当て，抱えている問題を整理し解決方法を検討し，行動に移すための方法を学ぶ．

　第6回セッションでは，行動の中でも，特に重要な他者とのコミュニケーションに焦点を当てる．重要な他者とのコミュニケーションの問題には，第1回セッションで示した認知の特徴が関係すること，すなわち，それらの認知が「落ち込み」などの気分状態だけでなく，適切な自己表現ができないこと（「相手からの頼まれごとを拒否できない」，「一方的に我慢する」，「調子がよくないなど自分の具合を話せない」等）にも影響することを説明する．その後，個人ワークで重要な他者とのコミュニケーションの状態を調べたり，グループワークで自分のコミュ

表5 Bさんの自動思考記録表

①状況	②気分(%)	③自動思考（大文字はホットな自動思考）	④自動思考が浮かんだ理由（根拠）	⑤自動思考をはね返す考え（反証）	⑥バランスのとれた考え	⑦気分(%)
○月○日、22時。実家の母が入院したため、父の世話のために明日実家に帰ることにした。(食事の準備を)頼んだことで、男から後で「亭主に頼むとは何事だ」と叱られるかもしれない。帰宅した夫に(同居中の)男の食事の準備について相談したら、夫は、「食事の準備はするから、でも、今晩中に実家に戻ってもよかったのに」と言った。	落ち込み(90%) 不安(80%) 怖い(70%)	・実家のことで迷惑をかけるなんて嫁失格だ。・夫は、こんな理由で実家に戻るなんて、と怒っているに違いない。・夫に（食事の準備を）頼んだことで、男から後で「亭主に頼むとは何事だ」と叱られるかもしれない。・自分がいなくてもこの家はまわっていくのだと思う。	・男に「実家のことは後回しだ」と言われたことがある。・夫の言い方がぶっきらぼうだった。	・今回実家に戻る理由はいつもより重大なこと。ゆったに迷惑にはならないと思う。・これまで嫁さきを常に優先してきたのだから、今回は実家を優先してもいいのではないか。自分はいつも嫁として精一杯のことをしている。今回実家に戻ることは、とくらいで嫁失格とは、考えが飛躍しすぎている。・夫は最近仕事が忙しく帰りが遅いので、言い方がぶっきらぼうになったのかもしれない。・自分がうつ状態だから夫の言葉を悪く捉えてしまったのかもしれない。時はもっとストレートに言葉を受け取っていたと思う。	実家のことを優先するように夫に言われたこともあるが、今回、実家に戻る理由は特別なことだし、これまでも嫁として精一杯やってきたので、今回は気兼ねなく戻ればいい。夫の言い方が気になったが、夫自身仕事が忙しいので、ついこういう方がぶっきらぼうになったかもしれない。自分も、自分のことを悪く捉えてしまっただけかもしれない、もう少しストレートに言葉を受け止めてもよいと思う。	落ち込み(60%) 不安(40%) 怖い(20%) 安心(40%)

ニケーションの傾向について話し合い，アサーション・トレーニングやロールプレイングへとつなげていく．

　最後に，以上のようなプログラムを展開する上での留意点について述べる．女性うつ病患者の背景はさまざまだが，プログラムの目的に応じて参加者の条件をある程度そろえた方が，参加者同士の凝集性が高まり，互いの置かれた状況や思いなどを共感し合えるため，効果が得られやすいと考える．また，参加希望者には事前に本プログラムの目的や内容をよく説明し，十分に理解した上で参加の有無を決定するよう促す．この時，スタッフは，本プログラムが本人にとって効果的かどうかを十分に査定することが大切であろう．また，筆者のこれまでの経験上，女性のみで構成されたグループの場合には，比較的コミュニケーションが活発で，思いや感情，自分自身の経験などが表現されやすい．スタッフは参加者の発言を尊重し，適宜話をまとめたり調整したりしながら，共有しあえるように働きかけることが重要である．

Ⅳ　事例紹介

　次に，「女性のための集団認知行動療法」の参加者の事例を紹介する（なお，個人が特定できないように，内容を加工して紹介している）．

【事例Bさん】

　Bさんは43歳の女性で，夫（46歳），子ども（12歳），舅（78歳）との四人暮らしであった．結婚当初（15年前）から舅姑と同居し，姑の死後（5年前）も家庭内での葛藤が絶えなかった．約2年前から眠れない，気力が出ないなどの症状が出現し，うつ病と診断された（以下，「　」の部分は，Bさん自身が語った内容を表す）．

　1）〈女性のための集団認知行動療法〉開始前

　Bさんはプログラム開始前，「自分は長男の嫁だから，舅の世話をしなければならない」という"義務を果たそうとする思いが強い"（認知）と同時に，「夫も仕事があるから，私が（舅の世話など）何か頼めばそれを中断させてしまう．邪魔しちゃいけないから」という相手を常に優先する"（身近な人に）配慮しすぎる"考え方（認知）があり，自分の調子が悪くても夫に話せず（"自分の具合を話せない"；行動），一人で抱え込んで舅の世話をしていた（"我慢する"；行動）．そういう中，Bさんは，「どうせ言ったところで何も変わらない……」という"諦め"や"落ち込み"などの気分に陥り，解決策をもてずにいた（図1）．

　この時点でのベック抑うつ質問票第2版（以下，BDI-Ⅱ：うつ病の症状の重症度を判定する尺度）の得点は15点，自動思考質問紙短縮版（以下，ATQ-R：認知療法で定

〈参加前〉

認知面
「義務を果たそうとする思いが強い」
「(身近な人に)配慮しすぎる」
行動面
「自分の具合を話せない」
「我慢する」
気分
「諦め」
「落ち込み」など

→

〈女性のための集団認知行動療法〉

認知・行動に関する知識・方法の獲得
「考え方を検討する方法の理解と活用」
など
メンバーと共通の体験を分ち合い
安心できること
「メンバーへの連帯感」
「分かり合える体験」
など

↓

〈最終回セッション後〉

認知面
「強い義務感からの解放」
「配慮しすぎからの解放」
行動面
「我慢せず自分の具合を話せる」
気分
「諦め」「落ち込み」の低下
「希望」など

図1　Bさんの「女性のための集団認知行動療法」参加による認知・行動・気分状態の変化

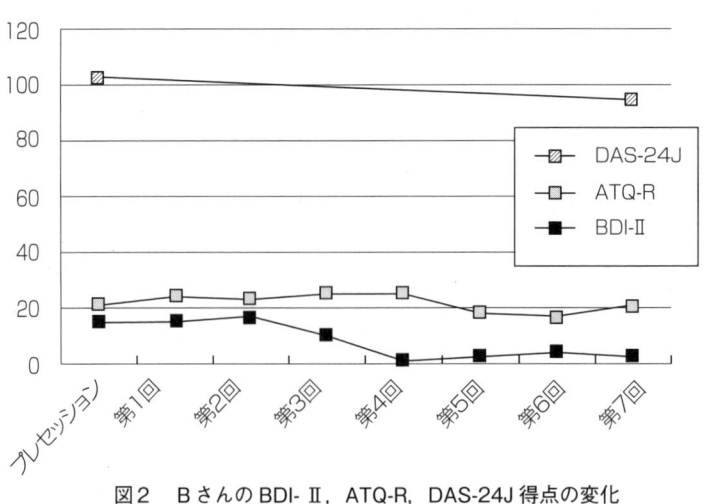

図2　BさんのBDI-Ⅱ，ATQ-R，DAS-24J 得点の変化

義される自動思考を測定するもの）得点は21点，非機能的態度尺度日本語版[9]（以下，DAS24-J：認知療法で定義されるスキーマを測定するもの）得点は112点であった（図2）。

　2）＜女性のための集団認知行動療法＞参加期間中の変化

　第1回セッションでは，"うつの女性の考え方の特徴"の説明や参加者の話を聞くなかで，時おりBさんは涙ぐんでいた。これは，自分の考え方が，説明された内容とかなり一致していたこと，また，自分以外にもっと大変な思いをしている人が多いことにも気づき，辛くなってしまったためであった。しかし，第3回セッション以降は，「同じ悩みを抱えている仲間がいる」というメンバーへの連帯感，家の中でのように自分を否定されずに，メンバー間でわかり合えた体験を踏めたことなどから，辛い体験を乗り越えることができ，参加することで安心感が得られるようになった。

　同時に，第2回セッション頃から，Bさんは考え方を具体的に検討する方法が理解できるようになっていった。第3・4回セッションでは，自分でワークシートを作成した後，メンバー全員でBさんの自動思考をはね返す考え（反証）を検討し，さまざまな意見をもらった。その結果，Bさんはバランスのとれた考えや，それに伴う気分の変化を体験することができた（表5）。またこのような体験を通して，「何か嫌味を言われた時，これまでは落ち込んでいたが，別の意味があったかもしれないなどと考えられるようになった」と語るなど，考え方の検討方法を生活場面で活用することができるようになった。

　第7回セッションで学ぶアサーションについても，「人に自分の気持ちを伝えるのがとっても下手で，これまでうまく伝えられなかった。『アサーションの方法』はためになった」と語っていた。

　以上のような体験や学びを通して，最終回セッション終了後には，Bさんの認知面，行動面，気分等に変化がみられた。まず認知面では，開始前"義務を果たそうとする思いが強い"傾向があったが，「……でももうやめよう。舅のこと，家庭内のこと，全部完璧にはできないんだから」などのように，役割を完璧にこなそうとする考え方から自分を解放しようとする考え方へと変化した。また，"（身近な人に）配慮しすぎる"考え方も，「家族のために，自分がすべて犠牲になる必要はないし，自分が気持ちよく過ごすことが，家族にとっても幸せなことだろうと考えられるようになった」などと変化した。

　"自分の具合を話せない""我慢する"という行動面については，上記の認知面の変化と関連し，「（夫に）『具合が悪くてできない』『やってほしい』と言うことによって，わかってくれるようになった」というように，我慢せずに自分の具合を話せるように変化した。また，これは夫の行動を変えるきっかけにもなった。

　このような認知・行動面の変化から，Bさんの"諦め"や"落ち込み"などの気分は軽減し，新たに「これからも自分の思っていることを（夫に）伝えていきたい」という

"希望"がみられるようになった。また，うつ病にかかったことに対して，「病気になってよかったっていうのは変だけど，こういうプログラムを通して変わることができた」と前向きに捉えることもできるようになった。最終的な時点で，ATQ-R 得点に変化はなかったが，BDI-Ⅱ得点は２点，DAS24-J 得点は 95 点と改善がみられた（図2）。

Ⅴ　まとめ

　本章では，NTT 東日本関東病院精神神経科で行ううつ病患者を対象とした三つのプログラム（職場復帰援助プログラム，職場復帰のための集団認知行動療法，女性のための集団認知行動療法）と，女性のための集団認知行動療法に参加した女性の事例について紹介した。

　女性の生き方は多様化しており，うつの誘因となりうる状況や出来事はさまざまである。それらに対応するためには，対象者や内容の異なったさまざまなプログラムが揃い，本人が自分にあったプログラムを選択できるようになることが望ましい。そのためには各プログラムの効果を測定し，より精錬されたものに改変していく努力が求められるだろう。　　　　　　　　　　　　　（以上，岡田佳詠）

文　献

1) Beck AT (1976) Cognitive Therapy and Emotional Disorders. International Universities Press.（大野裕監訳（1990）認知療法―新しい精神療法の発展―．岩崎学術出版社）
2) Beck AT, Rush J, Show BF, et al (1979) Cognitive Therapy of Depression. Mark Paterson and Guilford Publications Inc.（坂野雄二監訳（1992）うつ病の認知療法．岩崎学術出版社）
3) Kavanagh DJ, Wilson PH (1989) Prediction of outcome with group cognitive therapy for depression. Behaviour Reseach and Therapy 27; 333-343.
4) 松永美希，鈴木伸一，岡本泰昌，他（2007）うつ病に対する集団認知行動療法の展望．精神科治療学，22(9); 1081-1091.
5) 宮内　勝（1994）精神科デイケアマニュアル．金剛出版．
6) （社）日本作業療法士協会（2005）作業療法ガイド．
7) 岡田佳詠（2006）女性うつ病患者の認知の特徴と症状との関連．日本看護科学学会誌，26(4); 93-101.
8) 岡崎　渉，秋山　剛，田島美幸（2006）総合病院における復職に向けたリハビリテーション．精神科臨床サービス，6(1); 60-64.
9) 岡崎　渉（2009）評価のポイント．（秋山　剛監修）うつ病リワークプログラムのはじめ方．弘文堂．
10) 田島美幸（2008）職場復帰のための集団認知行動療法．（秋山　剛，大野　裕監修）さぁ！はじめよう―うつ病の集団認知行動療法―．医学映像教育センター．
11) Tajima M, Akiyama T, Numa H, et al (in press) Reliability and validity of the Japanese version of the 24-item Dysfunctional Attitude Scale. Acta Neuro Psychiatrica.
12) 田島美幸・岡田佳詠・大野　裕，他（2006）うつ病休職者を対象とした職場復帰のための集団認知行動療法．産業精神保健，14(3); 160-166.

第17章
社会的サポート：EAP

石﨑潤子

I　はじめに

　1998年以来，国内の自殺者数は3万人を超えており，労働者の自殺者数も8,000〜9,000人で推移している。業務による心理的負荷によるうつ病などの精神障害の発症や自殺だけでなく，ストレスを感じている労働者の割合も6割を超え，心の健康問題が社会問題となっている。
　厚生労働省も自殺防止の点からうつ病対策に注力し，事業場が取り組むべき心の健康に対する対策を示した「事業場における労働者の心の健康づくりのための指針」（労働省，平成12年）を見直し，平成18年3月に「労働者の心の健康の保持増進のための指針」（厚生労働省，以下「メンタルヘルス指針」）を策定し，職場のメンタルヘルス対策を進めている。また，一般社会のうつ病に関する理解と関心のレベルも以前よりは向上しているが十分ではない。
　うつ病は，遺伝と環境的要因が複雑に相互作用し，脳内の神経伝達物質の分泌障害が原因で起こると考えられている。つまり，遺伝的な脆弱性などの内的要因に加え，家庭，職場・私生活などにおける何らかの心理的・社会的要因と相互作用することにより，精神疾患が引き起こされることが多い。近年では対人関係が気薄化し，一般的な職場における組織内の人間関係の問題や，子育てにおける支援の問題，バーンアウトの問題など，現代社会における特有の問題がでてきている。しかし，逆に，家族や周囲など社会生活における対人ネットワークを強めることで，ストレス関連疾患を軽減させる方向に働かせることができる。社会的サポートとは，物質的な支援でなく，社会的ネットワークといった人間関係によりもたらされる支援のことであり，社会的サポートには，情緒的支援・道具的支援・環境についての情報支援・自己評価に関する情報提供などがある。情緒的支援とは，勇気づけや同情，傾聴というような情緒面への働きかけなどのことであり，道具的支援とは，問題を解決するために必要な資源を提供したり，資源を入手できる情報を与えるような働きかけである。うつ病の治療には長い時間がかかることも多く，働いている人では休職が必要になることもあり，経済的な不安や勤務

先への影響などの心配も出てくるため，社会的資源の情報提供も重要である。

うつ病本人に対する具体的なサポートとしては相談対応，専門家への紹介，医療情報の提供，医療費の自己負担軽減や精神障害者福祉手帳などの経済的支援，職場環境調整や復職支援などが挙げられるが，職場の管理監督者への教育やメンタルヘルス体制づくりのサポートなど周囲へのサポートもあるので，本人のみならず周囲の環境も同時に改善していくことが望ましい。

ここでは，うつ病の具体的な社会的サポートについて，とくに産業保健の視点から解説を加える。

II うつ病の社会的サポート

1．まずはうつ病の理解から

うつ病は治療により60〜80％もの患者が回復するにもかかわらず，うつ病を経験した人の約3/4は治療を受けていないとも報告されている。うつ病になった人に対して，「根性がない」，「怠けている」，「無責任である」，「親のしつけが悪い」，などといった片寄った見方や患者自身の思い込みがあることもいまだに少なくなく，病気への偏見は根強く残っている。精神疾患は，身体疾患と比較し客観的な検査が難しく，短期間に疾患を確定することが難しいことも多く，同一疾患であっても症状が多岐に渡り，ほかの精神疾患の合併も少なくないことも複雑化させる原因の一つである。患者本人も精神疾患であることを隠すことが多く，容易に社会的な支援が得られにくい。周囲の人も適切な知識がないためにどうしたらよいのかわからずに，精神疾患の人を敬遠することもある。

適切な社会的サポートを得るためには，うつ病の認知度をより一層高める必要がある。同時に，社会的サポートの整備を進めるとともに，うつ病の予防活動も進めていくことが望ましい。WHOによるDALY（障害調整生存年数）のランキングでは，うつ病は2020年には2番目となる予測である。DALYは100種以上の障害を世界的に比較するために開発された指標であり，早死による生命損失年数と障害による相当損失年数の合計で示されるが，うつ病による社会的損失は世界的な問題としても重要な課題である。

うつ病患者が相談や受診をためらう理由としては，プライバシー保護への信用がないこと，相談してもどうせ解決しないと思っていること，経済的負担が増すこと，などが挙げられる。うつ状態になっていざ相談しようと思っても，相談窓口を探すエネルギーさえなくなってしまうことが少なくないため，うつ状態の人に対しては，精神科医や心療内科などの専門家へ受診するように働きかけることは重要であるが，さらに，さまざまなサポート制度や相談機関を紹介することも

うつ病の治療にプラスに働く。また，病気の概要やプライバシー保護の原則についても言及し，相談や受診をしやすいように信頼関係を築くことも重要である。

2．社会的サポート機関の選び方
1）勤務先におけるサポート体制

労働者であれば，まず勤務先におけるサポート体制を確認し，保健師・産業医に相談するとよい。うつ病では職場の支援や環境調整も非常に重要であり，相談することで現実的な支援が得られる。

厚生労働省による「メンタルヘルス指針」では，「四つのケア」が推奨され，①セルフケア（自身のストレスに気づくためのケア），②管理監督者によるラインケア（上司や管理職等によるケア），③事業場内産業保健スタッフ等によるケア（事業場内の保健師など専門職によるケア），④事業場外資源によるケア（医療機関やEAP機関など事業場外から提供されるケア），が挙げられている。

働き盛りの世代においてもうつ病の発症が多くなってきているが，うつ病は患者本人のみならず，会社側にとっても大きな問題となっている。生産性の低下だけでなく周囲への負担，さらに労災補償やイメージ低下などの問題もあり，会社としてうつ病対策に取り組むことは今やリスクマネジメントの一つでもある。メンタルヘルスを含む労働者の身体的・精神的健康を維持・増進するために，産業医・保健師・衛生管理者などの事業場内産業保健スタッフが活躍している。産業医とは，企業などにおいて労働者の健康管理を行う医師であり，常時50人以上の労働者を使用する事業場において選任されている。また，常時1,000人以上（特定の有害職場では常時500人以上）を使用する事業場では，専属の産業医が義務づけられている。しかし，産業医の専門が精神科や心療内科医であることは少ないため，心理カウンセラーや精神科医等のメンタル専門職を事業場へ招聘し，相談事例への対応・管理者や産業保健スタッフへの助言・休業後の職場復帰支援などを行っている事業場も多い。産業保健スタッフや専門職に相談した場合，守秘義務によりプライバシーは保護されるのが原則である。しかし，自殺の危険がせまっているなど危険な状況と判断された場合には，安全配慮義務により適切な処置を迅速に行うために，必要最低限の情報を管理監督者や人事労務管理部門など会社側へも伝達しなければならない。うつ病では心神耗弱状態に陥ることがあり，本人が適切な判断ができないことがあるからである。

事業場内産業保健スタッフ等は，労働者を疾病から守るために，病気にならないための予防活動（教育など），病気を悪化させないための活動（相談や面談など），病気から回復するときのサポート（復職支援など）など，うつ病に限らず広

く産業保健活動を行っている。教育としては，自身がストレスに早期に気付くためのセルフケア教育に加え，社員の勤務管理や健康状態の把握をすべき管理監督者への教育を行い，うつ病の認知度を上げ，多くの労働者が適切な対応ができるように指導している。うつ病になってしまった場合には，早めに治療判断や環境調整を行うために，保健師・産業医などに相談するよう呼びかけている。うつ病では治療が長引くこともあり，休職が必要な場合もあるが，周囲の支援や環境調整なく職場復帰した場合には再発の危険が大きく，復帰できずに退職を余儀なくされる場合もある。より円滑な職場復帰を目的に厚生労働省から2004年に「心の健康問題により休業した労働者の職場復帰支援の手引き」が出され，職場環境調整や軽減勤務などにより無理なく復帰できるようにプログラムが組まれている事業場も多い。

2）勤務先以外のサポート体制

上記の「④事業場内産業保健スタッフ等」が利用できない場合，つまり，労働者が相談したくてもメンタルヘルスに精通したスタッフが事業場内にいない場合や事業場内スタッフに相談したくないという場合，また，自営業や被雇用者でない場合などには，事業場外資源（表1）を利用するとよい。

事業場外資源には，EAP（従業員支援プログラム）・所属企業の健康保険組合・労災病院・保健所や精神保健福祉センター・都道府県産業保健推進センター・地域産業保健センター・中央労働災害防止協会・いのちの電話などが存在するが，それぞれの目的や対象に合わせて相談することが望ましい。EAPは通常，企業や団体ごとの契約であるため，所属企業や団体が契約していない場合には利用できないが，EAPと契約している企業／団体に所属する従業員だけでなく家族も利用可能な場合もあり，個別に確認したほうがよい。

職場復帰支援制度は，地域の医療機関・民間団体・精神保健福祉センターでも利用できる可能性がある。

3．事業場外資源について

主な事業場外資源について説明を加える。

1）EAP（employee assistance program：従業員支援プログラム）

EAPは従業員支援プログラムと訳されることが多いが，通常はそのままEAPとして用いられている。もともとアメリカで発展した職域におけるアルコール依存症患者への対策として始まったものであるが，現在ではメンタルヘルス全般を取り扱っている民間EAPが多い。アメリカでは大手企業の95％以上がEAPを利用しているといわれているが，プライバシーなどの観点から労働者の健康管理を

表1　事業場外資源

名　称	対　象	概　要	連絡先 (ホームページ)
地域産業保健センター	労働者数50人未満の事業場の事業主や労働者	厚生労働省から郡市区医師会への委託事業として，全国347カ所に設置。医師による健康相談，個別訪問による産業保健指導，情報提供など。無料。	厚生労働省(地域産業保健センター) http://www.mhlw.go.jp/new-info/kobetu/roudou/gyousei/anzen/080123-2.html
都道府県産業保健推進センター	産業保健スタッフや事業主	全国47の都道府県に設置。メンタルヘルス対策の進め方の相談・研修・情報提供，地域産業保健センターの支援，助成，調査研究など。無料。	http://www.rofuku.go.jp/sanpo/
健康保険組合	被保険者など	所属の健康保険組合で相談窓口を開設している場合が多い。独自にストレス・チェックや心の健康相談を実施。	各健康保険組合
労災病院勤労者メンタルヘルスセンター	労働者・産業保健スタッフ等	「勤労者心の健康相談」「健康で働くための電話相談」「休日健康相談」「勤労者メンタルヘルスの相談窓口」など。横浜労災病院など，メール相談や面談を行っているセンターもある。その他，研究・教育・ストレスドックなどの施策を展開。	http://www.rofuku.go.jp/rosaibyoin/index.html
中央労働災害防止協会	事業主，安全担当，産業保健スタッフ等	労働災害絶滅をめざして設置。安全・健康・快適職場づくりへの情報提供・研修・コンサルティングなどの支援を行う。	http://www.jisha.or.jp/
産業医学振興財団	産業保健スタッフ	産業医学の振興と職場における労働者の健康管理の充実に資することを目的に設置。情報提供，調査研究，助成事業，出版，修学資金貸与，講習会など。	http://www.zsisz.or.jp/
医師会	医師など	産業医認定と支援，情報提供，広報・啓蒙，研修など。都道府県医師会や地区医師会では，地域ごとの情報も発信している。	日本医師会 http://www.med.or.jp/
産業医科大学および関連機関	産業保健スタッフ，事業主，人事労務担当者など	産業医の育成，研究，講演，活動支援，産業保健スタッフの求人提供，情報提供。これらのノウハウを活かし，企業や専門家向けに産業保健のコンサルティングや支援を行う(株)産業医大ソリューションズなど，新しい試みも始められている。	http://www.uoeh-u.ac.jp/JP/index.html
精神科・心療内科等の医療機関	患者や家族など	医師や臨床心理士による治療を行う。また，精神保健福祉士(PSW)により精神障害者やその家族が抱える社会生活上の問題に対して相談対応や社会復帰支援を行っている。独自にメンタルヘルス相談窓口を開設している医療機関もある。	

地域保健機関(保健所，精神保健福祉センター等)	地域の住民や団体など	健康相談窓口，普及啓発活動，講習会，地域交流支援，公的負担制度，公衆衛生活動など。各都道府県の保健所や精神保健福祉センターにおいて，「こころの悩み電話相談」などを行っている。通常無料。	全国保健所長会 http://www.phcd.jp/index.html
(社)日本産業カウンセラー協会		産業カウンセラーを中心として組織されている社団法人。無料電話相談「働く人の悩みホットライン」を開設している。職場，暮らし，家族，将来設計など，働くうえでのさまざまな悩みに対応。相談時間は一人1回30分以内。	「働く人の悩みホットライン」(平日午後3時～8時) 電話 03-6667-7830
EAP		多くのEAP会社が存在し，内容も大きく異なる。主に事業主との契約であるが，契約内容により労働者だけでなく家族も利用できる。	日本EAP協会 http://plaza.umin.ac.jp/~eapaj/index.html
いのちの電話		自殺防止を目的として活動している相談機関で，約8,000人のボランティアが，自殺の衝動にかられた人からの電話での相談に応じている。匿名で24時間利用可能。厚生労働省が後援。	電話：0120-738-556 http://www.find-j.jp/

事業場内で行わない風土として発展してきており，企業側の損失を防ぐと同時に業務生産性を上げる企業側の投資の意味合いが大きい。この点，日本では，メンタルヘルスの問題は社員の個人的問題とされ，関連する福利厚生などの充実も企業側のメリットというよりも労働者やその家族のメリットとして取り上げられることが多く，職業病と関連して健康管理まで事業主責任として行う点がアメリカとは大きく異なっている。しかし，近年では企業側の投資としての認識度が高まり，国内でもメンタルヘルス問題を中心に取り扱う専門機関としてのEAPがますます注目されてきている。アメリカにおけるEAP費用は社員一人につき年平均で約\$12～20かかっているが，一般的にEAP費用に対して\$5～16の投資効果があると言われている。多くの企業で，病欠期間の減少，事故によるロスタイムの減少，医療部門での診察回数の減少など，多くの効果が報告されている。たとえば，自動車メーカーのゼネラルモータース（GM）社の場合，EAP導入後1年間で，欠勤などによる労働損失時間が4割減少し，疾病と事故による給付額が約6割減少し，社員からの苦情が約5割減少したというデータがある。

　首都圏ではその数が近年増加しており，多くの専門スタッフを配置し，多様なサービスが可能なEAPがある一方，ストレス調査や電話相談による個別相談を行うのみのところもある。企業として契約する場合には，事業場や企業ごとに内

容をアレンジできるなど，内容を慎重に吟味することにより，対策の効果に大きな差が出る可能性がある。企業側としても，すべて任せればメンタルヘルス問題は解決するというわけではなく，事業場ごとのメンタルヘルスの問題提起を行い，目標を設定し，対策の優先順位をつけ対策を行う必要があり，結果はプライバシーに配慮した形でフィードバックしてもらうことが望ましい。

社内にEAPを置く場合には，企業や事業場を中心としたEAP活動ができるメリットはあるものの，スタッフの人件費などの運営経費がかかる。精神科医やカウンセラー等の専門職を招聘して行う場合，一部の労働者にしか利用されないことも多く，その活用方法について事業場ごとに検討することが望ましい。また，カウンセリング評価や今後の対策のために，来談者の了解を得た上で，精神科医やカウンセラーなどの専門職と産業保健スタッフとの情報交換は重要である。

2) 産業保健推進センター／地域産業保健センター

産業保健スタッフ等は，所属都道府県の産業保健推進センターを利用するとよい。メンタルヘルス対策の進め方の相談・教育研修・情報提供など，非常に有用である。地域産業保健センターは，主に50人未満の小規模事業場の事業主と労働者を支援し，医師による健康相談窓口の開設・個別訪問による産業保健指導の実施・産業保健情報の提供などを行っており，小規模事業場の経営者向けの産業保健マニュアルなどもわかりやすい。公の機関は，無料あるいは安価で良質のサービスを提供しているが，通常は継続的な個別対応やサービスを求めることはできない。例えば，産業保健推進センターには，知識と経験の豊富な相談員が配置され，さまざまな相談対応・教育研修などを行っているが，あくまでも事業場が自律的に産業保健活動できるような支援活動が中心である。

3) 健康保険組合

健康保険組合ごとに電話やメール健康相談窓口が設けられ，ホームページや広報誌などによりうつ病を含む健康情報を多く発信し，予防活動も積極的に行っている。病気やけがで給与が得られない場合の傷病手当金給付，医療費助成などの経済的支援も行っている健康保険組合も多く存在するが，企業ごとに異なっている。

4) 労災病院・勤労者メンタルヘルスセンター

労災病院の勤労者メンタルヘルス相談などでは，電話やメール，場合により対面式で労働者自ら直接相談することが可能であるが，治療ではなくあくまでも助言であり，継続的な治療や職場調整等が必要な場合には，医療機関や産業医などの受診が勧められる。直接的なやりとりの効果として心理的支援と具体的提案が得られ，精神科等の受診を躊躇している場合や自らの改善が必要な場合等には特に効果的である。その他，研究調査・ストレスドック・リラクセーション・専門

家や管理者向けの教育などを行っている。

  5）精神科・心療内科・メンタルクリニック

  うつ病では精神科・心療内科のいずれも対応可能であるが，重症のうつ病では自殺の危険などのために閉鎖病棟での管理や医療保護入院の形態が必要である場合も少なくなく，精神科を受診することが望ましい。うつ病では症状が多彩であり，身体症状が全面に出ることもある。身体の病気ではないと判断された場合には，ストレス関連疾患の可能性があるため，心療内科や精神科・メンタルクリニックを受診してみるべきである。最寄りの医療機関は，各医師会ホームページやインターネットタウンページやうつ病公式情報サイト等から簡単に検索可能であり，その他の各相談機関からも情報入手できる。

  6）地域の保健機関（保健所・精神保健福祉センター，医療機関，NPO法人など）

  自営業者や家族の相談，また会社の制度を利用したくない場合などには，地域のサポートを得るとよい。保健所・精神保健福祉センターは無料で相談可能である。医療機関（精神科／心療内科／メンタルクリニック／かかりつけ医）でも心の健康に関する相談が可能であるが，治療が必要な場合には当然本人の受診が必要である。自殺予防の電話相談「いのちの電話」は無料で相談可能，その他，日本産業カウンセラー協会やNPO法人やボランティア団体がメンタルヘルスに関する活動を行っているので，利用者の目的ごとに相談することが望ましい。

4．各種制度によるサポート

  うつ病の特徴として，治療開始から終了までの期間がはっきりとわからないことが挙げられる。2，3カ月で治癒する人もいれば，長年かかる人もおり，個人の症状や環境によってもその経過は大きく異なる。また，一度治っても再発が多い病気である。うつ病などでこころの健康を害すると，仕事が継続できなくなることもあり，経済的な不安も大きくなってくる。生活費やローンのために無理に業務を続け，さらに悪化してしまうことも少なくない。また，制度上の支援を知らずに適切な治療が受けられない場合もあるため，経済的な支援制度や相談窓口についても知っておくとよい。

  1）自立支援医療費制度

  うつ病の治療は健康保険の対象であり，通常3割の自己負担である。しかし，医療費の9割を医療保険と公費にて負担する制度である自立支援医療費制度も利用可能である。これは，必要な医療を確保し，継続して治療を受けられるように支援することを目的として定められたもので，うつ病など精神疾患も対象となる。自己負担額が1割となると同時に，世帯の所得や重症度等に応じて1カ月あたり

表2　障害等級

- 1級：日常生活の用を弁ずることを不能ならしめる程度
- 2級：日常生活が著しい制限を受けるか，または日常生活に著しい制限を加えることを必要とする程度
- 3級：日常生活または社会生活が制限を受けるか，日常生活または社会生活に制限を加えることを必要とする程度

表3　精神障害者手帳の優遇措置（平成20年4月現在）

1. 通院医療費の公費負担
   交付を受けた方は，精神保健及び精神障害者福祉に関する法律第32条の通院医療費の公費負担の申請に当たって，医師の診断書の提出及び判定手続きが不要。
2. 税制の優遇措置
   所得税及び住民税の障害者控除（本人，配偶者，扶養家族），預貯金の利子所得の非課税，低所得の障害者の住民税の一部非課税，相続税の障害者控除，贈与税の一部非課税，自動車税，軽自動車税及び自動車所得税の非課税などの適用が手帳に基づいて受けられる。
3. 生活保護の障害者加算
   手帳の1級又は2級の場合は，生活保護の障害者加算の認定が受けられる。

の自己負担上限額が設定される。平成18年4月より，神保健福祉法に基づく通院医療費公費負担制度（精神保健福祉法32条）から障害者自立支援法に基づく「自立支援医療費（精神通院医療）制度」へと移行したが，やや厳しい基準となった。居住地の市区町村役所が窓口。

2）精神障害者保健福祉手帳

　うつ病の治療は長期に渡ることがあるため，日常生活に支障が出てくることがある。精神障害者手帳はうつ病など精神障害にかかっている患者が一定の障害の状態にあることを証明するものである。「精神障害者保健福祉手帳」には障害等級があり，手帳を申請した時点での医師の診断書にもとづいて審査が行われ，1～3級が決定される。優遇措置としては，税金優遇，生活保護障害者加算の手続きの簡素化，交通費の割引などのサービスがあるが，自治体により独自のサービスも受けられる場合があるので，確認してみたほうがよい。手帳申請にあたっては，市町村の窓口に医師の診断書を持参し，申請書に必要事項を記入することが必要となるが，初診時から6カ月を経過していることが必須条件である。

3）保険給付等

a）傷病手当金

　初診時に厚生年金に加入している場合に支給される。傷病手当金は，病気休業中に被保険者とその家族の生活を保障するために設けられた制度で，病気やけがのために会社を休み，事業主から十分な報酬が受けられない場合に支給される。

なお，任意継続被保険者の方は，傷病手当金は支給されない。被保険者が病気やけがのために働くことができず，連続して3日以上勤めを休んでいる時に，4日目から標準報酬日額の3分の2に相当する額が支給される。厚生年金，国民年金，共済年金の年金受給権のある人には支給されず，同一傷病が業務中などで労災保険などの障害を理由とする給付を受ける権利のある人にも支給されない。

b）高額医療費助成

重い病気などで病院等に長期入院したり，治療が長引く場合には，医療費の自己負担額が高額となる。そのため家計の負担を軽減できるように，一定の金額（自己負担限度額）を超えた部分が払い戻される高額療養費制度がある。ただし，保険外併用療養費の差額部分や入院時食事療養費，入院時生活療養費の自己負担額は対象にならない。被保険者，被扶養者ともに一人1カ月の自己負担限度額は所得に応じて算出される。

4）健康保険組合ごとの医療費助成等のサービス

さらに有利な自己負担上限設定や給付金制度を設定している健康保険組合もあるので，確認が必要である。

その他，障害の程度に応じた生活の所得保障の制度や福祉制度もあるため，地域の窓口で相談するとよい。

第VI部

自殺予防への取り組み

第1章
女性のうつと自殺

佐藤玲子・河西千秋

I　はじめに

　日本の自殺者数は1994年以降上昇に転じ，1998年には前年度2万4,391人から3万2,863人と急増した。その後も自殺者数は毎年3万人を越える状況が続いており，警察庁生活安全局の統計によると，2006年中の自殺者数は3万2,155人で，自殺率は人口10万人対25.2人（男性36.6人，女性14.3人）と高い値が続いている[7]。先進国の中でもロシアに次いで2番目に高い自殺率となっており，早急な対策が求められている。

　日本における自殺対策はこれまであまり活発なものではなかったが，自殺遺族やNPOなど民間の地道な活動や，秋田県や青森県など自殺率の高い地域での行政を中心とした取り組みが次第に注目を集めはじめ，ネットを通じた集団自殺の問題やいじめや過労による自殺問題などを社会的背景として，2006年には自殺対策基本法が施行された[11]。この法律においては，自殺が個人的な問題でなく社会全体での取り組みが必要な問題であることがうたわれ，国や地方公共団体の自殺対策の施策の策定・実施の責務が明記された。現在少しずつではあるが，日本の自殺予防対策が本格的に始まろうとしている時期といえる。

　うつ病などの感情障害と自殺との関連は深く，うつ病への対策は自殺対策につながるといっても過言ではない。しかし，自殺行動に関わる精神疾患はうつ病だけにとどまらないし，文化社会的背景や経済状況など，精神疾患以外のさまざまな要因も考えねばならない。その中には，男女の役割の変化や女性の社会進出などの背景も含まれている。自殺はさまざまな因子とその相互作用により起こる複雑な事象であるため，本章のテーマである「女性のうつと自殺」を論ずるのは簡単なことではないが，自殺行動の男女差や女性の自殺予防を行う上で考慮すべき点などについて挙げていこうと思う。

II　日本の自殺の状況

　「女性の自殺」について述べる前に，まず，日本の自殺の状況について簡単に触

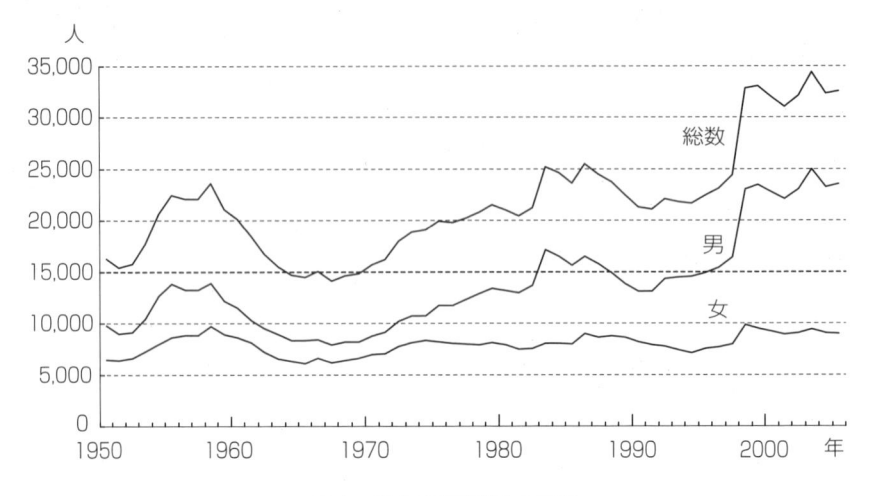

図1　日本の自殺者数の推移

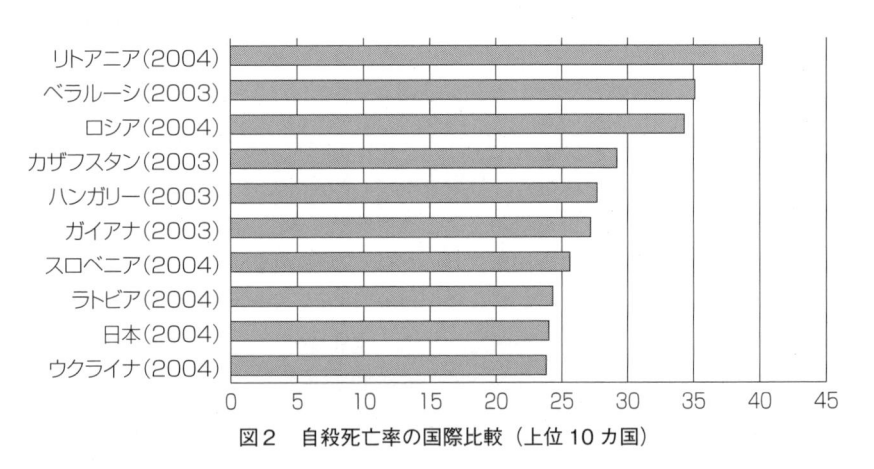

図2　自殺死亡率の国際比較（上位10カ国）

れておく。

　前述のように，日本の自殺者数は1998年以降毎年3万人を超える状況が続いている（図1）。この数字は交通事故の年間死亡者数の約4倍に相当し，世界の中でも5番目に高い数字となる。自殺率で比較しても，日本の自殺率は10位以内に入る状況である（図2）。自殺率のピークは40～50歳代の男性にあり，これは諸外国と比較しても特徴的である[11]。

　全年齢での死亡原因のなかでの順位を見てみると，自殺は第6位となっている。特に20歳代から30歳代では死亡原因の1位であり，他の年代でも上位に上がっている。

このように，諸外国との比較からも，国内状況から見ても，自殺問題は取り組むべき重要な課題であることがわかる。

Ⅲ　自殺行動の男女差

さて，自殺既遂や自殺未遂には量的にも質的にも男女差があるということは，自殺学のなかではよく知られていることである。

世界全体の傾向として，男性の自殺率のほうが女性の自殺率よりも高いというのが共通した傾向である。また，年齢が上がるとともに男女ともに自殺率が上昇しているが，特に男性の方が年齢とともに自殺率が上昇する傾向が明らかである。一方で，自殺未遂については，救急施設を対象とした調査のほぼすべてで，女性の方で自殺未遂者数がはるかに多い。また，遺族や友人など個人と深い関わりがあった人々から聴取する，心理学的剖検という手法で行われた自殺既遂者の精神医学的診断をみてみると，自殺既遂者全体の中で感情障害をもつ人の割合は女性に多く，物質関連障害や人格障害をもつ人の割合は男性に多い[1]。なぜ，このような男女差があるのかということについての理由について，一致した見解というものは得られていない。一般的に男性の方が自殺の手段として致死性の高い方法をとり，女性の方はリストカットや過量服薬など致死性の低い方法をとりやすい傾向があり，それが，男性に自殺既遂者が多く女性に自殺未遂者数が多い結果となっていると考えられている。男性は女性よりも身体的攻撃行動，対人的攻撃行動といった攻撃性が強いことが，各研究で攻撃性の定義や行動観察方法，対象者の背景が異なるものの，共通した知見となっており，そのような男性の攻撃性の強さが自殺行動の性差にも現れているとされている。生物学的研究においては，男性の攻撃性の強さとテストステロンの関連がいわれているが[8]，明確なエビデンスはなく，また，自殺既遂者や自殺未遂者を対象とした遺伝子研究においても，男女差が明らかになっているものはない。さらなる知見の集積が必要である。

社会文化的背景としては，女性の方が周囲に援助を求めたり，誰かに相談したりするという行動が容認されやすく，援助希求行動をとりやすいということが，自殺の男女差の要因として挙げられる。また，近年の日本の自殺率急増の要因として，経済的不況との関連がよく指摘されているが，経済的ストレッサーは，女性に比べると男性のほうによりリスクとなりやすいといわれている。三重県における調査では，男性の失業率は男性の自殺率と相関していただけではなく，全自殺率とも相関していた[4]。デンマークにおける大規模ケースコントロール研究においても，無職状態や低収入は男性の自殺と関連するリスクであることが明らかとなっている[16,17]。

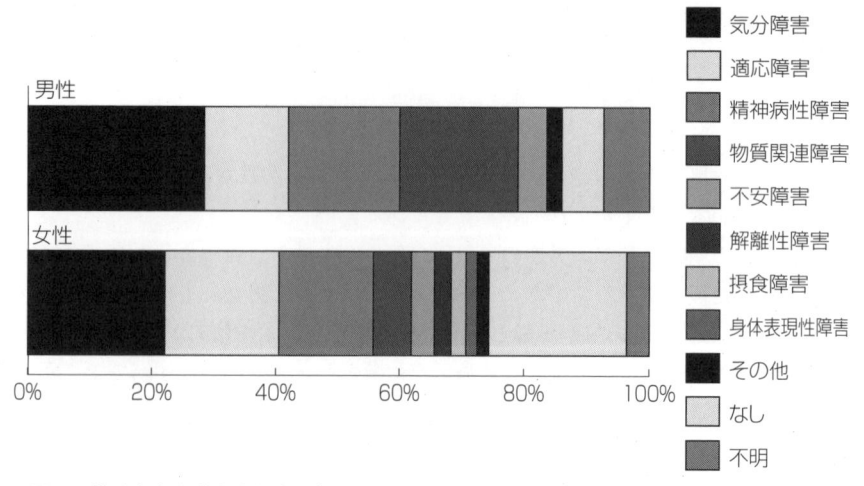

図3 横浜市立大学高度救命救急センターに搬送された自殺企図患者のDSM-IV I軸診断

凡例:
- 気分障害
- 適応障害
- 精神病性障害
- 物質関連障害
- 不安障害
- 解離性障害
- 摂食障害
- 身体表現性障害
- その他
- なし
- 不明

なぜ男性のほうが自殺率が高いのかというよりも、女性のほうにどのような自殺に対する保護因子が存在するのかということが、今後の自殺対策へのヒントとなってくる可能性があると思われる。

IV 女性自殺企図者の臨床的背景

前述のように、自殺既遂者や自殺未遂者には男女でさまざまな差異が存在するが、実際の臨床現場での女性自殺企図者は、どのような臨床的背景をもつのだろうか。比較的身体的重症度の高い患者が搬送される、高度救命救急センターのケースで検討をしてみよう。

筆者らの所属する横浜市立大学は二つの大学病院を擁し、そのうちの大学附属市民総合医療センターに高度救命救急センターが置かれている。2004年は、高度救命救急センターは1,209人の患者を受け入れているが、そのうちの実に15.5%（187人）は自殺企図者であった[6]。2003年4月から2007年3月の3年間に横浜市立大学附属市民総合医療センター高度救命救急センター（以下当センター）へ搬送された自殺企図者は524人（男性221名、女性303名）で、うち、死亡者を除く460名（男性183名、女性277名）に対し、DSM-IV-TRによる精神医学的診断、精神疾患や自殺行動に関する家族歴、自殺企図の動機、自殺企図時の状況、自殺企図手段、過去の自殺企図・自傷歴などの精神医学的評価を行った上で、男女別に集計を行った。

DSM-IV-TRによるI軸診断は図3に示すとおりで、男女とも気分障害が最も多

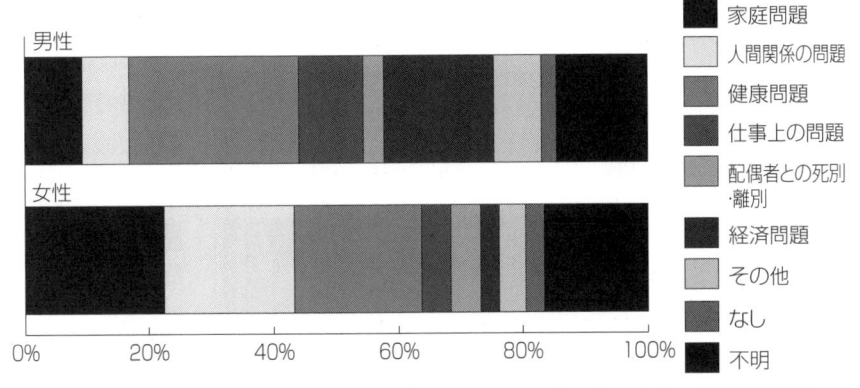

図4 横浜市立大学高度救命救急センターに搬送された自殺企図患者の自殺企図動機

い割合をしめていた。不安障害や適応障害は女性に多く，物質関連障害は男性に多くなっている。Ⅱ軸診断は，男性の7割に診断がつかないのに対し，女性のほうは暫定的診断ではあるが，4割強に何らかのパーソナリティ障害の診断がつく結果となっている。ただし，パーソナリティ障害と診断された女性123名のうちⅠ軸診断がつかないのは53名で，女性全体の5分の1程度にすぎなかった。

自殺企図の動機としては，男性では身体疾患などの健康問題や，うつ病の罪業感など精神疾患の症状の悪化によるもの，経済的困窮，仕事の業務上の問題が上位を占めていたのに対し，女性のほうでは，家庭内の問題，人間関係の問題が上位となっており，経済的困窮を理由としたものは3.2％と少なく，男女での差がみられた（図4）。過去の自殺企図歴に関しては，男性では自殺企図歴があるものが26.2％なのに対し，女性では56.3％と半数以上となっている。

自殺企図手段をみてみると，他の救急施設での調査と同様，女性では過量服薬が58.5％と大半を占め，男性の36.3％と比較して多い割合となっている（図5）。男性のほうで多い手段としては刃物による刺創・切創で，特に男性の場合は深達度が大きく，身体的重症度が高くなるような刺創での自殺企図が目立つ。縊頚や焼身も男性に比較的多く，一見すると男性の企図手段の致死性の高さが目立つが，一方で，高所よりの飛び降りや電車への飛び込みは，筆者らの施設では女性のほうが多く，身体的転帰は男女での割合に差はみられなかった。

まとめると，女性の自殺未遂者では男性と比較すると，不安障害や適応障害の診断がつくケースが多く，自殺企図動機としては家庭内や人間関係の問題を要因とするものがより多い傾向がある。また，パーソナリティ障害の診断がつくものが男性よりも多いが，そのうちの大多数はDSM-IVのⅠ軸診断が合併しており，

第1章 女性のうつと自殺

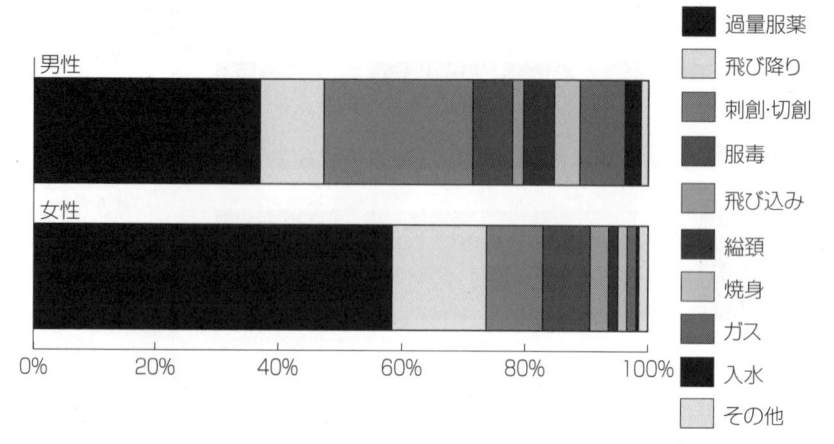

図5 横浜市立大学高度救命救急センターに搬送された自殺企図患者の自殺企図手段

(凡例:過量服薬,飛び降り,刺創・切創,服毒,飛び込み,縊頚,焼身,ガス,入水,その他)

過去の自殺企図歴をもつものは女性に多いということになる。一次・二次救急か高度救命救急センターかといった救急施設の特性の違いや，救急施設のある医療圏がどのような場所かによって，搬送される自殺未遂者の臨床背景は異なってくることが考えられるが，上記のような性別による差異は，他の救急施設における調査でもみられている。

V 女性の自殺行動の予防

はじめに述べたように，自殺は精神疾患のみならず，文化社会的背景や経済状況などさまざまな因子とその相互作用により起こる複雑な事象であり，その予防にはさまざまなアプローチが必要である。女性に対しての自殺行動への予防について述べる前に，これまで各国で効果を上げてきた主な対策について，簡単に言及してみたいと思う。

1．自殺手段の規制

カナダでは，1977年に銃器使用の規制が行われた結果，銃器使用による自殺が減少した。日本でも，家庭用ガスの一酸化炭素含有率の低減による自殺率の減少が報告されている。ある手段の規制をした場合他の手段への移行が生ずる可能性があるが，自殺手段の規制に関する観察研究では他の手段への移行はみられなかったという結果が多い[2]。

2．精神疾患（特にうつ病）の早期発見，早期介入

　自殺既遂者を含め，自殺企図者の多くがうつ病をはじめとする精神疾患を抱えていることは，これまでの心理学的剖検研究や救急現場における自殺企図者の実態調査で明らかになっている。そのため，うつ病の早期発見と介入は，各国の自殺予防対策の主要な戦略となっている。うつ病への介入により自殺率を減少させることに成功したケースとしては，スウェーデンのゴッドランドで行われた，プライマリケア医へうつ病の原因や治療方法などに関する教育を実施した研究が有名である[18]。

3．自殺未遂者のフォローアップ

　自殺未遂の既往は自殺既遂最大の危険予測因子とされており，過去の前方視的研究では，自殺企図者の5～10％が初回の自殺企図から数年以内に自殺既遂に至ると報告されている[12,13]。また，自殺企図後の自殺の相対危険度は，一般人口と比較すると40倍となるともいわれている[3]。女性の自殺未遂者数の多さを考えると，自殺未遂者への介入は女性の自殺予防における重要な戦略の一つとなりうる。海外では，自殺未遂者の受療へのコンプライアンス改善を目的とした電話や訪問などでの対象者への接触や，看護師やソーシャルワーカーなどによる問題解決型手法を用いた介入をもちいた研究が行われており，一部では介入群での自殺再企図抑制効果がみられている[19]。

4．メディアコントロール

　マスメディアの自殺報道は，その報道の仕方によっては脆弱性をもつ人の模倣自殺や群発自殺を招く危険性がある。ウィーンでは，1984年から地下鉄での自殺が増加していたが，1987年に自殺報道に関するガイドラインが作成されマスメディアが自殺報道を自粛した結果，地下鉄での自殺者数は75％減少した。自殺報道の際には，センセーショナルに報道しない，自殺手段などを詳細に報道しない，うつ病や精神疾患に対する啓発の内容を含むようにするといった配慮が必要となる[22]。

　日本での自殺対策を見てみると，自殺対策基本法が制定され，ようやく全国的な自殺予防対策がはじまったという状況であるが，これまで自殺予防活動に熱心に取り組んできた地域においての戦略は，一般住民を対象としたスクリーニングと啓発活動によるうつ病の早期発見・治療が中心であった。この戦略は，高齢者の自殺率が特に高い地域では特に有効な戦略である。新潟県松之山町では65歳以上の高齢者に対してスクリーニングを行い，うつ病の可能性のある高齢者を訪

間，診察して治療に結びつけるという活動により，予防活動開始前の17年間で434.6人／10万人であった高齢者の自殺率が，予防活動開始後の14年間で96.2人／10万人に減少するという成果を上げた[21]。

うつ病をはじめとする精神疾患の早期発見・治療の戦略は，高齢者以外に対しても効果的な可能性がある。精神疾患を抱える人が医療に到達する率はまだまだ低いからである。岡山県，鹿児島県など6県の20歳以上の地域住民4,134人を対象とした疫学調査では，18％が何らかの疾患をこれまでに経験しており，このうち大うつ病性障害の生涯有病率は7％であった。また，過去12カ月間では，7％が何らかの精神障害を経験しており，大うつ病性障害の12カ月有病率は2.1％であったが，過去12カ月間に大うつ病性障害を経験した人のうち何らかの相談・受診行動をとった人は27.3％にとどまり，精神科医に限れば14.8％にすぎない[23]。一般住民へのスクリーニングや啓発活動を通じて，うつ病患者の受療率を上げることは，自殺予防の観点からは重要な戦略と考えられる。

上記のような一般住民を対象とした自殺予防活動では，一般に女性で自殺率低減効果が現れやすい傾向があることが指摘されている。秋田県由利町では，住民へのうつ病スクリーニングは行われていないが，教育・啓発活動と高齢者の孤立防止を目的とした交流プログラムなどの福祉事業による介入プログラムで，開始5年間で65歳以上の女性のみに自殺率の有意な低減がみられる結果となった。女性のほうで効果が現れやすい理由としては，女性のほうが援助希求行動をとりやすいということや，教育・啓発プログラムのような能動的な参加が必要なものには女性のほうが反応しやすいということが考えられている[14,15]。

一方で，自殺未遂者への対策については，多くの一般病院や総合病院で精神科医師が存在しないケースが多いという実情からすると，適切な精神医学的評価やその後の治療等に関するマネージメントが行われているとは言いがたい状況にある。本来は，自殺未遂者の多くが受診する救急医療において，身体加療と並行して自殺に至った背景や本人の心理の理解に努め，精神科的な評価・診断を下し，治療を導入することが望ましいが，多忙な救急医にその責務を負わせることは現実的ではない。自殺企図者の診察に当たる救急医療施設における精神科医・心理職，ソーシャルワーカーの配置，すなわち精神保健福祉の専門家が迅速に支援の導入が行えるような環境づくりがなされることが望まれる。女性のほうが自殺未遂者がより多いということを考えても，自殺未遂者への介入は女性の自殺予防の重要な戦略の一つとなる。救急の現場で，自殺未遂者に対して早期に心理社会的介入を行うことのできる専門家がいることで，自殺企図者個々の状況にあったケース・マネージメントの実施や，欧米で効果が示されているような継続的な受療

援助といった介入が可能となると思われる。

VI　自殺念慮をもつ女性への対処

　自殺行動や希死念慮をもつ人へ対処をする際は，その人が抱える精神疾患の発見・治療を怠ってはならないが，それ以上に，その背景にある生きづらさの要因を一緒に考えていくという姿勢が非常に重要である。自殺へ至る動機はさまざまであり，本人を取り巻く周囲の環境も一人ひとり異なる。本人の心理や背景の理解に努め，精神科的な評価・診断を下し，治療を導入するとともに，未遂者を取り囲むソーシャルサポート体制の再構築に十分な時間をかけることが重要である。患者を理解してくれそうなのは誰か，希死念慮が再燃するきっかけとなりやすいことは何か，ストレスを感じた際の患者の対処方法は何か，といった情報を収集していき，自助行動が機能していくことを目標としていく。薬物療法などにより，抑うつ感が軽減するということはもちろん重要なのだが，このソーシャルサポートの再構築の過程における他人とのつながり感が，希死念慮の軽減には重要ではないかと思われる。

　筆者自身は，自殺行動に対する個々の対処を考える際，女性だから，男性だから，ということはあまり意識はしておらず，それぞれの人の生きにくさの要因を勘案し，あくまで個別の状況に応じた対応が必要であると思っているが，確かに女性により多くみられる患者背景というものは存在する。例えば，自殺企図の直接の誘因としては男女ともに健康問題が多くを占めるが，男性では次いで経済問題が多いのに対し，女性では家庭問題や人間関係の問題の割合が多くなっている。女性における15歳以上人口に占める労働力人口の割合が50%近くになり，平均初婚年齢が年々上昇している中，女性が社会の中で求められる役割は年々変化してきている。スキルを磨いたり収入を上げたりと自己実現をしていく女性が増える一方で，仕事上での対人関係の問題やワーク・ライフ・バランスをどのようにとっていくかといった問題に悩む女性が増えているように思う。また，働く女性が増えたといっても，そのうち非正規雇用が半数を占めるなど，男性と比較するとまだまだ均等な待遇が保証されているとは言いがたいことや，結婚や妊娠をすると仕事が継続しにくいなど，女性が不全感を感じやすい状況は多い。家庭においては，男女ともに仕事と育児の両立を望む人が年々増えている一方で，家事等の役割分担にはいまだ偏りが大きい状況であり，各々の女性が自分の望むような仕事と家庭のバランスの取れた生活を実現するには，さまざまな障壁がある[9,10]。

　日常臨床の中では，上司や同僚とのコミュニケーションの問題，夫や交際相手との関係性の問題などを抱えた自殺企図者に多く出会うが，そのような対人関係

の根底に上記のような女性の役割の変化の影響が背景として存在することがしばしばみられる。自殺企図者や自殺念慮者への対応においては，精神科への受療や社会資源の利用を働きかけていく上で，患者の生きづらい状況に対する正確な情報収集と共感が重要なポイントとなるため，援助をしていく側が，上記に挙げたような女性全体が置かれている状況を理解しておくことは大切である。

Ⅶ 繰り返される自殺行動への対処

精神医療を受けていても自殺企図を繰り返す「リピーター」の存在が，救急医療の現場では問題となることも多い。「リピーター」の場合，致死性の低い手段で自殺行動を繰り返すというイメージがあるが，われわれの施設における調査では，過去に自殺企図歴をもつ女性156名中，25.4%は飛び降りや縊頚，焼身といった致死性のきわめて高い手段での自殺企図で搬送されており，なかには永続的な後遺症を残す結果となっているものも存在するため，決して軽視はできない。すでに精神医療を受療している患者に関していえば，繰り返される自殺行動は治療の破綻を表している場合もあり，治療の再導入を図る際には改めて診断・治療の見直しが必要となる。患者や家族への病歴聴取等によって経過を再度検討し，先に述べたようなソーシャルサポート体制の再構築を行いつつ，治療再導入を行っていく必要がある。薬物療法においては，リピーターがむしろ多剤大量処方を受けているというデータがある[5]。過量服薬で搬送された患者が，かかりつけ医に戻って入院前とまったく同じ処方を受け，再び過量服薬で搬送されてくるという状況に救急医から問題が提起されているが[20]，ソーシャルサポートの再構築を行っていく中で，家族への心理教育や薬剤管理の依頼などといった対処が必要となるだろう。

文　献

1) Arsenault-Lapierre G, Kim C, et al (2004) Psychiatric diagnoses in 3275 suicides: a meta-analysis. BMC Psychiatry 4; 37.
2) Daigle MS (2005) Suicide prevention through means restriction: assessing the risk of substitution. A critical review and synthesis. Accid Anal Prev 37; 625-632.
3) Harris EC, Barraclough B (1997) Suicide as an outcome for mental disorders. A meta-analysis. Br J Psychiatry 170; 205-228.
4) Inoue K, Tanii H, Fukunaga T, et al (2007) A correlation between increases in suicide rates and increases in male unemployment rates in Mie prefecture, Japan. Ind Health 45; 177-180.
5) Kato D, Kawanishi C, Yamada T, et al (2006) Suggestion for safer prescription from the investigation on psychotropic drugs of suicide attempters. European Neuropsychopharmacol 16 Supple. 4; S557.

6）河西千秋・山田朋樹・長谷川花，他（2005)【プライマリ・ケアのためのうつ，不安障害の診かた】予防 うつ病と自殺 医療からみた自殺者の実態．治療，87; 587-594.
7）警察庁生活安全局地域課．平成18年度中における自殺の概要資料．
8）Lester D（1988）A physiological theory of sex differences in suicide. Med Hypotheses 25; 115-117.
9）内閣府（2006）平成18年版国民生活白書．
10）内閣府（2007）平成19年版男女共同参画白書．
11）内閣府（2007）平成19年版自殺対策白書．
12）Nordentoft M, Breum L, Munck LK, et al(1993) High mortality by natural and unnatural causes: a 10 year follow up study of patients admitted to a poisoning treatment centre after suicide attempts. BMJ 306; 1637-1641.
13）Nordstrom P, Samuelsson M, Asberg M（1995）Survival analysis of suicide risk after attempted suicide. Acta Psychiatr Scand 91; 336-340.
14）大山博史（2003）高齢者自殺予防の基礎．（大山博史編）医療・保健・福祉の連携による高齢者自殺予防マニュアル．診断と治療社．
15）Oyama H, Watanabe N, Ono Y, et al(2005) Community-based suicide prevention through group activity for the elderly successfully reduced the high suicide rate for females. Psychiatry Clin Neurosci 59; 337-344.
16）Qin P, Agerbo E, Westergard-Nielsen N, et al（2000）Gender differences in risk factors for suicide in Denmark. Br J Psychiatry 177; 546-550.
17）Qin P, Agerbo E, Mortensen PB（2003）Suicide risk in relation to socioeconomic, demographic, psychiatric, and familial factors: a national register-based study of all suicides in Denmark, 1981-1997. Am J Psychiatry 160; 765-772.
18）Rutz W, von Knorring L, Walinder J（1992）Long-term effects of an educational program for general practitioners given by the Swedish committee for the prevention and treatment of depression. Acta Psychiatr Scand 85; 83-88.
19）佐藤玲子・河西千秋・山田朋樹（2007）地域連携に基づく自殺防止の試み―救命救急センターに搬送された自殺企図者のフォローアップ―．総合病院精神医学，19; 35-45.
20）須崎紳一郎・勝見 敦・中林基明，他（2005）自殺企図患者への対応「仕方がない」ことなのか―救命救急センターから見た医師処方薬による急性薬物中毒とその抑制―．日本救急医学会雑誌，16; 325.
21）高橋邦明（2003）高齢者自殺予防活動の事例（１）―新潟県松之山町における取り組み―．（大山博史編）医療・保健・福祉の連携による高齢者自殺予防マニュアル．診断と治療社．
22）高橋祥友（2003）マスメディアと自殺．平成15年度厚生労働科学補助金（こころの健康科学研究事業）自殺と防止対策の実態に関する研究．
23）立森久照・長沼洋一・小山智典，他（2006）こころの健康に関する地域疫学調査の成果の活用に関する研究：こころの健康に関する疫学調査の主要成果．平成18年度厚生労働科学研究費補助金（こころの健康科学研究事業）こころの健康についての疫学調査に関する研究分担研究報告書．

索　引

[あ]

愛他性　98
愛着困難　109
アイデンティティ　318
赤ん坊　107
アクションプラン　336
アサーショントレーニング　336
アセスメント　134, 269
アドヒアランス　202, 252
あるがまま　300
アルコール依存　174, 315
アルツハイマー型認知症　22
アレキシシミア（アレキシサイミア）　149
安全配慮義務　347
アンビバレンス　289
怒り　319
行き詰まり　280
育児　85, 320
　　──困難　54
医原性役割の変化　282
医師－患者関係　266
意思決定プロセス　119
依存　295
　　──症　126
偽りの自己帰罪　98
遺伝　156
　　──子　14
いのちの電話　352
イメージ技法　270
医療経済性　255
陰性治療反応　296
インフォームドコンセント　253
うつ病家族教室　221

うつ病多施設共同研究Sequenced Treatment Alternatives to Relieve Depression（STAR*D）Study　21
うつ病の遷延化　45
産む性　84
エゴグラム　215
エストロゲン　33, 53, 56, 59, 61, 63, 67, 227, 245
　　──依存性悪性腫瘍　65
　　──剤　244
エディンバラ産後うつ病調査票（the Edinburgh Postnatal Depression Scale：EPDS）　55
鉛様麻痺　139
老い　61
オーグメンテーションセラピー（augmentation therapy：増強療法）　64
夫の不良なサポート　43

[か]

介護　63, 95
　　──者　224
外在化　269
概日リズム（サーカディアンリズム）　329
外傷後ストレス障害（PTSD）　128
外的相互作用　269
回避症状　134
回避性パーソナリティ障害　169
拡大自殺　97
家事・育児負担　94
過剰責任／過少責任　315
過食　139, 150
家族　217
　　──研究　191

カップル関係　316
カップル研究　316
家庭内の問題　361
加味逍遙散　40, 65
過眠　139
空の巣症候群　62, 121, 259, 310
過量服薬　361, 366
加齢　68
環境調整　276
環境要因　276
感情体験　308
感情表出（expressed emotion：EE）　217
感情病スペクトラム　152
感情麻痺　135
漢方薬　65
キーパーソン　221
気質　140
希死念慮　102, 135
絆型うつ　262
季節性うつ病（季節性感情障害：seasonal affective disorder）　143
季節性感情障害　328
期待　285
機能的交流的　258
気分安定薬　142, 195
気分障害　151
気分反応性　138
気分変調症　149
偽閉経療法　244
虐待　54, 105, 109, 189, 223
逆転した自律神経症状　139
休職　307, 333
境界性パーソナリティ障害　15, 24, 142, 152, 189
凝集性　223
強迫観念　161
強迫行為　161
強迫性　306, 308
　　──障害　161
強迫的傾向　305

拒絶への過敏性　139
空虚感　152, 191
クッパーマン女性健康調査表　61
グループ対人関係療法　287
グループでの心理教育　207
クロミプラミン塩酸塩　162
経口避妊薬　38, 244
軽作業期　304
啓発活動　364
「軽蔑／防壁づくり」のパターン　317
けいれん　326
ケースワーク　277
激越型うつ病　69
ゲスターゲン剤　244
血管運動神経症状　60, 245
血管性うつ病　71
月経　34, 228
　　──関連気分障害　25
　　──前緊張症　33
　　──前症候群　33, 242, 277
　　──前不快気分障害　33, 242
結婚　17, 293
　　──願望　80
健康保険組合　351
原初の母性的没頭　51
健忘　326
行為の歯車　265
口蓋裂　238
高額療養費制度　354
甲状腺機能低下症　14, 22
甲状腺剤　230
高照度光療法　46, 143, 328
構造的階層的　258
行動化　296, 306
行動活性化　270
行動的回避　272
高度救命救急センター　360
高度生殖医療　112
更年期　59
　　──障害　59, 60, 245

──のうつ病　59
抗不安薬　158
肛門閉鎖症　236
交流分析（transactional analysis：TA）　214
高齢化　67
高齢者　325
高齢出産　85
コーピング・スタイル　321
呼吸コントロール　270
子殺し　97, 102
心の距離　263
個人的関係　258
子育て　62, 223, 283, 309, 313
コタール症候群　70
子ども家庭支援センター　224
ゴナドトロピン放出ホルモンアゴニスト　244
コミュニケーション　223
　　　　──スキル　213
　　　　──スキル訓練　270
　　　　──分析　284
雇用均等・児童家庭局　87

[さ]

催奇形性　44, 45, 233
再交渉　280
再燃　326, 330
再発　304
　　──性産前メランコリア　43
　　──性大うつ病性障害　228
　　──予防　205, 269, 274
　　──率　251
サイン波定電圧治療器　323
三環系抗うつ薬　44, 73, 141, 158, 196, 227, 235
産業医　347
産業保健推進センター　351
産後　309
　　──うつ病　44, 51, 152, 223, 282

ジェンダー　317
　　　　──・フリー　212
自己価値　266
自己主張しない女性像　284
自己治療　269
仕事　264
自己評価　148, 150, 311
自殺　28, 70, 97, 205, 325, 345, 357
　　──既遂　359
　　──企図　194
　　──手段　362
　　──対策　357
　　──対策基本法　363
　　──報道　363
　　──未遂　359
　　──予防　222
　　──率　251, 358
　　群発──　363
　　女性の──　357
死産　45, 282
四肢減形成　236
支持　257, 301
　　──的心理療法　257
思春期　17, 305
視床下部─脳下垂体─副腎皮質系　14
自助グループ　114
システム療法　313
自責感　148
自責的認知　275
自然流産　235
思想の矛盾　301
自尊感情　28, 118
自尊心　258
失錯行為　297
児童期の性的・身体的虐待　129
自動思考（automatic thought）　271
　　　　──記録表　336, 339
　　　　──質問紙短縮版（ATQ-R）　341
児童相談所　224
死の恐怖　300

嗜癖　292
死別　126
社会依存型パーソナリティ　16
社会機能　29
社会恐怖　169
社会進出　81
社会的サポート　345
社会的ジェンダー・ギャップ　321
社会的な役割変化　281
社会復帰　205
社交不安障害　137, 140, 169
社内のうつ　212
（重）作業期　304
周産期　42
重症うつ病　255, 323
重症度　28
集団精神療法　26
集団認知行動療法　333
重要な他者　280, 337
就労女性　87
出勤困難　304
出産　108, 157, 277, 313
　　——後　275
出生時体重　236
出生時低体重　234
主婦　80, 259, 275, 338
生涯罹患率　20
上司　209
少子化対策　95
修正型電気けいれん療法（m-ECT）　323
小精神療法　143, 202
情緒的安定　313
情緒的サポート　16
情緒不安定型パーソナリティ障害　189
衝動制御障害　20
傷病手当金　353
症例　47, 48, 116, 117, 122, 123, 125, 150, 158,
　　165, 176, 190, 193, 195, 196, 259, 260, 263,
　　264, 275, 286, 292, 305, 307, 309, 310, 320
職業性ストレス要因　90

職業婦人　81
職場　209, 302, 307, 335, 347
　　——結婚　80
　　——復帰援助プログラム　333
　　——復帰困難　304
　　——復帰支援　209
女性の治療者　298
自律型パーソナリティ　16
自立支援医療費制度　352
事例　88, 132, 341
心気　68
神経管欠損症　236
神経行動学的後遺症　234
神経性食欲不振症　147
神経性大食症　147, 150
神経性無食欲症　17
心血管系異常　235
人事・雇用制度　210
新生児　44
　　——毒性　233
身体化　306
　　——障害　178
身体症状　27
身体表現性障害　178
診断　22
　　——面接　293
シンデレラ・コンプレックス　83
心房中隔欠損症　235
親密さ　313
親密な他者からの暴力被害（ドメスティック・
　　バイオレンスなどを含む Intimate Partner
　　Violence：以下 IPV）　128
心理学的剖検　359
心理教育　201, 217, 253, 285
　　——的　275
心理的休息　202
睡眠障害　328
スーパーウーマン・シンドローム　79
スクリーニング　364
健やか親子21　55, 114

スプリット治療　254
すべき思考　338
性格傾向　212
性差　13, 21, 27, 138, 147, 227, 330, 359
生殖医療　313
精神科作業療法　332
精神科デイケア　332
精神交互作用　301
精神障害　98
　　　——者保健福祉手帳　353
精神病性うつ病　46, 291
精神分析的精神療法　289
性的虐待　17
性的存在　85
生の欲望　300
性被害　277, 282
生物学的な役割変化　281
性別役割分業　284
性暴力被害　128
性役割　15, 29
世代間伝達　51, 105, 108
摂食障害　147, 305
絶対臥褥期　304
セルフエスティーム　15
セルフモニタリング　270
セロトニン　227
全か無か思考　338
専業主婦　81
選択的セロトニン・ノルアドレナリン再取り
　込み阻害薬　44, 64, 227
選択的セロトニン再取り込み阻害薬　37, 44,
　64, 142, 161, 174, 227
先天異常　283
羨望　296
せん妄　69, 326
早期対応　209
早期発見　363
増強効果　251
増強療法　73, 238
双極性障害　137, 219

双極Ⅱ型障害　141, 193
総合職　335
相互作用　319
早産　45, 234, 236
喪失　118
　　　——体験　121
躁転　330
相補性　315

[た]

第一次感情　318
大うつ病エピソード　35
体外受精　112
　　　——コーディネーター　115
対称性　315
　　　——のエスカレーション　315
対象喪失　121, 289
対人過敏性　307
対人関係　16, 88, 302, 335, 365
　　　——質問項目　281
　　　——上の役割をめぐる不和　280
対人関係の欠如　280, 282
対人関係の実験室　287
対人関係問題　280
対人関係療法　56, 279
対人恐怖　172
対人不信　149
第二次感情　318
多剤大量処方　366
多のう胞性卵巣症候群　22
男女共同参画社会基本法　79
男女雇用機会均等法　79
男女差　156, 359
男性のうつ　257
単独療法　251
地域産業保健センター　351
遅延した悲哀　280
注意欠陥／多動性障害　189
中核的情緒反応　319
中年期　310

治療者の自己開示　277
治療者の性差　18
治療抵抗性　325
治療反応性　227
妻　320
電気けいれん療法　46, 162, 323
同一性葛藤　307
投影性同一視　107
道具的感情　319
東大式社会不安尺度（TSAS）　172
読書療法　274
特定不能のうつ病性障害　35
ドミノ効果　64
ドメスティック・バイオレンス（DV）　130
とらわれ　301
取り入れ　107

[な]

内的女性像　298
内的相互作用　269
ナイトケア　333
内反足　236
なくてはならない対象　296
難治性　325
二次予防　55
日記指導　303
二分脊椎　238, 240
乳児院　224
人間関係　211, 361
妊娠　42, 108, 157, 233, 277
　　──期うつ病　42
　　──初期　42, 235
　　──中　282
　　望まない──　43
　　複雑な──　283
認知行動療法　56, 157, 164, 175, 268, 314
認知再構成法　268, 270, 273
認知症　69, 74
認知療法　143
妊婦　325

　　──への投与　240
忍容性　252
ネガティブ・スピルオーバー　94
ネグレクト　223
脳深部刺激療法　163
脳由来神経成長因子（brain-derived neurotrophic factor：BDNF）　227

[は]

パーソナリティ障害　14, 292, 315
ハーブ　38
配偶者間暴力　25, 129
曝露反応妨害法　162, 270
曝露法（エクスポージャー）　270
働く男性のうつ病　88
発生予防　209
パニック障害　137, 154
パニック発作　154
母　84, 260
母親　298
　　──機能　298
　　──業　263
パルス波定電流治療器　323
晩婚化　92, 113
犯罪　97
反証　339
反芻　16, 271
万能　295
反復うつ病　279
反復的経頭蓋磁気刺激療法　163
判例　99, 101, 102
悲哀　280
非機能的態度尺度日本語版（DAS24-J）　343
非言語的メッセージ　223
悲嘆反応　126
非定型うつ病　28, 137
非定型抗精神病薬　195
非定型症状　143
非定型的な病像　68
「非難／防衛」のパターン　317

非メランコリーうつ病　228
病者の役割　280
病前性格　72
費用対効果研究　255
広場恐怖　154
不安障害　14, 20
夫婦間の問題　62
夫婦同席面接　285
夫婦不和　281, 314
夫婦療法（カップル・セラピー）　313
フェミニスト　83
服薬管理　223
父子心中　102
付着　109
物質関連障害　20
不定愁訴　184
不妊　85
　　——カウンセラー　115
　　——カウンセリングケア　115
　　——症　112
　　——治療　112
　　女性——　113
　　男性——　113
不問　303
プライマリケア　139, 180
ブレインストーミング　270
プロゲステロン　33, 53, 59
文書による同意　324
閉経　59, 63, 230, 246
併用療法　251
ベック抑うつ質問票第2版（BDI-Ⅱ）　341
ベンゾジアゼピン系抗不安薬　158, 174, 196
訪問看護ステーション　224
暴力　108
　　——被害　128
ホームワーク　268
保健センター　224
母子関係　98
母子心中　97
母子ユニット　56

ポジティブ・スピルオーバー　94
ホットフラッシュ　60
母乳育児　157
母乳哺育　56
ホルモンバランス　117
ホルモン（補充）療法　24, 64, 242
ホルモン療法　242
マインドフルネス　270
マタニティ・ブルーズ　53
マミートラック　84

[ま]

慢性うつ　308
慢性うつ病　228
慢性化　206
慢性期　302
マンパワー　256
ミネソタ実験　148
無けいれん性電撃療法（m-ECT）　73
無理心中　54
無力感　148
メタ解析　53, 195, 252, 330
メランコリー　289
　　——親和型性格　89
メンタルヘルス　106, 209
　　——指針　347
妄想　69
　　——分裂態勢　291
　　——的救済観念　98
目的志向性緊張　308
モノアミン酸化酵素阻害剤（monoamine oxidase inhibitor：MAOI）　228
喪の作業（mourning work）　104, 280, 289
模倣自殺　363
森田正馬　300
森田療法　300
　　　入院——　304
問題解決法　270, 273
問題解決リスト　336

[や]

薬剤性高プロラクチン血症　26
薬物療法　44, 56, 164, 174, 203, 222, 227, 233
役割の変化　280, 281
ヤマアラシのジレンマ　314
歪んだ悲哀　280
夢　295
葉酸補充　238
養生　303
予期不安　154
抑うつ態勢（ポジション）　290
抑うつ不安　291
四環系抗うつ薬　73, 227

[ら]

ライフイベント　37, 53, 65, 71, 157, 212, 283
ライフコース　82
ライフサイクル　67, 222, 311
ライフスタイル　79, 95
離婚　316
リスクマネジメント　347
リストラ　81
リスナーマインド　213
離脱（退薬）症状　233
リハビリ　264, 265, 332
リピーター　366
離別　281
流産後　282
リラクセーション法　270
レイプ　130, 283
労災補償　347
労働者　345
　　──健康状況調査　90
労働力率　92
老年期　67
　　──のうつ病　68
ロールプレイ　223, 270
ロールプレイング　337

[わ]

ワーキングプア　209
ワーク・ライフ・バランス　95, 211, 365

[アルファベット]

all or none の法則　233
augmentation（増強）　230
Beck AT　268, 335
bipolar スペクトラム　193
Bulik CM　147
CAPS（PTSD 臨床診断面接尺度）　130
communication enhancement training　220
Complex Somatic Symptom Disorder　179
DALY（障害調整生存年数）　346
EAP　345, 348
EBM（evidence-based medicine：根拠に基づいた医療）　118
Ebstein 奇形　238
EFT（Emotion-Focused Therapy）　314
family-focused therapy（FFT）　220
Freud S　105, 289
Functional Somatic Syndrome　178
Gull WW　149
here & now　294
high EE　217
Klein M　290
Liebowitz Social Anxiety Scale（LSAS）　171
MAO 阻害薬　137, 142, 174
MUS（医学的に説明不能の身体症状）　184
M字カーブ　92, 211
problem-solving skills training　221
psychological mindedness　292
PTSD（外傷後ストレス障害）　189
SSRI　72, 73, 158, 235
SSRIs　38
Winnicott DW　51
Yalom ID　207
β 遮断薬　174

執筆者一覧

平島奈津子（奥付に記載）Ⅰ-1・Ⅱ-3
加茂登志子（東京女子医科大学附属女性生涯健康センター）Ⅰ-2・Ⅰ-3
宮岡佳子（跡見学園女子大学人文科学研究科）Ⅰ-4・Ⅱ-4
内出容子（東京女子医科大学病院神経精神科）Ⅱ-1
鈴木博子（日本医科大学附属病院神経科）Ⅱ-2
高橋彩子（昭和大学医学部精神科）Ⅱ-5
千田有紀（武蔵大学社会学部）Ⅲ-1
倉林るみい（独立行政法人労働安全衛生総合研究所）Ⅲ-2
小山田静枝（東京都福祉保健局障害者施策推進部精神保健医療課）Ⅲ-3
井上果子（横浜国立大学教育人間科学部）Ⅲ-4
久保島美佳・福田貴美子（蔵本ウィメンズ・クリニック）Ⅲ-5
篠田淳子（昭和大学医学部精神科）Ⅲ-6
白井明美（国際医療福祉大学大学院）・小西聖子（武蔵野大学人間関係学部）Ⅲ-7
長井友子（NTT東日本関東病院）Ⅲ-8
西園マーハ文（東京都精神医学総合研究所）Ⅳ-1
上原久美（神奈川県立精神医療センターせりがや病院）・小西晶子・早野冨美（横浜市立大学大学院医学研究科）Ⅳ-2
宍倉久里江（北里大学医学部精神科）Ⅳ-3
小野寺里江（昭和大学医学部精神科）Ⅳ-4
村松公美子（新潟青陵大学臨床心理学研究科）Ⅳ-5
岡島由佳（昭和大学医学部精神科）Ⅳ-6・Ⅴ-7
衛藤理砂（萬有製薬健康管理センター）Ⅴ-1
森崎美奈子（帝京平成大学健康情報科学研究科）Ⅴ-2
上別府圭子・上野里絵（東京大学大学院医学系研究科）Ⅴ-3
尾鷲登志美（昭和大学医学部精神科）Ⅴ-4・Ⅴ-5
相良洋子（さがらレディスクリニック）Ⅴ-6
宮川香織（東京医科大学精神医学教室）Ⅴ-8
伊藤絵美（洗足ストレスコーピング・サポートオフィス）Ⅴ-9
水島広子（水島広子こころの健康クリニック）Ⅴ-10
高野晶（東京国際大学人間社会学部）Ⅴ-11
塩路理恵子（東京慈恵会医科大学第三病院精神神経科）Ⅴ-12
平木典子（東京福祉大学大学院）Ⅴ-13
幸田るみ子（東京福祉大学心理学研究科）Ⅴ-14・Ⅴ-15
田島美幸（慶應義塾大学医学部ストレスマネジメント室／NTT関東病院）・岡田佳詠（筑波大学大学院人間総合科学研究科）Ⅴ-16
石﨑潤子（東芝本社保健センター）Ⅴ-17
佐藤玲子・河西千秋（横浜市立大学医学部精神医学教室）Ⅵ-1

（掲載順）

監修者略歴

上島国利（かみじま・くにとし）

1965年 慶應義塾大学医学部卒業，1970年 同 大学院医学研究科修了，1976年 杏林大学医学部精神神経科講師，助教授，教授を経て，1990年 昭和大学医学部精神科教授，2006年 国際医療福祉大学医療福祉学科教授
<所属学会その他> 日本生物学的精神医学会，日本総合病院精神医学会（名誉会員），日本精神科診断学会（名誉会員），日本心身医学会（代議員），日本神経精神薬理学会（評議員），日本臨床精神神経薬理学会（名誉会員），日本うつ病学会（名誉会員），日本医師会学術企画委員（平成8年〜）
<主な著書> 『NEW精神医学』（編著）南江堂，『精神科処方ノート』（編著）中外医学社，『働く人のうつ病』（編著）中山書店，『気分障害』（編著）医学書院

編著者略歴

平島奈津子（ひらしま・なつこ）

東京医科大学卒業後，慶應義塾大学医学部精神・神経科学教室に入室。同教室助手，総合病院桜町病院精神・神経科医長を経て，1997年 昭和大学医学部精神医学教室専任講師，2005年 同教室准教授 現在に至る
医学博士，精神保健指定医。
<所属学会その他> 日本精神神経学会精神科専門医　日本精神分析学会認定精神療法医・認定スーパーバイザー　日本うつ病学会評議員
<主な著書> 『精神分析事典』（共著）岩崎学術出版社，『女性のうつ病がわかる本』（編著）法研，『精神分析入門』（共著）放送大学教育振興会，『気分障害』（共著）医学書院，『知っておきたい精神医学の基礎知識—サイコロジストとコ・メディカルのために』（編著）誠信書房，『うつ病の力動的精神療法』（監訳）金剛出版　など

治療者のための女性（じょせい）のうつ病（びょう）ガイドブック

2010年6月1日　印刷
2010年6月20日　発行

監修者　上島　国利
編著者　平島奈津子
発行者　立石　正信
印　刷　平河工業社
製　本　誠製本
発行所　株式会社 金剛出版
〒112-0005　東京都文京区水道1-5-16
電話 03-3815-6661　振替 00120-6-34848

ISBN978-4-7724-1138-7　C3047
Printed in Japan　©2010

うつ病の力動的精神療法

F・N・ブッシュ，M・ラデン，T・シャピロ著
牛島定信，平島奈津子監訳
Ａ５判　258頁　定価3,990円

　本書では，「うつ病に焦点を当てた力動的精神療法」を提案し，面接における実際のやりとりが豊富に紹介されているばかりでなく，自殺などの危機管理に対する力動的アプローチ，薬物療法や他の精神療法との併用などについても論述されており，うつ病臨床全体における力動的視点の意義についても理解を深めることができる。精神分析に馴染みのない読者にも大きな期待をもって迎えられ，日常の臨床に役立つ知見を提供することだろう。

「うつ」からの回復：新しい心理社会療法

黒川昭登著
四六判　240頁　定価2,730円

　「うつ」を治すためには，自分にやさしくなることを目標に，「きびしいインナーペアレント」を緩和することが重要である。
　われわれ専門家は心理的側面だけでなく社会的現実の改善も援助しなければ，「うつ」は治ったことにはならない，と著者は言う。
　心理と社会状況は不可分とする「心理社会療法Psycho-Social Therapy」の立場から，長年にわたる著者の経験にもとづき「うつ」の原因と治療法を追究。事例を中心に読みやすく，専門家はもちろん，当事者やその家族にもオススメの一冊である。

対人関係療法マスターブック
効果的な治療法の本質

水島広子著
Ａ５判並製　190頁　定価2,730円

　対人関係療法（IPT）は，近年，うつ病患者に治療効果のある心理療法として急速に普及しつつあり，米国精神医学会のうつ病治療ガイドラインに認定され，わが国においても厚生労働科学研究に採り上げられている。
　IPTについては，基本的なマニュアルはあっても，その「本質」を理解し，臨床応用するための実践書は少ない。本書は，実際の臨床現場においてIPTをどのように取り入れるべきかを，IPT成立の歴史から他の精神療法との違い，IPTが適用される精神科的障害に対するケーススタディを通して，明確にした実用の書である。

価格は消費税込み（5％）です

うつを克服する10のステップ セラピスト・マニュアル
うつ病の認知行動療法

ゲアリィ・エメリィ著／東　斉彰・前田泰宏監訳
吉岡千波，吉岡　綾，三好敏之，太田有希，巣黒慎太郎，内田由可里訳
Ａ５判　164頁　2,520円

　ユーザー・マニュアル（うつを克服する10のステップ：うつ病の認知行動療法：ユーザー・マニュアル）と対になっており，臨床の現場でクライエントとセラピストが協力してセラピーを推進していくためのセラピスト用の本となる。
　この本の最大の特徴は「回避に直面すること」を強調していることにある。うつで意欲を失っている人に，回避してきたこと，現在回避していることに着目させ，それを乗り越えて行動を始め，思考を変えるように導くこと。従来の心理療法にはなじみのない，そして一般的な認知行動療法よりもさらに積極的にセラピストが働きかけ，クライエントをリードする方法をとっている。臨床の現場で働く方々のセラピーで役立ててほしい一冊である。

うつを克服する10のステップ ユーザー・マニュアル
うつ病の認知行動療法

ゲアリィ・エメリィ著／前田泰宏・東　斉彰監訳
鍵本伸明，加藤　敬，福住昌美，内田由可里
Ａ５判　148頁　2,520円

　本書は，うつ状態やうつ病の症状で苦しんでいる方が，自分自身の力でうつを乗り越えて健やかな気分や状態を回復してくための方法を，認知行動療法に基づきステップ・バイ・ステップ形式で具体的に解説している。特に「行動スケジュール表」と「思考記録表」は，うつ状態の認知や行動を見直し変えていくのに大いに役立つツールである。
　またセラピスト用のマニュアル（うつを克服する10のステップ：うつ病の認知行動療法：セラピストマニュアル）とあわせて，セラピストと一緒にこの本を活用して治療をすすめることで，短期の認知行動療法プログラムとしての効果がさらに上げることができる。

価格は消費税込み（5％）です

力動的集団精神療法
高橋哲郎，野島一彦，権 成鉉，太田裕一編　精神科慢性疾患に対する力動的集団精神療法の「理論」と「実践」の手引き。　4,410円

精神科医のための解決構築アプローチ
藤岡耕太郎著　診察，カンファレンス，トレーニングと多忙をきわめる精神科臨床を効率的で人間的なものに変える，解決構築アプローチ導入の手引き。　2,940円

セラピストのための自殺予防ガイド
高橋祥友編著　1998年以降，年間自殺者3万人台という事態が続いている。自殺予防に取り組む際の基本を分かりやすく解説。　2,940円

不安と抑うつに対する問題解決療法
L・マイナーズ-ウォリス著／明智龍男・他監訳　問題解決療法の各段階におけるポイントを箇条書きでまとめ，すぐに問題解決スキルを活用できる。　3,570円

弁証法的行動療法ワークブック
S・スプラドリン／斎藤富由起監訳　思春期以降の幅広い層を対象とする「弁証法的アプローチによる情動のセルフ・コントロールの書」。　2,940円

パーソナリティ障害の認知療法
J・E・ヤング著／福井 至，貝谷久宣，不安・抑うつ臨床研究会監訳　パーソナリティ障害，慢性的な不安，抑うつの患者に有効な統合的アプローチ。　2,730円

DV被害女性を支える
S・ブルースター著　平川和子監修・解説　和歌山友子訳　DV被害女性を支えるために必要な原則をわかりやすくまとめたガイドブック。　2,730円

臨床心理学
最新の情報と臨床に直結した論文が満載
B5判160頁／年6回（隔月奇数月）発行／定価1,680円／年間購読料（増刊号含む）12,600円（送料小社負担）

認知行動療法100のポイント
M・ニーナン，W・ドライデン著／石垣琢麿，丹野義彦監訳／東京駒場CBT研究会訳　臨床家必携・認知行動療法クイック・リファレンス。　3,045円

SSTの技法と理論
西園昌久編著　SSTを，理論，技法，トレーニング，効果，EBM，各領域での展開といった視点から多角的にとらえ，これまでの実践と研究の集大成を図る。　2,940円

統合失調症と家族
M・ワソー著／高橋祥友 監修／柳沢圭子訳　本書には，当事者や家族と治療者のための対応と援助のヒントが数多く紹介されています。　2,940円

抑うつの精神分析的アプローチ
松木邦裕，賀来博光編　5つの臨床論文を通して，「抑うつ」からくるさまざまな症状，そしてその背景にあるこころの葛藤が理解される。　3,780円

子どものうつ病
傳田健三著　最新知見と豊富な症例による治療の実際を詳述し，治療するために必要な事柄をすべてもり込んだ実用書である。　3,780円

アルコール・薬物依存臨床ガイド
P・エンメルカンプ，E・ヴェーデル著／小林桜児，松本俊彦訳　依存症治療の世界的なスタンダードを示してくれるガイドブック。　5,040円

女性の発達臨床心理学
園田雅代・平木典子・下山晴彦編　さまざまな女性特有の心身の変化と，その背後にあるこころの課題や葛藤を，生涯を通じた発達の視点からとらえる。　2,940円

精神療法
わが国唯一の総合的精神療法研究誌
B5判140頁／年6回（隔月偶数月）発行／定価1,890円／年間購読料11,340円（送料小社負担）

価格は消費税込み（5％）です